国家卫生健康委员会"十三五"规划教材

全国高职高专学校教材

供口腔医学专业用

口腔修复学

第4版

主　编　麻健丰　李水根

副主编　刘劲松　任彦萍　丁存善

编　者（以姓氏笔画为序）

丁存善　泰州职业技术学院　　　　孟　琨　河南护理职业学院

王元杰　唐山职业技术学院　　　　张景华　菏泽医学专科学校

王艳华　赤峰学院口腔医学院　　　胡常红　重庆医科大学口腔医学院

王莉莉　天津市口腔医院　　　　　姚姝博　沧州医学高等专科学校

左艳萍　西安医学院口腔医学院　　贺春艳　锦州医科大学附属第二医院

朱　晔　苏州卫生职业技术学院　　徐佳音　黑龙江护理高等专科学校

任彦萍　运城护理职业学院　　　　陶　娴　厦门医学院附属口腔医院

刘　倩　昆明卫生职业学院　　　　曹素芬　开封大学医学部

刘劲松　温州医科大学口腔医学院　常维巍　潍坊护理职业学院

李水根　厦门医学院附属口腔医院　麻健丰　温州医科大学口腔医学院

杨静远　温州医科大学口腔医学院

编写秘书　杨静远

人民卫生出版社

·北　京·

图书在版编目（CIP）数据

口腔修复学 / 麻健丰, 李水根主编. —4 版. —北京: 人民卫生出版社, 2022.1（2024.4 重印）

"十三五"全国高职高专口腔医学和口腔医学技术专业规划教材

ISBN 978-7-117-29257-3

Ⅰ. ①口⋯　Ⅱ. ①麻⋯②李⋯　Ⅲ. ①口腔科学－矫形外科学－高等职业教育－教材　Ⅳ. ①R783

中国版本图书馆 CIP 数据核字（2019）第 252638 号

人卫智网	www.ipmph.com	医学教育、学术、考试、健康，购书智慧智能综合服务平台
人卫官网	www.pmph.com	人卫官方资讯发布平台

口腔修复学
Kouqiang Xiufuxue
第 4 版

主　　编：麻健丰　李水根
出版发行：人民卫生出版社（中继线 010-59780011）
地　　址：北京市朝阳区潘家园南里 19 号
邮　　编：100021
E－mail：pmph@pmph.com
购书热线：010-59787592　010-59787584　010-65264830
印　　刷：人卫印务（北京）有限公司
经　　销：新华书店
开　　本：787×1092　1/16　印张：21
字　　数：511 千字
版　　次：2003 年 10 月第 1 版　　2022 年 1 月第 4 版
印　　次：2024 年 4 月第 6 次印刷
标准书号：ISBN 978-7-117-29257-3
定　　价：80.00 元
打击盗版举报电话：010-59787491　E-mail：WQ@pmph.com
质量问题联系电话：010-59787234　E-mail：zhiliang@pmph.com

出 版 说 明

为了培养合格的口腔医学和口腔医学技术专业人才,人民卫生出版社在卫生部(现国家卫生健康委员会)、教育部的领导支持下,在全国高职高专口腔医学和口腔医学技术专业教材建设评审委员会的指导组织下,2003年出版了第一轮全国高职高专口腔医学和口腔医学技术专业教材,并于2009年、2015年分别推出第二轮、第三轮本套教材,现隆重推出第四轮全国高职高专口腔医学和口腔医学技术专业教材。

本套教材出版近20年来,在我国几代具有丰富临床和教学经验、有高度责任感和敬业精神的专家学者与人民卫生出版社的共同努力下,我国高职高专口腔医学和口腔医学技术专业教材实现了从无到有、从有到精和传承创新,教材品种不断丰富,内容结构不断优化,纸数融合不断创新,形成了遵循职教规律、代表职教水平、体现职教特色、符合培养目标的立体化教材体系,在我国高职高专口腔医学和口腔医学技术专业教育中得到了广泛使用和高度认可,为人才培养做出了巨大贡献,并通过教材的创新建设和高质量发展,推动了我国高职高专口腔医学和口腔医学技术教育的改革和发展。本套教材第三轮的13种教材中有6种被评为教育部“十二五”职业教育国家规划立项教材,全套13种为国家卫生和计划生育委员会“十二五”规划教材,成为我国职业教育重要的精品教材之一。

教材建设是事关未来的战略工程、基础工程,教材体现了党和国家的意志。人民卫生出版社紧紧抓住深化医教协同全面推动医学教育综合改革的历史发展机遇期,以规划教材创新建设,全面推进国家级规划教材建设工作,服务于医改和教改。为贯彻落实《医药卫生中长期人才发展规划(2011—2020年)》《国务院关于加快发展现代职业教育的决定》等文件精神要求,人民卫生出版社于2018年就开始启动第四轮高职高专口腔医学和口腔医学技术专业教材的修订工作,通过近1年的全国范围调研、论证和研讨,形成了第四轮教材修订共识,组织了来自全国25个省(自治区、直辖市)共计52所院校及义齿加工相关企业的200余位专家于2020年完成了第四轮全国高职高专口腔医学和口腔医学技术专业教材的编写和出版工作。

本套教材在坚持教育部职业教育“五个对接”的基础上,进一步突出口腔医学和口腔医学技术专业教育和医学教育的“五个对接”:和人对接,体现以人为本;和社会对接;和临床过程对接,实现“早临床、多临床、反复临床”;和先进技术与手段对接;和行业准入对接。注重提高学生的职业素养和实际工作能力,使学生毕业后能独立、正确处理与专业相关的临床常见实际问题。

本套教材修订特点：

1. 国家规划 教材编写修订工作是在国家卫生健康委员会、教育部的领导和支持下，由全国高等医药教材建设研究学组规划，全国高职高专口腔医学和口腔医学技术专业教材建设评审委员会审定，全国高职高专口腔医学和口腔医学技术专业教学一线的专家学者编写，人民卫生出版社高质量出版。

2. 课程优化 教材编写修订工作着力健全课程体系、完善课程结构、优化教材门类，本轮修订首次将口腔医学专业教材和口腔医学技术专业教材分两个体系进行规划编写，并新增了《口腔基础医学概要》《口腔修复工艺材料学》《口腔疾病概要》3种教材，全套教材品种增至17种，进一步提高了教材的思想性、科学性、先进性、启发性、适用性（"五性"）。本轮2套教材目录详见附件一。

3. 体现特色 随着我国医药卫生事业和卫生职业教育事业的快速发展，高职高专医学生的培养目标、方法和内容有了新的变化，修订紧紧围绕专业培养目标，结合我国专业特点，吸收新内容，突出专业特色，注重整体优化，以"三基"（基础理论、基本知识、基本技能）为基础强调技能培养，以"五性"为重点突出适用性，以岗位为导向、以就业为目标、以技能为核心、以服务为宗旨，充分体现职业教育特色。

4. 符合规律 在教材编写体裁上注重职业教育学生的特点，内容与形式简洁、活泼；与职业岗位需求对接，鼓励教学创新和改革；兼顾我国多数地区的需求，扩大参编院校范围，推进产教融合、校企合作、工学结合，努力打造有广泛影响力的高职高专口腔医学和口腔医学技术专业精品教材，推动职业教育的发展。

5. 创新融合 为满足教学资源的多样化，实现教材系列化、立体化建设，本套教材以融合教材形式出版，纸质教材中包含实训教程。同时，将更多图片、PPT以及大量动画、习题、视频等多媒体资源，以二维码形式印在纸质教材中，扫描二维码后，老师及学生可随时在手机或电脑端观看优质的配套网络资源，紧追"互联网+"时代特点。

6. 职教精品 为体现口腔医学和口腔医学技术实践和动手特色，激发学生学习和操作兴趣，本套教材将双色线条图、流程图或彩色病例照片以活泼的版面形式精美印刷。

为进一步提高教材质量，请各位读者将您对教材的宝贵意见和建议**发至"人卫口腔"微信公众号（具体方法见附件二）**，以便我们及时勘误，同时为下一轮教材修订奠定基础。衷心感谢您对我国口腔医学高职高专教育工作的关心和支持。

人民卫生出版社

2020年5月

附件一　本轮口腔医学和口腔医学技术专业 2 套教材目录

口腔医学专业用教材(共 10 种)	口腔医学技术专业用教材(共 9 种)
《口腔设备学》(第 2 版)	《口腔设备学》(第 2 版)
《口腔医学美学》(第 4 版)	《口腔医学美学》(第 4 版)
《口腔解剖生理学》(第 4 版)	《口腔基础医学概要》
《口腔组织病理学》(第 4 版)	《口腔修复工艺材料学》
《口腔预防医学》(第 4 版)	《口腔疾病概要》
《口腔内科学》(第 4 版)	《口腔固定修复工艺技术》(第 4 版)
《口腔颌面外科学》(第 4 版)	《可摘局部义齿修复工艺技术》(第 4 版)
《口腔修复学》(第 4 版)	《全口义齿工艺技术》(第 4 版)
《口腔正畸学》(第 4 版)	《口腔工艺管理》(第 2 版)
《口腔材料学》(第 4 版)	

附件二　"人卫口腔"微信公众号

"人卫口腔"是人民卫生出版社口腔专业出版的官方公众号,将及时推出人卫口腔专培、住培、研究生、本科、高职、中职近百种规划教材、配套教材、创新教材和 200 余种学术专著、指南、诊疗常规等最新出版信息。

1. 打开微信,扫描右侧"人卫口腔"二维码并关注"人卫口腔"微信公众号。
2. 请留言反馈您的宝贵意见和建议。

注意:留言请标注"口腔教材反馈 + 教材名称 + 版次",谢谢您的支持!

第三届全国高职高专口腔医学和口腔医学技术专业教材建设评审委员会名单

主 任 委 员　马　莉　唐山职业技术学院

副主任委员　于海洋　四川大学　　　　　　　胡砚平　厦门医学院

口腔医学组

组　　　长　胡砚平　厦门医学院

委　　　员（以姓氏笔画为序）

马永臻　山东医学高等专科学校　　　李水根　厦门医学院
马惠萍　开封大学　　　　　　　　　李晓军　浙江大学
王　荃　昆明医科大学　　　　　　　宋晓陵　南京医科大学
左艳萍　河北医科大学　　　　　　　张清彬　广州医科大学
吕俊峰　苏州卫生职业技术学院　　　赵信义　空军军医大学
杜礼安　唐山职业技术学院　　　　　顾长明　唐山职业技术学院
李　月　深圳职业技术学院　　　　　麻健丰　温州医科大学

口腔医学技术组

组　　　长　于海洋　四川大学

委　　　员（以姓氏笔画为序）

马玉宏　黑龙江护理高等专科学校　　项　涛　四川大学
吕广辉　赤峰学院　　　　　　　　　赵　军　日进齿科材料（昆山）
任　旭　黑龙江护理高等专科学校　　　　　　有限公司
杜士民　开封大学　　　　　　　　　胡荣党　温州医科大学
李长义　天津医科大学　　　　　　　葛秋云　河南护理职业学院
李新春　开封大学　　　　　　　　　蒋　菁　唐山职业技术学院
陈凤贞　上海医学高等专科学校　　　潘　灏　苏州卫生职业技术学院
岳　莉　四川大学

秘 书 长　刘红霞　人民卫生出版社

秘　　　书　方　毅　人民卫生出版社　　　查彬煦　人民卫生出版社

前　言

《口腔修复学》(第 4 版)是第四轮全国高职高专口腔医学和口腔医学技术专业教育部、国家卫生健康委"十三五"规划教材之一，依据第四轮全国高职高专口腔医学和口腔医学技术专业教育部、国家卫生健康委"十三五"规划教材主编人会议精神组织编写。

教材从实际出发，以满足学科需要、教学需要和实践需要为特点，坚持思想性、科学性、先进性、启发性和适用性原则，突出体现口腔修复学基本理论、基本知识和基本技能的要求。

第 4 版教材根据第三届全国高职高专口腔医学和口腔医学技术专业教材建设评审委员会对规划教材目录的修订和编写指导意见，在第 3 版教材的基础上，对章节安排做了较大的调整，删除了第 3 版教材中关于口腔修复技工工艺学的两章，对其他与修复技工工艺学密切相关的内容也做了删减，这些删减的内容将在口腔医学技术专业用教材中得到体现。同时，对第 3 版教材中的部分内容进行了一定的整合，将之前多章节中部分重复的临床基础内容整合为口腔修复临床基本技术一章，将与牙体缺损修复相关的章节整合为牙体缺损的修复一章。调整后，第 4 版教材共 14 章、50 余万字，书中附有 600 余幅高清彩图。

第 4 版教材的网络增值内容以学生的需求为出发点，包含有幻灯片、课后习题、彩图和视频等，用以帮助学生梳理章节脉络，补充讲解重点难点，检测学习效果等，相信会对学生的学习大有裨益。

第 4 版教材虽是专门为全国高职高专口腔医学专业所编写，但由于其"工学结合"的实用性和系统性，也可作为口腔修复学教学工作者和医疗工作者的参考书和操作手册。

第 4 版教材在编写过程中，得到了人民卫生出版社的大力支持，特此致谢。感谢各个编写单位和编者，感谢你们的通力合作和真诚付出；同时，我代表第 4 版教材的编者向第 3 版教材的编者表示感谢，在连续性方面对第 3 版教材有很多借鉴。最后还要特别感谢我的团队，是他们的积极参与和无私贡献保证了本教材的顺利付梓。

最后，由于本书的编写人员较多，时间较紧，虽然经过多方多次审阅，仍难免出现不足之处，还望同行和读者能提出批评指正意见，不胜感激！

麻健丰

2021 年 6 月

目　　录

第一章 绪 论

 学习目标

1. 掌握：口腔修复学的定义和临床内容。
2. 熟悉：口腔修复学的任务和特点。
3. 了解：口腔修复学的发展和展望。

第一节 口腔修复学概况

一、口腔修复学的定义和任务

口腔修复学（prosthodontics）是应用符合人体生理的方法，采用人工装置修复口腔牙体缺损、牙列缺损、牙列缺失及颌面部各种缺损的一门学科。它是口腔医学的一个重要组成部分，是医学与多学科相结合而产生的，属生物医学工程的范畴。

口腔修复学的任务是研究口腔及颌面部各种缺损的病因、机制、症状、诊断、预防和治疗方法，利用人工材料制作各种修复体，以恢复口颌系统的正常形态和生理功能，促进患者的身心健康。

二、口腔修复学的临床内容

口腔修复学的临床内容主要包括以下 6 个方面：①牙体缺损或畸形的修复治疗；②牙列缺损的修复治疗；③牙列缺失的修复治疗；④颌面部缺损的修复治疗；⑤牙周疾病的修复治疗；⑥颞下颌关节疾病的修复治疗。

三、口腔修复学的特点

现代口腔修复涉及多学科知识，除了基础医学、临床医学和口腔医学外，还与材料学、力学、工程技术、计算机技术和美学等密切相关，是一门需要以多方面知识为基础的口腔临床医学学科。

口腔修复学作为一门以临床为主的课程，十分强调操作和实践能力，口腔修复治疗的过程主要依靠医师和技师手工操作完成,因此实践性强也是该学科的一个特点。

第二节 口腔修复学的发展和展望

一、口腔修复的历史起源

在人类历史漫长的发展过程当中,不同地区的不同文明时期对牙齿疾病有着不同的认识和治疗,这其中也包括口腔修复的起源和早期发展。借助考古学家的研究工作,我们可以看到一个公元前 400 年—公元前 300 年左右的腓尼基人的下颌骨标本,在这个下颌骨标本上有两颗取代缺失牙的雕制象牙,而象牙又通过黄金线绞绑固定在两侧的自然牙上,这是目前所能见到的最早的口腔修复"固定桥"的雏形;还能见到一个公元 600 年左右的玛雅人下颌骨标本,三片贝壳取代了自然的下颌切牙,通过放射研究还观察到两片贝壳周围有致密骨的形成,这是目前已知的最早的骨内体植体。

我国古代口腔修复有明确记载的信息源于宋代,楼钥所著的《攻瑰集》中写道:"陈生术妙天下,凡齿之有疾者,易之以新,纔一举手,使人终身保编贝之美"。"编贝"指的就是整齐的牙齿。20 世纪 70 年代江苏曾出土的明代人牙齿两颗,上有铜金合金锤造全冠,并且使用了含锌的粘固剂;清代梁玉绳所著的《白士集》中记载:"今市肆有补齿铺,悬牌云镶牙如生,盖宋以来有之"。可以看出当时补牙镶牙已经成为一个职业,而且具有一定传承。遗憾的是书中并没有对具体如何镶牙进行记录。

总体而言,因为古代社会生产条件的限制和科学技术的落后,人们并没有重视口腔疾病,因此导致口腔医学及牙齿修复的发展十分缓慢。

二、近现代世界口腔修复学的发展

1728 年,法国医师 Fauchard 出版了世界上首部牙病专著《牙外科医生》,由此标志牙医学成为正式的独立学科,也标志着近代牙医学的开端。

1746 年,Mouton 首次提出了甲冠的概念。

1789 年,可熔融瓷被应用于牙科。

1796 年,卡环固位的可摘局部义齿出现。

材料和技术的不断进步促进了近代口腔修复学雏形的发展,一些修复方式已经具有现代口腔修复技术的原型。

1840 年,在美国马里兰州建立的巴尔的摩牙学院是世界上第一所传授牙医学知识的学院。同年,世界上第一个正式的牙科机构组织——美国牙科医师协会成立,自此牙医学进入了快速发展阶段。

很多学者认为现代口腔医学起始于 20 世纪初,对于口腔修复学而言,正是在这一时期(1907 年)出现的牙科失蜡金属铸造技术成为了现代口腔修复学的一个里程碑,迄今为止,失蜡铸造法仍然是口腔修复体的常见制作工艺。

20 世纪 30 年代末出现的丙烯酸树脂,是较理想的人工牙和基托材料,性能也满足了临床的高要求。它一经问世,立刻得到了广大医患的认可,且经过半个多世纪的不断改进,其性能在基础成分不变的情况下有了很大的提高。

1933 年—1950 年水胶体间接印模技术出现,使得医师制取印模的便利性和精确性大大提高。

第二次世界大战后,全球整体经济发展和科技进步日益加快,口腔医学也得到了快速发展。

20 世纪 50 年代出现的金属烤瓷修复技术,将合金和陶瓷的优点结合在一起,目前已经成为一种非常普及的修复技术。同一时期,硅橡胶印模材料开始在口腔得到应用,更进一步提高了印模的精确性。

20 世纪 60 年代出现的复合树脂和酸蚀粘接修复技术,为口腔修复治疗提供了新的手段,也促进了保存修复和美学修复的发展。

20 世纪 60 年代起步的种植义齿,拓展了口腔修复的适应证,解决了固位和支持困难病例的口腔修复难题,目前已经发展成为口腔修复的重要手段,种植义齿被誉为"人类的第三副牙齿",也被认为是 20 世纪口腔医学最重要的进展。

20 世纪 80 年代出现的高强度全瓷修复体,能更好地满足临床对美观和强度的高要求。同一时期有学者开始尝试将计算机辅助设计与计算机辅制作(CAD/CAM)技术应用于口腔修复,这项技术从根本上改变了传统口腔修复的理念与方法,给口腔修复学和口腔工艺学带来革命性的变化。

20 世纪 90 年代,3D 打印技术首次应用于口腔医学,并很快用于颌面赝复体的设计制作,随着技术进步和打印精度的提高,3D 打印也逐步用于各类义齿的设计和制作。

当代科技的发展使得包括口腔修复学在内的口腔医学得到了快速的发展。

三、我国现代口腔修复学的发展

我国现代口腔医学是伴随着西医学的传入发展起来的。

1907 年,加拿大牙医学博士林则在四川成都建立了我国第一个牙科诊所。

1917 年,华西协合大学设立牙科系,成为中国第一个现代高等牙医学专业。2 年后成立修复学系。

1927 年,黄天启医师自华西协合大学牙学院毕业,成为中国高等学校第一位牙科修复学教师。

1952 年,国家高校院系调整后,采用了苏联院系学科体系,成立了口腔矫形学科,包括现在的口腔修复、口腔正畸和口腔材料学内容,直到 1984 年,原属口腔矫形学的正牙学、口腔材料学独立成了口腔正畸学和口腔材料学,而口腔矫形学改名为口腔修复学。

改革开放后伴随我国经济的腾飞,口腔修复学得到了快速发展。

1980 年,四川医学院主编了第一部全国统编教材《口腔矫形学》。

1986 年,中华医学会口腔科学会口腔修复学组成立。

1996 年,国际口腔修复医师学会亚洲分会成立,中国口腔修复学组是发起成立组织。

1997 年,中华口腔医学会口腔修复学专委会成立。

1998 年,中华口腔医学会口腔修复工艺学专委会成立。

近年来我国口腔修复学的进步在临床研究方面主要表现在:①治疗理念的提升,无痛,舒适的思想正为广大修复医师所接受;②精细印模技术得到推广,保证了修复的高质量;③种植修复技术逐渐得到普及,在部分地区已经成为缺失牙修复的首要选择;④粘接修复技术快速发展,提升了微创美容修复水平;⑤计算机技术在义齿设计和制作、颌面缺损修复、病案管理等方面发挥越来越重要的作用。

在基础研究方面,我国的口腔修复学工作者结合了机械力学、生物力学、材料学、分子生物学、美学等学科和组织工程技术、信息技术、虚拟现实技术、快速成型技术、纳米技术等新技术,进行了许多课题研究,为口腔修复学的发展提供了强有力的支撑。

目前我国的口腔修复学进入到与国际接轨,全面发展的阶段,在不断缩小区域差别,城乡差别的同时,也不断在向国际社会开放,为我国口腔修复学整体水平的提高奠定了坚实的基础。

四、口腔修复学的展望

关于口腔修复学的发展方向,很多专家学者都提出了各自的观点,其中具有共识性的观点主要包括以下三个发展方向,即种植化、粘接化和数字化。

1. 种植化 传统的牙列缺损采用固定局部义齿或者可摘义齿进行修复,牙列缺失则采用传统全口义齿修复,种植技术的出现则有可能让需要磨切邻牙作为基牙的固定桥义齿变为种植义齿、可摘义齿变为固定义齿、传统全口义齿变为种植固定桥或者种植辅助固位的全口义齿。这些改变不但能使义齿获得良好的固位、稳定和支持,还显著提高了义齿的咀嚼效率和患者戴用的舒适度,种植技术是将来每一位修复医师应当掌握的临床技术。

2. 粘接化 自 Buonocore 首次将酸蚀技术应用于牙粘接以来,经过数十年的发展,粘接修复已成为重要的口腔临床技术。粘接修复不但操作方便,而且能最大限度保存患者的牙体组织。粘接修复被广泛用于口腔修复,同时也是口腔微创修复的理论基础。基于现阶段粘接技术的特点,开发出功能更齐全、操作更便捷、性能更稳定安全的口腔粘接系统,一直是口腔修复研究和发展的方向。

3. 数字化 近年来口腔医学数字化的发展突飞猛进,对于口腔修复而言,数字化技术正在渗透到口腔修复诊疗全流程中,它可以突破传统的口腔修复临床操作方式,比如通过口内扫描、修复体软件设计和数字化制造等技术帮助口腔修复医师和技师减轻劳动强度,提高效率,帮助患者减少就医的次数和时间。并且数字化技术使口腔技师制作的义齿更具有精确性、可靠性和稳定性,不仅如此,数字化技术还在更多领域被应用以提升诊疗的效率和质量。

第三节　口腔修复学的学习方法

一、学好理论基础

口腔修复学涉及的理论基础较为广泛,而扎实的理论基础是一名优秀的修复医师与一名"匠人"的重要区别,也是修复医师在临床工作和科研工作中自我提升的重要保障。比如在固定桥基牙的选择和固定局部义齿设计中,对牙周储备力和牙周膜面积的概念和关系就需要认真学习,这是固定局部义齿修复的生理基础,所有临床诊疗过程都要以此为依据;又如在全口义齿修复中,关于吸附力的概念就十分重要,这是全口义齿获得良好固位的一个重要原理,在后续的义齿设计和制作中,很多都是围绕提升和维持吸附力而开展工作的,如果学习者理解好这些理论基础,那么是十分有利于学好相关的临床知识的。

二、注重学习实践

作为一门临床课程，口腔修复学的治疗基本都是通过临床手术完成，口腔修复医师需要掌握牙体预备、取印模、模型灌制、打磨、抛光、比色和暂时性修复等十余项基本技术，对于临床中用到的金属、树脂、蜡、印模材、粘固剂及粘接剂等材料都要掌握其使用方法。对于相同种类的材料，不同的品牌不同型号也有不同的使用要求，这都需要在实践中才能逐一了解和掌握。

除了临床手术技术外，在修复的临床接诊治疗过程中，如何处理好医、护、患三者的关系，和谐地推进临床诊疗，尤其是如何让患者体验到舒适诊疗过程，医师不仅需要掌握丰富的专业知识，也需要具备良好的人文素养、道德修养及一定的心理学知识。而这些也可以通过临床实践来提高。

三、重视多学科结合

口腔修复学在发展过程中，越来越多地与其他学科相结合，除了与临床医学、口腔医学等医学科目相结合外，还与材料学、力学、计算机技术、工程技术、美学和心理学等密切相关。在学习口腔修复学的时候，遇到相关的学科知识时，需要学习者认真阅读，理解相关的学科知识，必要时可以结合拓展学习内容或者查阅相关的理论知识，对修复学中的知识点做到知其然，知其所以然。如在口腔比色一节中，学习者可以从简单的色彩物理学原理开始，学习天然牙色彩特点，了解比色板设计原理，最后学习如何使用比色板比色；又如可摘局部义齿的设计，学习者如果能将简单的力学杠杆知识应用于义齿设计当中，或者用杠杆知识分析义齿的支架设计，那么学习过程就会变得轻松很多。虽然本教材偏重于修复学的实践，但是多学科的相关知识可以让学习者学习时达到事半功倍的效果。

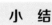

小 结

口腔修复学是应用符合人体生理的方法，采用人工装置修复口腔牙体缺损、牙列缺损、牙列缺失及颌面部各种缺损的一门学科。口腔修复学的具体临床内容涵盖了牙体缺损、牙列缺损、牙列缺失、颌面部缺损、牙周疾病和颞下颌关节疾病的修复治疗。口腔修复学正朝着种植化、粘接化和数字化的方向发展。学习口腔修复学需要学好理论基础、注重技能实践和重视多学科融合。

思考题

口腔修复学的定义和主要临床内容是什么？

（麻健丰）

第二章　口腔检查与修复前准备

学习目标

1. 掌握：口腔专科病历的书写要求及临床一般检查、X线检查、模型检查的方法。
2. 熟悉：功能检查、诊断与治疗计划的制订、咬合调整与选磨原则。
3. 了解：修复前外科处理。

第一节　病史采集

一、主诉

主诉是患者就诊的主要原因和迫切要求解决的主要问题。

主诉的主要内容包括：患者的不良感受，如疼痛、过敏、肿胀、出血等；功能障碍，如缺牙引起的咀嚼或发音障碍；影响面容美观和社交活动，如前牙缺失、牙折、形态异常、牙变色、口臭等。了解患者的主诉，医师可以针对性地制订修复治疗计划，以更好地满足患者的要求。

二、系统病史

系统病史主要是指与修复治疗安全性有关的系统疾病史。

1. 与修复相关的系统疾病史　如心血管疾患、免疫系统疾病，有无药物过敏或口腔用材料过敏史；是否需用抗生素预防感染，是否需用类固醇或抗凝剂等；是否做过放射治疗等。为了防止发生意外，任何与患者治疗有关的药物过敏和治疗情况都应详细地记录在病历上。

2. 系统疾病对修复的影响　某些系统性疾病可导致支持组织对修复体的支持能力降低，如牙周炎可受糖尿病、绝经期、妊娠或抗惊厥药的影响等，会影响修复体的设计及预后。

3. 了解患者传染性疾病史　如乙肝、梅毒、艾滋病等传染病的患者或携带者，可能成为交叉感染源，应采取适当的预防措施，保护医务人员和其他患者的健康。

4. 了解患者心理疾病及精神病史　患者的性格、心理和精神卫生状况会直接影响义齿的修复效果和预后，应事先进行评估判断。如果患者对美观及咀嚼期望值过高，或者精神心理状态不稳定，医师应慎重进行有创操作，特别是咬合的改变或者咬合重建。

三、个人史

医师应了解患者有无吸烟、嗜酒或药物成瘾史，以及家庭、经济、社会等背景，以利于沟通交流，制定合适的治疗方案。

四、口腔专科病史

口腔专科病史一般包括开始发病时间、原因、疾病的发展进程以及曾经接受过的检查和治疗情况，对牙缺失的患者同时也应包括牙缺失的原因和时间。主要包括以下内容：

1. 牙体牙髓病史　对没有完整病历记录的患者，应仔细询问患牙牙体牙髓的治疗情况，如充填与根管治疗的时间、治疗后有无症状及复查情况。

2. 牙周病史　是否有牙周病，曾做何种治疗，效果如何等情况。

3. 修复治疗史　就诊前是否做过修复治疗以及修复体的使用情况，仔细了解以利于确定修复治疗方案。

4. 正畸治疗史　戴用矫治器的类型及治疗情况，是否出现牙齿松动或根尖吸收。

5. 口腔颌面外科治疗史　应了解相关的颌面外科治疗情况，尤其是正颌外科治疗情况，并与修复治疗计划进行综合考虑。

6. X线图像资料　参照既往X线图像资料，结合当前的X线片，进一步了解患者的病情。必要时可以拍CT或MRI以辅助诊断。

7. 颞下颌关节病史　有无颞下颌关节病的症状以及相关的治疗情况。

第二节　临床检查

一、临床一般检查

通过详细的病史采集，医师对患者的病情有了大体的了解，再通过临床检查，即能基本掌握患者的病情。

（一）口腔外部检查

1. 颌面部检查

（1）面部皮肤的营养状态及其颜色。

（2）颌面部的对称性、完整性。

（3）颌面各部分之间比例关系是否协调对称，有无面部畸形等。

（4）口唇的外形、上下颌前牙的位置与口唇关系以及笑线的位置。

（5）侧面轮廓类型是直面型、凸面型还是凹面型，颅、面、颌、牙各部分的前后位置和大小比例是否正常，有无颌骨前突或后缩等情况。

2. 颞下颌关节区检查

（1）双侧颞下颌关节活动度的检查：医师用手指触摸患者颞下颌关节区，检查双侧髁突的大小及对称性，触诊时注意患者有无疼痛反应、疼痛的部位、疼痛的性质及触发区等（图2-2-1）。

（2）双侧颞下颌关节弹响的检查：检查活动时有无弹响，弹响的性质，出现在下颌运动的哪一阶段，是否伴有疼痛等。

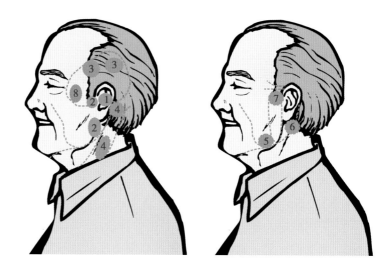

图 2-2-1　颌面和颈部肌触诊的部位

1. 关节囊；2. 咬肌；3. 颞肌；
4. 胸锁乳头肌；5. 翼内肌；
6. 二腹肌后腹；7. 翼外肌；
8. 颞肌腱。

（3）外耳道前壁的检查：用小拇指触摸外耳道前壁，让患者做开闭口正中咬合，检查在下颌运动过程中，双侧髁突对外耳道前壁的冲击强度是否一致。

3. 下颌运动的检查

（1）张口度检查：张口度是指患者大张口时，上下颌中切牙切缘之间的距离。可以用圆规或游标卡尺测量。正常人的开口度为 3.7～4.5cm，若小于这个范围则表明开口受限。

（2）开口型检查：开口型是指下颌自闭口到张大的整个过程中下颌运动的轨迹。正常的开口型侧面观是下颌向下后方，正面观为垂直向下，左右无偏斜。

如果发现开口受限或开口型异常，可考虑作下颌运动轨迹图以便进一步检查（图 2-2-2）。

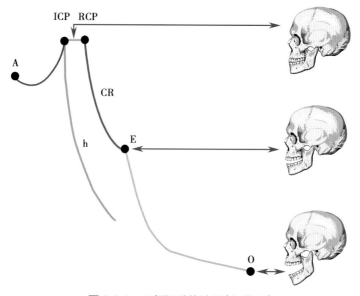

图 2-2-2　下颌运动轨迹图（矢状面）

ICP：牙尖交错位；RCP：后退接触位；CR：正中关系；h：自然闭合道；
A：最大前伸位；O：最大开口位；E：最大铰链开口位。

4. 咀嚼肌的检查　通常是对咬肌、颞肌进行扣诊,检查有无压痛及压痛点的部位;同时让患者紧咬,检查咀嚼肌收缩的强度及左右两侧的对称性,判断有无因𬌗干扰而引起的咀嚼肌功能紊乱。必要时,可对翼内肌、翼外肌及颈部诸肌扣诊,以作进一步检查。

(二)口内检查

1. 口腔一般情况　包括牙列的完整性,牙列缺损的类型与范围,口腔卫生情况,有无修复体存在,修复体的质量如何,舌、口底、前庭沟、颊、唇、系带、软硬腭等有无异常。

2. 缺牙区情况　检查缺牙间隙的位置和大小,有无邻牙倾斜、对颌牙伸长的情况,若有则需作进一步处理。注意检查牙槽嵴有无妨碍修复治疗的骨尖、倒凹、骨隆突等。一般拔牙 3～6 个月后,伤口愈合较好,牙槽嵴吸收趋于稳定,可以开始进行修复。过渡性全口义齿和可摘局部义齿可提前到拔牙后 1～2 周进行修复,待牙槽嵴吸收稳定后都必须进行义齿重衬或重新制作。

3. 牙周检查　牙周检查能提供口腔卫生状况(观察菌斑、软垢、牙结石等)、牙龈状况(观察牙龈的色、形、质的变化和探诊是否出血等)、牙周探诊情况(了解有无牙周袋及其深度、根分叉情况),这些资料对于选择基牙以及推断修复体的预后有重要的意义(表 2-2-1)。修复前应对牙周病进行有效的治疗和控制。

表 2-2-1　牙周检查及预后判断表

预后																	
松动度																	
菌斑	B																
	L																
出血	B																
	L																
牙周袋	B																
	L																
附着水平																	
根分叉																	
牙位	18	17	16	15	14	13	12	11	21	22	23	24	25	26	27	28
	48	47	46	45	44	43	42	41	31	32	33	34	35	36	37	38
根分叉																	
附着水平																	
牙周袋	L																
	B																
出血	L																
	B																
菌斑	L																
	B																
松动度																	
预后																	

临床上常用的检测牙齿松动度和记录的方法有以下两种：

（1）以牙齿松动幅度计算

Ⅰ度松动：松动幅度小于1mm。

Ⅱ度松动：松动幅度为1～2mm。

Ⅲ度松动：松动幅度大于2mm。

（2）以牙齿松动方向计算

Ⅰ度松动：仅有唇舌向或颊舌向松动。

Ⅱ度松动：唇（颊）舌向及近远中向均有松动。

Ⅲ度松动：唇（颊）舌向及近远中向松动，并伴有垂直向松动。

4. 牙列检查　详细的天然牙检查资料有助于治疗计划的制订，完整的牙列检查记录表应包括以下内容：

（1）牙体牙髓疾病：有无龋病，牙髓有无活力，是否做过牙髓病治疗及其他治疗，牙体有无叩痛，是否存在瘘管。

（2）牙体缺损：牙颈部有无楔状缺损，有无牙折或隐裂，有无过度磨耗等。

（3）邻面接触点的情况：邻面接触点是否正常，有无食物嵌塞现象。

（4）牙列情况：牙列的大小、形状，有无错位牙，基牙有无移位、倾倒及伸长现象（表2-2-2）。

5. 𬌗关系检查

（1）牙尖交错位的检查：上下颌牙列是否有广泛而又均匀的𬌗接触关系；上下颌牙列中线是否一致；上下颌第一磨牙是否为中性𬌗关系；前牙覆𬌗、覆盖关系是否在正常范围内；双侧𬌗平面是否匀称。

（2）下颌姿势位的检查：比较下颌姿势位与牙尖交错位时，应观察下颌牙列中线有无偏斜；𬌗间隙的大小有无异常。

（3）𬌗干扰检查：仔细检查正中、前伸、侧向咬合移动时，有无牙尖𬌗干扰。

6. 口腔黏膜及软组织检查

（1）检查无牙颌上下颌弓、上下颌牙槽嵴的大小形态和位置。

（2）缺牙区牙槽嵴的吸收情况。

（3）口腔黏膜色泽是否正常，有无炎症、溃疡及瘢痕存在。

（4）检查唇、舌、颊系带的形状及附着情况。

（5）舌体的检查，包括舌的大小、形状、静止状态时位置以及功能活动的情况。

（6）唾液分泌量及黏稠度的检查。

7. 原有修复体的检查　检查修复体与口腔组织密合情况，咬合关系是否正确，形态是否合适，对牙龈、黏膜有无刺激以及行使功能的情况。同时了解患者要求重做的原因，并分析评价原有修复体，以便作为重新制作修复体的参考。

8. 全身健康情况　对年老体弱者，其疼痛耐受性差，对义齿的适应能力也差。对于此类患者的检查，动作要轻柔，尽量缩短就诊的时间。

二、X线检查

X线检查作为一种常规手段，在诊断口腔颌面部疾病中起着重要的作用，能为临床检查提供帮助。

表 2-2-2 口腔检查记录表

姓名		性别		年龄		电话		住址									编号	
日期1:					日期2:					日期3:							牙位	说明

																	11	
3																		
2																	12	
1																	13	

唇颊侧	18	17	16	15	14	13	12	11	21	22	23	24	25	26	27	28
𬌗面																
舌腭面	18	17	16	15	14	13	12	11	21	22	23	24	25	26	27	28

牙位说明栏: 14, 15, 16, 17, 18, 21, 22, 23, 24, 25, 26, 27, 28

1																
2																
3																

覆𬌗		开口度	
覆盖		磨耗情况	
安氏分类		咬合情况	

3																
2																
1																

舌腭面	48	47	46	45	44	43	42	41	31	32	33	34	35	36	37	38
𬌗面																
唇颊侧	48	47	46	45	44	43	42	41	31	32	33	34	35	36	37	38

1																
2																
3																

牙位栏(右侧): 11 12 13 14 15 16 17 18 21 22 23 24 25 26 27 28 31 32 33 34 35 36 37 38 41 42 43 44 45 46 47 48

牙周诊断:	牙龈出血指数:
	菌斑指数:

图例:

银汞充填　　树脂充填　　全冠修复　　牙缺失

医师签名: _____

临床上常用的 X 线检查方法主要有以下几种：

1. X 线根尖片　了解龋病的部位，尤其是牙邻面、颈部、根部等较为隐蔽的龋损；了解牙根的数目、形态及长度，有无根折、根管充填及根尖周组织的健康情况；了解牙周膜情况及牙槽骨吸收破坏程度；了解阻生牙、额外牙、先天缺牙及龈下残根等情况。

2. 曲面体层 X 线片　可以了解颌骨及牙列、牙周的情况。由于曲面体层 X 线片将图像放大较多，变形较严重，因此其准确度较差。

3. 颞下颌关节侧位 X 线片　可了解关节凹、髁突的外形以及髁突与关节凹的位置关系。

4. 头颅定位片　用以分析颅、面、颌、牙的形态、位置及其相互间的变化关系。

5. 颞下颌关节系列体层摄影　能为关节诊断提供更为详细和准确的信息。

6. CT　能准确了解软硬组织的三维结构，分辨率高、空间定位准确。

三、模型检查

模型检查可以更仔细地观察牙的位置、形态、牙体组织磨耗印迹以及详细的𬌗关系等，以弥补口腔内一般检查的不足。必要时还可将上下颌模型固定在𬌗架上进行研究，制订修复治疗方案和修复体设计等。

四、功能检查

牙列缺损或缺失，口腔咀嚼功能都会不同程度地受到影响。因此在进行口腔修复前，有必要对咀嚼功能进行检查，以明确咀嚼功能受到影响的程度，从而进一步明确牙缺失与口颌系统紊乱的关系，有助于制订正确的治疗计划和修复设计方案。临床上口腔修复较常用的咀嚼功能检查方法有以下几种：

（一）𬌗力检测

𬌗力是评价口腔生理功能的指标之一，是反映牙在咬合时所发挥的力量，利用𬌗力测量仪检测个别牙的咬合力。检测仪器主要有电阻应变式、声传感式、压电薄膜式等𬌗力测量仪，其中光咬合仪使用的技术较为先进，它的特点是不仅可测得全牙列各个𬌗接触点的𬌗力大小，同时还可以分析𬌗接触情况、𬌗协调的程度、𬌗接触的力学特性等，可判断𬌗是否有早接触，𬌗创伤的具体部位，以指导临床治疗。

（二）咀嚼效能的检测

咀嚼效能是指在一定时间内将一定量食物嚼碎的程度。咀嚼效能的高低直接反映咀嚼能力的大小。在义齿修复前后进行咀嚼效能的检测，可以了解缺牙后咀嚼功能受影响的程度并对修复治疗效果进行评价。

（三）下颌运动轨迹检查

下颌运动轨迹反映𬌗、颞下颌关节、咀嚼肌三者之间的动态功能关系。个体的下颌运动，包括开闭口运动、前伸运动、侧向运动或咀嚼运动，都有其一定的特征。此特征取决于牙列𬌗面形态和颞下颌关节的解剖形态，在进行义齿修复前有必要检查患者下颌运动的特征。

（四）肌电图检查

咀嚼肌肌电图在研究口颌系统的功能中已成为有价值的检查诊断手段之一。如对健康人咀嚼肌肌电图的研究，通过在下颌运动时同步记录数块肌肉的肌电图，可分析下颌运动时各个肌（颞肌、咬肌、翼内肌、翼外肌、降下颌肌等）的功能状态及协同作用情况。

五、诊断与预后

根据采集到的详细病史以及临床各种检查所获得的资料,医师需加以综合分析,明确病因,并作出正确合理的诊断,为制订完善的修复治疗计划提供帮助。

牙体缺损、牙列缺损和牙列缺失是口腔修复的主要内容,也是主要的诊断。有多种原因可导致牙体缺损;上颌或下颌一颗或多颗牙缺失即牙列缺损;上下颌牙全部缺失为牙列缺失,即无牙颌。

预后是对疾病可能发展的一种估计,往往受到全身和局部因素的影响。全身因素包括患者的年龄、性别以及口腔的抗病能力和耐受能力。局部因素包括个别牙的受力大小、口腔清洁能力和卫生习惯等。在有些情况下,判断患者的预后有一定的困难。因此在修复治疗计划中应充分考虑各种影响因素。

第三节　治　疗　计　划

经过临床各种检查做出明确的诊断之后,医师必须制订出详尽的修复治疗计划。针对检查中发现的问题,需要做相应的治疗。在确定治疗计划时,应充分了解患者就诊的目的和要求,同时应让患者了解自身的口腔患病情况、修复条件、可能采取的修复方法、所需时间及费用等。为了达到理想的修复效果,应让患者知道必要的家庭配合和按时就诊或随访的重要性。由于口腔修复的一些操作如牙体预备是不可逆性的,术前必须征得患者的同意方可进行。

虽然应用于口腔修复的新材料、新技术越来越多,但迄今为止还没有一种材料完全符合天然牙的结构特性要求。医师必须了解各种应用材料的特性,在制订治疗计划的过程中应明确不同材料与修复方法的局限,从而作出合理的选择。

每一种修复方法都有其相应的适应证,合理选择适应证是修复治疗能否成功的关键之一。临床上常见的牙列缺损病例中,较多选择固定义齿或可摘局部义齿修复,固定义齿无论在恢复功能还是从保持口腔组织健康角度均优于可摘局部义齿。所以只要条件允许,应首选固定义齿修复;但固定义齿对基牙要求的条件较高,应根据患者的口腔情况作出合理的选择。如果适应证选择不当,很容易造成修复治疗的失败,甚至引起口颌系统的严重破坏。

第四节　修复前准备与处理

修复前准备与处理是指经过全面的检查和做出正确的诊断之后,按照拟定的口腔修复治疗计划和设计,对口腔组织的病理情况或影响修复效果的情况进行适当的处理,以保证预期效果。

一、修复前口腔的一般处理

(一)处理急性症状

对由牙折、急性牙髓炎、慢性牙髓炎急性发作、牙槽脓肿、急性冠周炎或龈炎以及颞下颌关节功能紊乱引起的不适,应及时处理。

（二）保持良好的口腔卫生

为了确保牙龈、牙周组织的健康，必须保持良好的口腔卫生习惯，良好的口腔卫生状态可以提高修复效果并延长修复体使用寿命。另外，牙结石、软垢会影响印模的准确性，在修复前应对牙结石和软垢进行彻底洁治清除。

（三）龋病的治疗

在口腔检查中所发现的龋齿，不论是否被选作基牙，均应进行充填治疗。如果龋坏累及牙髓，则应进行根管治疗。

（四）牙周病的治疗

牙周病患者常伴有不可逆性、持续性骨丧失，应尽早予以控制和治疗。必要时进行系统的牙周病治疗。

（五）拆除不良修复体

口腔内如有设计不当、制作粗糙、质量低劣、危害健康组织的修复体，或修复体已丧失功能，并刺激周围组织而又无法修改时，应予以拆除。

二、余留牙的保留与拔除

（一）松动牙

对于松动牙的处理，应视具体情况而定。有些松动牙是由于不良修复体或𬌗创伤引起的，去除病因后，可逐渐恢复稳固。一般来说，对于牙槽骨吸收达牙根 2/3 以上，牙松动Ⅲ度者应拔除；如果牙槽骨吸收达牙根 1/2 以下，牙松动约Ⅱ度时，则可尽量保留，但需做必要的治疗。

（二）残根

确定残根的拔除或保留应根据牙根的缺损破坏范围、根尖周组织的健康情况，并结合治疗效果与修复的关系综合考虑。如果残根破坏较大，缺损达龈下，根尖周组织病变较广泛，治疗效果不佳者，可考虑予以拔除；如果残根稳固，根尖周组织无明显病变或病变范围较小，同时对义齿的支持和固位有帮助者，则应进行根管治疗并给予保留。

（三）根分叉病变

无论是牙体病、牙髓病还是牙周病，都可能引起多根牙根分叉处病变。根分叉病变较轻时，可通过龈上洁治术、龈下刮治术、牙龈切除术或牙龈成形术以及保持良好的口腔卫生等措施，能够有效地控制病变并改善预后。如果根分叉病变严重，则需采取牙 - 骨成形术、牙根切断术或牙根切除术，尽可能保留患牙。

三、正畸治疗

修复前的正畸治疗，通常是指只限于牙齿微量移动的矫正治疗。修复治疗前，用微量移动技术将相关的牙齿通过正畸的方法矫正到正常位置后进行修复，可以扩大修复治疗的范围，尽可能保存牙体组织，明显改善修复效果。与其他正畸技术一样，微量移动技术也必须遵循保证有足够支抗的原则，以免引起其他牙出现不应有的移动。

完善的正畸治疗计划的确定，常需借助于模型观察来完成。制取模型后将其固定在𬌗架上，观察并分析牙错位情况；有时需将模型锯开，按设想的方案将需正畸治疗的牙调整到位并予以固定,以此作为关闭间隙、矫正倾斜牙、殆向牵引低位牙等矫正治疗的参照对象和评价指标。

四、咬合调整

咬合调整即调殆。其目的是通过对牙的选择性调磨,消除早接触或殆干扰,从而达到上、下颌牙咬合时牙均匀广泛接触,殆力分布均匀,殆关系协调。

咬合调整的常见方法有以下几种:

(一)咬合夹板的应用

咬合夹板即殆垫,一般由丙烯酸树脂制成。咬合夹板能降低肌组织的张力,可按照预定的殆关系重复调整,对调殆选磨、牙修复或正畸的最终方案的确定有重要指导作用。咬合夹板既是一种保守性的治疗方法,又是一种诊断性的治疗方法。

(二)诊断性调殆

调殆对牙的磨改是不可逆性的,必须慎重。

在进行诊断性调殆时,应准备两副研究模型并上好殆架:一副作为参照模型;另一副根据咬合夹板提供的信息作为诊断用的调殆模型。调殆前在调殆模型殆面上涂一层颜色涂料,用来帮助分析牙体组织磨除的范围。此外,把每次调殆后固定杆的位置数据记录下来,以了解牙体组织的磨除量。

(三)临床调殆

对创伤性咬合,在牙尖交错殆和非牙尖交错殆咬合过程中的早接触点或殆干扰部分,应做调殆处理。

(四)重度伸长牙

重度伸长牙的形成是由于缺牙时间过长未及时修复,造成对颌牙明显伸长,妨碍了修复治疗和下颌运动,应对伸长牙进行调磨。若调磨不能解决问题,应对其进行根管治疗,然后将牙冠截短并做冠修复,以恢复正常的咬合关系。

(五)不均匀磨耗部分的选磨

当牙齿殆面出现磨耗不均匀现象时,在上颌后牙的颊尖和下颌后牙的舌尖,常出现有尖锐的边缘。这些尖锐的边缘常引起食物嵌塞或牙周组织创伤,同时也经常使舌及颊部软组织受到激惹,因此有必要将尖锐边缘磨低,磨圆钝。

五、口腔黏膜病的治疗

如果口腔黏膜出现溃疡、白色损害等黏膜病症,则必须先进行相应治疗,以免修复操作和修复体对黏膜产生刺激作用而使病情加剧。

六、修复前外科处理

口腔修复的成功与否依赖于口腔软硬组织的结构形态是否正常。

理想的口腔修复条件应具备:足够的骨组织支持,无尖锐的骨突、骨嵴;无妨碍义齿就位的倒凹或悬突;无影响义齿固位稳定的瘢痕结构或增生的软组织和系带;上下颌牙槽嵴关系良好和足够的唇颊沟深度。对有些条件不太理想的患者,则可以通过修复前的外科手术进行修整。

（一）唇、颊系带矫正术

唇、颊系带接近牙槽嵴顶，或者舌系带过短，影响义齿的固位和软组织功能活动时，必须进行外科系带矫正术。

（二）瘢痕或松动软组织的切除修整术

口腔内的瘢痕组织若对义齿的固位和稳定有影响，可通过手术切除。

有些患者由于戴用不良修复体时间过长，导致骨质大量吸收，表面为一层松软可移动的软组织所覆盖。这些松软组织不但不能有效地支持义齿，还会因受压产生炎症或疼痛，可在修复前予以切除。

（三）牙槽嵴修整术

由于拔牙时创伤太大或牙槽嵴的不均匀吸收，常可形成骨尖或骨突。这些骨尖或骨突的表面黏膜较薄，易产生压痛；同时可能形成倒凹而影响义齿的摘戴，因而必须在修复前进行牙槽嵴修整术，以去除骨尖、骨突。手术时间一般在拔牙后1个月左右较为合适。

（四）骨性隆突修整术

骨性隆突又称为骨隆突，是正常骨骼上的骨性隆起。戴用义齿时，过大的骨隆突表面的黏膜容易出现破溃疼痛，故修复前应对过大的骨隆突进行修整。常见的骨隆突有下颌隆突、腭隆突、上颌结节等。

（五）前庭沟加深术

由于牙槽嵴的过度吸收而呈现前庭沟变浅，影响义齿的固位和稳定。修复前可通过前庭沟加深术改变黏膜及肌肉的附着位置，增加牙槽嵴的相对高度，从而增大义齿支持面积，扩大义齿基托的伸展范围，以增强义齿的固位和稳定。

（六）牙槽嵴重建术

如果无牙颌患者的牙槽嵴严重吸收、萎缩，则会严重影响义齿的固位和稳定。对于这类患者，可施行牙槽嵴重建术，以增加牙槽嵴的高度。常用的有自体骨或羟基磷灰石等人工材料。

（七）冠延长术

天然牙的生物学宽度（biological width，BW）由上皮附着与结缔组织附着组成，是龈沟底与牙槽嵴顶之间距离。BW平均值为2.04mm。包绕牙体周围的BW所形成的天然屏障，有助于保护牙槽嵴免受感染和疾病侵害。牙体预备术中不慎造成的BW的医源性破坏，将导致修复体周围的龈炎，临床表现为修复体周围呈现出红色颈圈。

冠延长术是经牙周基础治疗、消除牙周炎症后，切除部分牙龈，必要时去除少量的牙槽骨，结合黏骨膜瓣的根向复位，恢复正常的生物学宽度和适当的牙本质肩领。

第五节　病　历　记　录

病历是疾病检查、诊断、治疗过程的记录和总结，又是科学研究、分析和发现疾病规律的资料，同时也是法律依据，医师必须完整地、忠实地记录病历。病历的书写可以是表格的形式，也可以是文字或文字与表格、图形相结合的形式。完整的病历应包括下列内容：

1. 一般项目　包括姓名、性别、年龄、民族、籍贯、职业、婚姻、住址、门诊号及就诊日期等。

2．主诉 主诉是患者就诊的主要症状和持续时间以及就诊的主要目的和要求,应简明扼要。

3．现病史 现病史是指与主诉有关的疾病发生发展情况,包括自觉症状、治疗过程及疗效等。

4．既往史 既往史包括患者过去健康情况、曾患疾病、治疗情况及生活习惯等。

5．家族史 家族史是指与患者疾病有关的家族情况。

6．检查 按前述检查方法及检查内容,根据患者疾病的具体情况,全面而有重点地将检查结果记录在病历上。

7．诊断 根据检查所得的信息,经过综合分析和判断,对疾病作出合乎客观实际的结论,即为诊断。如对疾病不能确诊时,可用初步诊断或印象诊断等名称代替。

8．治疗计划和修复设计 根据患者病情,结合患者的主诉,制订出治疗计划和修复体的具体设计,可以采用绘图、表格及文字等形式表示。此外,还应认真填写修复设计单或义齿加工单,将临床有关的信息详细、准确地传递给义齿加工单位。

9．治疗过程记录 记录患者在修复治疗过程中,每次就诊医师所做的具体工作以及治疗效果、患者的反应及下次就诊预计进行的工作。记载要简明扼要,每次复诊必须写明日期,医师必须签名。

为了便于病历记录、资料总结和交流,在病历记录时,对牙位的记载必须采用统一符号表示。常用的牙位记录方法有以下 3 种:

(1) 国际牙医学会(FDI)记录法:FDI 提出以两位数字系统来记录牙位。第一位数字表示象限,恒牙以 1～4 分别表示左右上下四个象限,即 1(右上)、2(左上)、3(左下)、4(右下)。乳牙则按同样顺序以 5～8 分别表示象限;第二个数字则表示该牙在象限内的位置,恒牙以 1～8 表示,乳牙以 1～5 表示。

恒牙记录方式:

右上															左上
18	17	16	15	14	13	12	11	21	22	23	24	25	26	27	28
48	47	46	45	44	43	42	41	31	32	33	34	35	36	37	38
右下															左下

乳牙记录方式:

右上										左上
55	54	53	52	51	61	62	63	64	65	
85	84	83	82	81	71	72	73	74	75	
右下										左下

例如:右上颌第一磨牙记录为16;左下颌第一乳磨牙记录为74。

(2) 通用编号系统:该系统是由美国牙科协会(ADA)提出并在美国广泛使用的一种牙位记录方法。恒牙列从 1 到 32 进行编号,从右上颌第三磨牙起向左方至左上颌第三磨牙,从左下颌第三磨牙向右方到右下颌第三磨牙的每一个牙。对乳牙则以 A～T 表示。

恒牙记录方式：

1	2	3	4	5	6	7	8	9	10	11	12	13	14	15	16
32	31	30	29	28	27	26	25	24	23	22	21	20	19	18	17

乳牙记录方式：

A	B	C	D	E	F	G	H	I	J
T	S	R	Q	P	O	N	M	L	K

例如：右上颌第一恒磨牙记录为3，左下颌第二乳磨牙记录为K。

该法适于计算机记录牙位使用，不需标出坐标象限"+"格，但较易混淆。

（3）部位记录法：目前国内普遍将恒牙用阿拉伯数字表示，乳牙用罗马数字或大写英文字母ABCDE表示，同时将右上、左上、右下、左下四个区以A、B、C、D表示。

恒牙记录方式：

				A							B				
8	7	6	5	4	3	2	1	1	2	3	4	5	6	7	8
8	7	6	5	4	3	2	1	1	2	3	4	5	6	7	8
				C							D				

乳牙记录方式：

		A					B		
V	IV	III	II	I	I	II	III	IV	V
V	IV	III	II	I	I	II	III	IV	V
		C					D		

或者

		A					B		
E	D	C	B	A	A	B	C	D	E
E	D	C	B	A	A	B	C	D	E
		C					D		

例如：右下颌第一前磨牙记录为 4̲|，右上颌第一乳磨牙记录为 IV| 或 D̲|。

小 结

口腔检查是口腔临床治疗前必须完成的重要内容。由于患者所患的口腔疾病类别不同，检查的侧重点也应有所差异，口腔修复治疗前应侧重检查与修复有关的内容。通过详尽的口腔检查，临床医师可以较准确地掌握患者的病情，为修复治疗做好充分的心理准备。同时，为了作出正确的诊断，还必须详细了解患者的全身疾病及口腔疾病史。综合采集到的病史、临床各项检查以及实验室检查的结果，作出准确的分析，获得正确的诊断，并结合患者的诉求拟定出合适的修复治疗计划。在制订出初步的治疗计划之后，医师应将病情告诉患者，耐心解释，消除其顾虑，并将修复方案和步骤以及可能出现的问题向患者详细说明，以期获得患者的合作，取得满意的修复效果。

思考题

1. 口腔病史采集的主要步骤有哪些？
2. 修复前的外科处理有哪些？
3. 试写一份口腔修复病历。

（麻健丰　李水根）

参考文献

1. 李长义,李水根.口腔固定修复工艺技术.3版.北京:人民卫生出版社,2014
2. 姚江武,麻健丰.口腔修复学.3版.北京:人民卫生出版社,2015
3. 赵铱民.口腔修复学.3版.北京:人民卫生出版社,2012

第三章　口腔修复临床基本技术

学习目标

1. 掌握：比色板的使用方法；牙体预备的原则和方法；印模技术的分类和操作步骤；暂时性修复的概念、作用。

2. 熟悉：色彩的基本知识和牙齿颜色特征；排龈技术；印模材料和模型材料的分类和使用；暂时性冠桥的制作方法。

3. 了解：比色仪的使用；牙齿周围液体控制；模型技术操作；暂时性夹板和𬌗垫。

第一节　比　　色

一、颜色的基本知识

（一）颜色的产生和感知

根据色彩学理论，颜色由光、被观察物体和观察者三个因素组成。光使我们能够感受颜色。感知颜色的基本过程为光由光源发出，光可能直接到达人眼或者穿过物体，光达到物体表面，一部分被物体吸收，一部分未被物体吸收由人眼中感光细胞所感受，通过大脑感知为特定的颜色。

（二）光

一束光通过棱镜分解为组成光的各种颜色，物理学上解释为一束光由不同波长的光组成。牛顿将这种连续的颜色定义为光谱，并将这些颜色按顺序命名为红、橙、黄、绿、蓝、靛、紫。由于这些颜色可以被人眼所见，也称为可见光，波长范围在400～700nm。

光的强度是准确比色的重要条件。临床中常见的光源有以下三种：自然光、白炽灯和荧光灯。

1. 自然光　光谱分布均匀，但是自然光线受时间、天气、大气湿度等因素影响。晴天上午10时或者下午2时的非直射自然光，是比较理想的比色光源，此时的光线色温是5 500K。

2. 白炽光　光谱中黄光成分较多而缺少蓝、绿光成分，功率越大，黄光成分越少，但光线色温偏高。

3. 荧光灯　光谱中蓝光成分较多而缺少黄、橙光成分。

在白炽灯和荧光灯下进行比色时，要注意光对比色的影响。因此，安装使用颜色校正灯管（标准照明体 D50），定期使用色温表检查比色区域的光线色温是否是 5 500K，可以获得比色的标准光源条件。

两种物体在同一种光线下表现出一致的颜色，在另一种光线下颜色有差异的现象被称为同色异谱现象。例如，在校正光源下天然牙和修复体颜色表现一致，但在自然光线或者白炽灯下颜色表现出差异。从光谱分析的角度，同色异谱是无法避免的。医师应在不同光线下进行比色，尽量减小同色异谱造成的影响。

（三）被观察物体

被观察物具有不同的颜色特征，不同的表面结构、纹理和粗糙度，不同的厚度及透光性等，这些都会对颜色的分辨造成影响。

（四）观察者

观察者对颜色的感知具有心理感知和生理感知两个过程。

1. 生理感知的基础　视网膜中的感光细胞分为视锥细胞和视杆细胞，它们对颜色的感知具有不同的功能。视锥细胞中含有红、绿、蓝三种感光色素，在明亮环境中发挥作用。视锥细胞感知不同波长的光并传入大脑，大脑把信号转变为颜色感知。视杆细胞感知光线的强弱，在暗环境中发挥作用。视杆细胞容易发生疲劳，在最初接触被观察物体颜色时最为敏感。在比色时，优先比对明度符合人眼的生理感知规律。

2. 观察者的相关影响

（1）年龄：会影响比色能力。人眼中的角膜和晶状体会出现增龄性变化，容易造成黄色和白色的分辨误差。

（2）适应性：人眼对某种颜色注视时间过久，会对该颜色的感知能力下降而出现适应，同时对其互补色的感知敏感性增强。在口腔比色出现适应性时，可先注视蓝色来增强人眼对黄色的感知敏感性。

（3）疲劳：会造成不完善的视觉感知，影响对色调和饱和度的精确判断。出现疲劳时应在每次比色之间进行简短的休息。

二、颜色的描述系统

天然牙和修复体的颜色是多维空间的。临床上有以下两种常用的颜色描述系统：

（一）孟塞尔系统

孟塞尔系统（Munsell system）是 20 世纪初由孟塞尔教授建立的，他发现每一种颜色都可以被精确的描述，用于准确的颜色交流。孟塞尔系统将物体的颜色描述为三维空间，即色调、明度和饱和度。

色调（hue）：色调又称色相，是色彩的同义词，用于描述天然牙或修复体的颜色。孟塞尔系统中有 10 种基本色调：红（red）、黄（yellow）、绿（green）、蓝（blue）、紫（purple）5 种主要色调及黄红（yellow-red）、绿黄（green-yellow）、蓝绿（blue-green）、紫蓝（purple-blue）、红紫（red-purple）5 种中间色调。大多数人天然牙的色调为黄和黄红。

明度（value）：明度又称亮度，是色调相对明暗的程度，反映出被观察物体反射光线的能力。孟塞尔系统的明度值为 0～10，由黑至白分为 11 个分级。反射光越多，明度值越高。

天然牙的明度值一般为4～8。

饱和度（chroma）：饱和度又称彩度，是色调的强度或饱和程度。色彩的饱和度越高，色彩越深。最小饱和度值为0，即无色。最大饱和度，每种色调可以达到的程度又有所不同。天然牙的饱和度一般为0～7。

透明度：透明度虽不属于孟塞尔系统，但在口腔修复比色中同样具有重要意义。透明度是光线经过物体表面发生了吸收或者反射后，光线穿透的程度。最高的透明度是透明体，即所有的光线都可以穿透；最低的透明度是不透明体，即所有光线均被反射或吸收。具有相同色调的物体，明度与透明度成反比，明度越大，透明度越低。天然牙的切端一般是半透明的。

（二）国际照明委员会表色系统

照明的类型对色彩的感知有着重要的影响。1978年，国际照明委员会（CIE）基于不同的照明对色彩的影响，制定了照明的分类系统。该系统也被应用在颜料、墨水等工业生产中。此系统中，颜色由L*、a*、b*表示。L*代表亮度，从白至黑，类似于明度；a*代表红-绿轴，正值为红色，负值为绿色；b*代表黄-蓝轴，正值为黄色，负值为蓝色。

三、常用的比色板、比色仪及比色方法

（一）比色板及使用方法

比色板（shade guide）一般由表示天然牙色调、明度和饱和度的标准人工牙面组成。临床上的比色通常由医师采用目测完成。比色板根据修复体选用的材质，分为树脂比色板和瓷比色板两大类。树脂比色板包括树脂牙比色板和树脂基托比色板；瓷比色板包括瓷牙比色板和牙龈瓷比色板。目前比较常用的瓷牙比色板有16色比色板和3D比色板等。

1. 16色比色板

（1）16色比色板的特点：色调以字母A、B、C、D分表示橘黄、黄、黄/灰、橘黄/灰。A组的色调与天然牙相似，临床常用于年轻人。B组的色调接近黄色，天然牙中并不多见。C组可以看作是B组的补充色，亮度较低，偏灰，常用于中老年人或四环素牙齿的比色。D组可以看作是A组的补充色，亮度较低，牙色偏红。该比色板存在缺陷：①比色板所包含的颜色范围过小。②比色板的制作与金属冠、全瓷冠的制作工艺并不相同。比色板无金属基底，瓷层厚度达2～3mm，而金瓷冠在金属基底使用遮色瓷后，瓷层厚度为1～1.4mm。③比色板与离体牙相比较，饱和度太低，明度太高。④该比色板是根据西方人的颜色统计数据制作，与东方人牙色特征有差异。因此，该比色板不能完全满足临床要求。

（2）16色比色板的使用方法：①选择色调：根据天然牙中饱和度较高的牙位或区域，比如尖牙、牙颈部等区域。②选择饱和度：在已经确定的色调组中选择最接近的饱和度。③选择亮度。在同一牙位的牙面中也存在部位的颜色差异，因此需要将牙面分颈部、中部、切端进行比色。

2. 3D比色板

（1）3D比色板的特点：该比色板对16色比色板进行改进，消除了一些比色时存在的主观性。3D比色板依据明度分为1～5级；依据饱和度分为1～3级，中间设有1.5、2.5级；依据色调分为3种，用字母L、M、R表示偏黄色、中间色、偏红色。该比色板的颜色覆盖区域更大，对色彩的明度、饱和度及色调等三个参数进行了等距离划分。每一种颜色的比色卡

三参数都为等距离逐次安插,使中间颜色的复制更加精确。

（2）3D 比色板的使用方法:①选择明度:从 1～5 五个明度等级中选择与天然牙最接近的明度,具体方法是在 M 色、饱和度为 2 的 1～5 五个明度的色卡组中进行明度选择;②选择饱和度:具体方法是在已确定明度的中间色调 M 色卡组中,选择与天然牙最接近的饱和度;③选择色调:具体方法是在已确定明度和饱和度的色卡组中,辨别天然牙的颜色偏红(R)或是偏黄(L)。

（二）比色仪及使用方法

视觉比色受观察者的主观因素影响。比色仪具有定量比色的特点,更具客观性。根据测色原理的不同,比色仪器主要是色度比色仪和分光比色仪。

1. 色度比色仪　色度比色仪可直接测量颜色的三个刺激值,通过滤过可见光谱的 3～4 个区域的光,判断物体的颜色。测色效率高,稳定性好,精确度不如分光光度计比色仪。

2. 分光光度比色仪　分光光度比色仪可捕捉物体表面反射光、散射光和透射光的光谱,这些数据经过处理后转换为物体的颜色信息。根据测量牙面面积的大小,分光光度比色仪又分为点测量型比色仪和全牙面测量型比色仪。前者测量牙面为接触式测量,天然牙牙面不是理想平面,容易导致边缘颜色丢失,因此,比色存在误差;后者不存在边缘信息丢失,其配套软件也可以对天然牙和修复体的颜色进行详细的比对。

四、天然牙的颜色特征

天然牙的颜色是牙齿构成成分及表面特殊结构的反映,受多种因素的影响。

（一）增龄性变化

随着年龄的增加,多数人牙齿的光泽、颜色发生变化,牙本质的透明度改变,牙本质小管高度矿化,光透过牙釉质后被全部吸收,不再发生反射,视觉上牙齿变暗、变红。

（二）性别与牙颜色的变化

女性牙齿的颜色明度高于男性,而饱和度较低,色调偏黄。

（三）牙位与牙颜色的变化

上颌前牙中,中切牙明度最高,尖牙饱和度最高。同一牙位中,牙冠中 1/3 可以相对准确代表牙齿颜色,切端和颈缘的比色受周围组织影响较大。牙颈部饱和度最大,切端饱和度最小。

（四）半透明性

牙釉质的分布、厚度和质量对牙齿半透明性特征有一定的影响。牙齿的明度值与透明度值呈反比关系。

（五）乳光现象

光进入天然牙的牙釉质内出现散射现象,波长较短的蓝光通过反射进入人眼,形成灰蓝色的乳光效应,在透射光下,短波蓝光反射后呈橙红色。

（六）荧光效应

天然牙经过光的照射吸收能量后,以发出较长波长的蓝白光释放能量,此为荧光效应。牙本质的荧光效应要强于牙釉质。观察该效应时应使用紫外线灯光源或者黑色光源。

（七）天然牙的表面质地

天然牙表面质地的变化影响牙齿的颜色。表面质地随着年龄的增长,机械磨耗的产生,牙面越来越光滑，明度可能增高。表面粗糙可以使牙面明度减小，也可以改变色调、饱和度及半透明性。

（八）表面特征色

天然牙除以上特点外，还具有独特的、个性化的视觉特征，包括隐裂、染色、钙化不全的白垩色斑点等，这些都是表面特征色（stains）。

五、比色的步骤及注意事项

1. 比色光源应为晴天自然光（上午 10 时至下午 14 时之间），或者在标准光源下进行。

2. 比色前去除对比色有干扰的饰品、化妆品等。医师避免过于疲劳，比色时可先注视蓝色，比色时间要短，避免出现视觉适应性而产生比色误差。

3. 比色前清洁牙面，去除烟斑、茶垢等色素沉着，必要时使用抛光杯进行抛光。在牙体预备前完成比色，此时牙面更加完整，牙齿的颜色及形态特征得以最大限度的复制。

4. 将比色板稍润湿，参考邻牙、对侧同名牙和对颌牙，根据患者的年龄、性别、个性化需求进行比色。

5. 尖牙的饱和度高，选择色调时可以尖牙为参考。

6. 尽量采用分区比色，获得更精确的比色信息。

7. 牙齿的颜色不易确定时，可先选择略高明度、略低饱和度的颜色进行参考。

（贺春艳）

第二节 牙体预备与软组织处理

一、牙体预备的原则

良好的牙体预备是取得精确印模，灌注模型，制作代型、蜡型及修复体的根本保证。牙体预备应符合生物学、机械力学和美学原则，将三者完美结合则是牙体预备和理想修复体成功的前提。

（一）生物学原则

1. 防止意外损伤的发生 邻牙及软组织需要在牙体预备过程中得到保护。物理化学的刺激可能导致牙髓的变性、坏死。因此，牙体预备时要采用间歇、短时、轻压的磨切方法，同时采用水雾冷却系统，严防意外穿髓的发生（图 3-2-1）。

2. 尽可能保存和保护牙体组织 医师应考虑剩余牙体组织的抗力形和固位形，进行牙体预备。𬌗面的预备应保持解剖外形均匀磨切，轴面磨除时应避免不必要的延伸。

3. 修复体应保证组织健康

（1）修复体轴面：牙龈炎症与修复体的轴面形态有关。修复体轴面突度过大，缺乏食物正常排溢及食物流对于牙龈的生理刺激作用，难以自洁，也易导致牙龈萎缩；轴面突度过小，食物则直接冲压在龈隙内，引起过强刺激，易造成牙龈附着的丧失。

（2）修复体颈缘：修复体颈缘关系有以下三种情况，即修复体的颈缘位于牙龈缘之上、与龈缘平齐以及位于龈沟内。修复体的颈缘与患牙衔接处应形成一个连续、光滑一致的面，保证修复体颈缘的密合性。

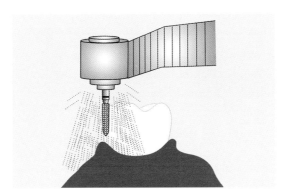

图 3-2-1　在水雾冷却下牙体预备

4.修复体颈缘预备原则

（1）颈缘易于预备，不能过分延伸，不能存在无基釉。

（2）颈缘在印模和代型上易于辨认。

（3）在蜡型制作时能提供清晰的边界。

（4）要使蜡型的边缘不变形，制作后修复体的边缘要有足够的厚度和强度。

（5）在能保证其他标准达到要求的前提下，尽量保存牙体组织。

5.修复体颈缘的牙体预备形式　修复体颈缘的牙体预备形式涉及修复体边缘的强度、封闭性和密合性，这对修复预后和修复体耐久性有重要影响。总的来说，颈缘的牙体预备分为有肩台和无肩台两大类。所谓肩台是指牙体预备时，在基牙颈部形成的台阶状结构。为了获得清晰肩台，可在手术放大镜或显微镜下进行牙体预备。颈缘的预备形式有以下几种：

（1）羽状：特点是牙体切割量小，不易制备清晰边缘，因此修复体边缘无足够的厚度，容易变形，应尽量少使用。该形式仅用于下颌后牙的舌侧，轴面突度很大的牙和倾斜牙（图 3-2-2）。

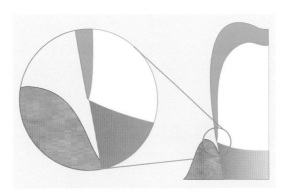

图 3-2-2　修复体颈缘呈羽状

（2）刃状：特点与羽状类似，只是修复体颈缘略增厚一些（图 3-2-3）。

（3）凹形：牙体切割量较小，颈部没有无基釉形成，颈缘清晰，易于辨认，可以提供修复体足够的颈缘厚度。适用于金属全冠和金瓷冠的舌侧颈缘（图 3-2-4）。

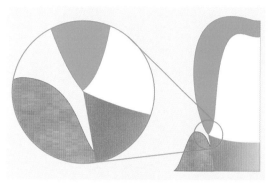

图 3-2-3　修复体颈缘呈刃状

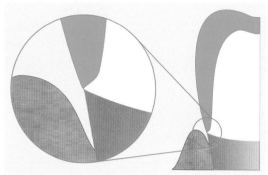

图 3-2-4　修复体颈部呈凹形

（4）斜面形：颈部没有无基釉形成，颈缘位于龈下，颈缘清晰，在模型上易于辨认。适用于上颌牙部分冠的唇面、嵌体、高嵌体的边缘（图 3-2-5）。

（5）90°肩台形：牙体切割量大，适用于金瓷冠或全瓷冠的唇面颈缘，此种形式可保证修复体在颈部有足够的瓷层厚度（图 3-2-6）。

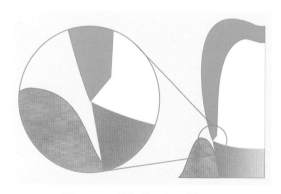

图 3-2-5　修复体颈部呈斜面形

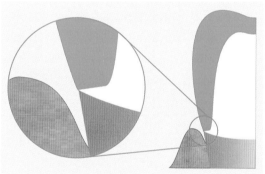

图 3-2-6　修复体颈部呈 90°肩台形

（6）斜坡肩台形：斜坡肩台形作为金瓷冠唇颊面颈缘的另一种选择。这种形式既去除了无基釉，又有足够的颈缘厚度，美观上也可接受（图 3-2-7）。

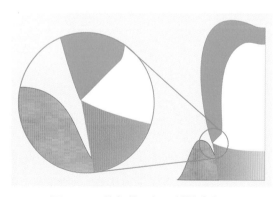

图 3-2-7　修复体颈部呈斜坡肩台形

（7）斜面肩台形：此形式去除了颈缘的无基釉，适用于金瓷冠的唇颊面金属颈圈（即颈缘为金属，而其他部分为瓷，这样设计有助于提高颈缘的密合度）。肩台斜面的角度常备成30°或45°（图3-2-8）。这种预备会导致对牙体的过多磨除，在全冠中不常规使用。

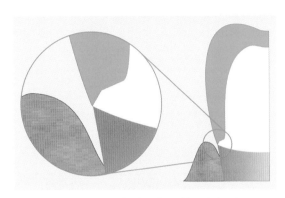

图 3-2-8　修复体颈部呈斜面肩台形

（二）机械力学原则

在修复治疗中，一个良好的修复体不但要有正确的解剖外形，还要能承受咀嚼压力而不发生破裂、脱位或变形，患牙或基牙也不发生折断，即修复体和患（基）牙都应有合理的抗力形、固位形及抗变形能力。抗力和固位是修复体相互联系、密不可分的两个性质。

1. 固位形　固位力是指修复体在行使功能时，能抵御各种作用力而不发生移位或脱落的力。要获得这种固位力，常根据患者牙体缺损情况和口颌系统情况，在患牙上制备成一定的面、洞、钉洞、沟等形状，这种具有增强修复体固位的几何形状称为固位形。固位力与以下因素有关：

（1）脱位力：脱位力在咀嚼食物时产生，其大小取决于食物的黏性、修复体的结构和表面积。

（2）就位道：就位道是修复体沿着牙体戴入或脱出的假想方向。牙体预备前，医师应做到心中有数，在预备过程中遵循就位道方向磨切牙体。基牙之间必须形成共同就位道，在固定义齿的基牙预备中尤其重要。在模型上可用单眼在距预备牙体中心30cm处目测，如果用双眼，倒凹就会被忽略。在口腔内观测，可将口镜置于预备牙中心上方约1.25cm处，用单眼从口镜中的影像估计就位道，对于固定桥，可将口镜放在同一角度移动来观测共同就位道。

就位道应从两个方向考虑：颊舌向就位道和近远中向就位道。颊舌向就位道影响金瓷冠和部分冠的美观。金瓷冠的就位道应大致平行于牙体长轴。就位道的近远中向应平行于邻牙的接触区。对于倾斜牙，其就位道不一定是牙体的长轴。

（3）牙体预备的形式：大多数固定修复体的固位力取决于预备良好的固位形，而不是主要依靠粘接力。粘接力在仅有一个脱位道时更有效。如采用沟、箱状固位形，要求其侧壁要垂直于髓壁，以抵抗旋转。

（4）聚合度：理论上，如果预备后的牙体各轴壁平行，可以获得最大固位力。但是，以目前的技术和器械是达不到的。为方便就位，一般要求从龈方向𬌗方的聚合度为6°～8°。采用锥度为3°～4°的金刚砂车针，若牙体预备时金刚砂车针长轴与就位道平行，则相对的两个壁的聚合度即为6°～8°。

（5）表面积：如果修复体只有一个脱位道，其固位力取决于轴面的表面积。所以，如果锥度相同，殆龈距离越大，表面积越大，固位就越好。磨牙比前磨牙固位力大。

（6）应力集中：修复体脱落的原因之一是粘接材料内部的点、线、角处发生了应力集中造成粘接材料的松解。因此，牙体预备时点、线、角要圆钝，以免应力集中。

（7）常用的固位形：临床上常用的固位形有环抱固位形、钉洞固位形、沟固位形、洞固位形。这些固位形可以视情况选用。临床上应创造开阔的备牙空间、良好的视觉范围，清晰的能见度，以便将固位形预备得更精确。

（8）修复体组织面的粗糙度：修复体组织面可用喷砂方法使其适当粗糙，以加强机械的嵌合、扣锁。

（9）粘接剂的种类：总的来说，树脂粘接剂的粘接力最强。

（10）粘接剂的厚度：粘接剂厚，粘接力反而小，因此两粘接面尽可能密合。为补偿合金的凝固收缩，保证修复体的顺利就位，可用专门的间隙涂料或指甲油在代型表面涂布一薄层，使修复体组织面与牙体之间稍有间隙，也有利于在修复体粘固时使粘接剂顺利溢出。

2. 抗力　抗力是指修复体和基牙剩余牙体组织承受正常咬合力而不致破坏和折裂的能力。

（1）在正常咬合情况下，咬合力多数沿着牙长轴传递。但是在口腔内咬合力很复杂，预备后的牙和修复体也要能抵抗非轴向力。外力作用线应尽量在修复体的支持边缘以内。

（2）修复体预备的高度、宽度和聚合度对抗力性能均有一定的影响。降低预备体的高度会造成抗力的减小。在基牙高度相等的情况下，宽预备体的固位性能优于窄预备体，但是在一定条件下，窄预备体的抗力大于宽预备体。预备体的聚合角度越大，抗力越小。

3. 修复体的变形　修复体要具备足够的强度才能抵抗负载时的变形。修复体的抗变形能力与以下因素有关：

（1）合金的选择：Ⅲ型、Ⅳ型金合金强度和硬度较大。虽然镍铬合金有许多缺点，但是它的硬度更大些，更适合制作长桥。

（2）牙体预备应充足：在尽可能保存和保护牙体组织的原则下，制备出足够的修复体空间。

（3）边缘设计：边缘要有足够的厚度，应避免太薄的斜面，以防修复体边缘变形。同时修复体边缘应避开咬合接触区。

（三）美学原则

患者就诊时，应对其口腔状况进行评估，将现状和修复后的美观效果告诉患者，以取得其良好的配合。

目前金瓷修复体较常用，造成金瓷冠外观不佳的主要原因是瓷层厚度不足，致使修复体颜色呆板。为了获得形态自然的外观和保护牙周健康，牙体预备必须遵循以下美学原则：

1. 切端预备　前牙切缘应磨除2.0mm，以保证切端瓷的半透明效果。

2. 唇颊面预备　制备两个平面和1.5mm的间隙，以便保证堆筑颈1/3、中1/3和切1/3瓷粉的厚度达到色调的要求。但必须注意预备下颌切牙时由于其牙壁薄，牙体磨切不可过多。

3. 邻面预备　单冠修复，邻面瓷可让光线通过而显得自然。固定桥的连接体处则达不到该效果。

4．唇侧颈缘位置 唇侧颈缘一般置于龈下。在笑线较低情况下，如果患者同意，可采用龈上颈缘。颈缘形状应与游离龈轮廓一致，颈缘位置不能过深，否则容易引起牙龈炎，甚至骨质吸收。

牙体预备是个不可逆过程，技术复杂，因此需要医师认真对待。在备牙前，可在模型上进行诊断性预备，在此基础上制作诊断性蜡型。在牙体预备过程中，调整好医师和患者的体位，每一步都要在直视或在口镜辅助观察下仔细检查，也可使用涡轮手机车针来估计牙体预备的方向，复杂的牙体预备可在模型上用观测仪检查其轴倾度。

二、软组织处理

软组织处理的目的是控制牙齿周围液体和暴露颈缘。如在口腔内操作时，为了患者的舒适和安全以及医师有清晰的视野，需要及时抽吸口腔唾液和机头喷出的水。当修复体的龈边缘设计为龈下时，为了预备好颈缘部分，并且获得清晰的颈缘印模效果，需要使用排龈技术。

（一）牙齿周围液体的控制

临床上可根据不同的操作步骤采用不同的控制牙齿周围液体的方法。在备牙阶段，应及时抽吸机头喷出的水，同时控制舌头的运动，以防切割器械对舌头的意外损伤；在印模阶段和粘接阶段，要保持牙齿周围环境的干燥。临床常用的方法有以下几种：

1．橡皮障 橡皮障是最有效的隔湿工具。适用于去除龋坏组织，磨除旧充填物，钉固位的银汞合金或复合树脂核的形成，桩核的预备、制作及粘固。在嵌体、高嵌体的牙体预备、制取印模及修复体粘固中也可应用。如果采用硅橡胶制取印模，不可用橡皮障。在部分冠及全冠牙体预备时，使用橡皮障有时会影响操作。

2．真空吸引器 真空吸引器效率高，在预备下颌后牙时，医师用口镜保护舌头，助手可用真空吸引器头隔开颊侧软组织。

3．吸唾器 吸唾器吸唾效率较低，且不适合用来控制舌头。在预备一侧上颌牙时，患者的头倾向对侧，吸唾器置于对侧口角吸唾。在上颌牙的印模制取或粘接时，可在颊侧前庭沟置一棉卷，吸唾器置于下颌吸唾。而下颌则要在牙的颊舌侧各放一棉卷，并辅以吸唾。

4．使用药物 在唾液分泌特别多，采用其他方法无法解决这一问题时，可考虑使用抑制唾液分泌药物，如阿托品。阿托品为阻断 M 胆碱受体的抗胆碱药，能解除平滑肌的痉挛（包括解除血管痉挛，改善微血管循环）；抑制腺体分泌；解除迷走神经对心脏的抑制，使心跳加快；散大瞳孔，使眼压升高；兴奋呼吸中枢。可在口腔操作前口服一片，每片的剂量为 0.3mg。服用后常有口干、眩晕的副作用。青光眼及前列腺肥大患者禁用。

（二）暴露颈缘

在行固定修复之前，牙龈组织应健康无炎症。为防止继发龋的产生和修复体对牙龈的刺激，要求修复体的边缘密合，制取印模时要能准确地复制颈缘，因此要暂时暴露龈沟内的颈缘，且龈沟内应干燥无液体。有下列方法可达到此目的：机械式排龈技术、机械化学式排龈技术、化学式排龈技术、旋转刮除术和高频电刀切龈术等。

1．机械式排龈技术 该技术是指在不损害牙周组织健康的前提下，通过机械的方法扩大龈沟，暴露龈沟内的颈缘。最常使用的是利用排龈线在龈沟内的压力可扩大龈沟。机械式排龈技术分为双线排龈技术和单线排龈技术两种。

采用硅橡胶材料取模时,应使用排龈线将牙龈沟排开至少 0.5mm。较浅的牙龈沟,可使用单线排龈技术。较深的牙龈沟,可使用双线排龈技术。双线排龈技术是用一条较细的 000# 排龈线放置在牙龈沟底,上面再加上一条较粗的 00# 或 0# 排龈线,将游离龈排开。在牙体预备修形时,通常将排龈线留在牙龈沟底部不取出来。如果使用的是双线排龈技术,牙体预备完成取模前,先取出较粗的 00# 排龈线,而将较细的 000# 排龈线留在牙龈沟底部不取出来。龈沟深度超过 3mm 的病例,使用双线排龈技术很有效。双线排龈技术的缺点是有时排龈线沾到印模材料上,造成印模材料的撕裂或变形。通常,具有 2mm 牙龈沟深度的健康牙龈,使用单线排龈技术且不要过度施力,即可获得很好的排龈效果。

2. 机械化学式排龈技术 牙体制备时,如遇到牙龈出血,可采取含有肾上腺素的排龈线,达到止血和排龈的目的。含有肾上腺素的排龈线最常用。肾上腺素只能用在未经磨伤的组织,如果在一个牙位上使用含肾上腺素的牙线,机体吸收的药量是很少的;但是如果多个牙位同时使用,就应该引起医师的重视,有时需要监测脉搏和血压,否则会增加药物的吸收,造成相关的全身性并发症。患者如果不适合用肾上腺素,可选择其他药物来浸湿牙线,如 $AlCl_3$, $Alk(SO4)_2$、$Al_2(SO4)_3$、$Fe_2(SO4)_3$。

排龈步骤如下:

(1)用棉球隔湿预备好的牙齿,吸唾器吸唾,吹干。牙齿不可过分干燥,否则容易导致术后过敏。

(2)剪一段约 5cm 长的排龈线。

(3)将排龈线浸在血管收缩剂里,挤出多余的液体。

(4)将排龈线拧紧(图 3-2-9),以便于放置,注意戴橡胶手套的手只能接触线的两端,两端以后要剪除。如果接触其他部分,可能影响硅橡胶的聚合。

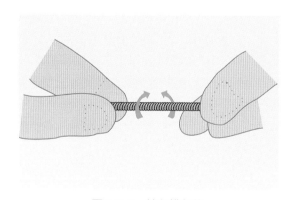

图 3-2-9 拧紧排龈线

(5)将排龈线形成 U 形,绕于预备好的牙颈部(图 3-2-10),适当往根方有些张力,用排龈器将排龈线轻柔地挤进龈沟内(图 3-2-11)。

(6)10 分钟后慢慢取出排龈线,防止出血。如果有血凝块,可轻轻冲洗,轻轻吹干;如果有活动出血,可用电凝方法止血。

3. 化学式排龈技术 若有多颗牙齿需同时排龈和止血,可采用化学式排龈技术。该技术使用材料的主要成分为含硫酸铝钾的硅胶,具有收敛剂和止血剂的作用。

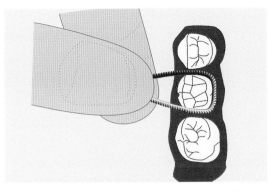

图 3-2-10　将排龈线绕于预备好的牙颈部

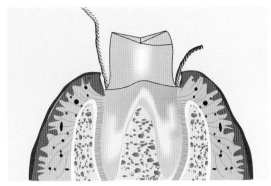

图 3-2-11　用排龈器将排龈线轻柔地挤进龈沟内

首先将单一剂量包装的油膏取出，放置在调拌纸上铺平，加入 8 滴催化剂液体，用手用力揉捏 30～45 秒，直到蓝色催化剂液体均匀分布到油膏里。将材料放入托盘里，放入患者口腔 2～2.5 分钟后，待油膏硬化后再取出。清洗干净，吹干。硅胶材料与技术只适用于排龈和止血，不能当作取模材料。

4. 高频电刀切龈术　高频电刀切龈术适用于牙龈有慢性炎症的患者，目的是去除颈缘的炎性肉芽组织，扩大龈沟，以利于颈缘的预备和获取精确的印模。高频电刀切龈术不能用于置有心脏起搏器的患者。高频电刀的切龈刀头具有各种形态，如电凝头、棱形头、圆形头、小直头和小圈形头，使用时应注意选择。手术前先局部麻醉后再行手术。使用高频电刀前确认刀头要在手柄上完全就位，调好合适的功率，使用的力度要合适，要有一定的移动速度，如果刀头有血凝块，可用纱布擦拭去除。

（贺春艳）

第三节　印模与模型

一、印模

（一）印模的定义

印模（impression）是物体的阴模。口腔印模是口腔有关组织的阴模。在临床操作中的印模技术是用印模材料和托盘制取口腔有关软硬组织的阴模的操作过程。

（二）印模材料

用于制取印模的材料称作印模材料。常用的印模材料包括：印模膏、藻酸盐印模材料、琼脂印模材料和弹性橡胶类印模材料。

1. 印模膏　印模膏是一种加热软化，冷却后变硬的非弹性可逆性印模材料，一般软化温度在 70℃，临床上常将印模膏放在热水中浸泡使其变软后取出放于托盘中制取印模。由于无弹性，且在口内流动性小，不能精确复制口腔组织形态，故一般用于初印模或者作为制作个别托盘使用。

2. 藻酸盐印模材料　藻酸盐为弹性不可逆印模材料，有适当的流动性、可塑性和弹性，形成的印模较清晰、准确，常用于可摘局部义齿、全口义齿和非工作侧印模的制取。操作时需按照厂家提供的粉液调和比例混合藻酸盐印模材料，以便获得理想的稠度。常规型藻酸盐印模材料的调和时间为 30~45 秒。也可采用注射型或机械混合藻酸盐印模材料，以减少阴模表面的气泡生成。

3. 琼脂印模材料 琼脂为弹性可逆印模材料，常与藻酸盐印模材料联合使用，用于嵌体、冠及桥修复。

（1）托盘型琼脂印模材料：印模前，先将托盘浸入（46±1）℃的水中 2 分钟。将托盘型琼脂印模材料浸入沸水中 8~10 分钟。将材料从水浴箱中取出，并盛入加温的托盘中，然后在（46±1）℃的温度下调拌 2 分钟后，置入口腔中取模，此种材料目前临床上应用较少。

（2）注射型琼脂印模材料：印模前，先将小管包装材料装在注射器上，然后放置于加热器（如沸水）中保持 10 分钟，再贮存于 63℃水浴中备用。使用前从加热器中取出注射器，直接将材料注射到预备好的基牙处，琼脂水胶体凝固前，迅速将盛有藻酸盐印模材料的托盘置入口腔中。

4. 橡胶类印模材料 具有弹性体性质的印模材料有硅橡胶印模材料、聚硫橡胶印模材料和聚醚橡胶印模材料。

（1）硅橡胶印模材料：包括缩合型硅橡胶和加成型硅橡胶。这类印模材料具有良好的弹性、韧性和强度，同时具有流动性好、可塑性强、体积收缩小等优点，因此制取的印模精确度高、化学稳定性好，是目前最理想的印模材料之一。

（2）聚硫橡胶印模材料：与硅橡胶相比，聚硫橡胶印模材料质地稍软，硬化过程稍长，永久变形偏大，因此应用不如硅橡胶印模材料广泛。

（3）聚醚橡胶印模材料：聚醚橡胶印模材料是三种橡胶类印模材中硬度、韧性、弹性最好的，灌注模型时能够吸收少量水分，稍微膨胀，能够补偿印模材本身的收缩，使得灌注模型的体积变化很小，准确率高，但由于硬度大，抗撕裂强度不高，故不宜用于制取倒凹大而复杂的印模。

混合弹性体材料印模的技术有单混技术、自混技术和机混技术。单混技术指只有一种混合物装入注射器并注射到托盘上，大多数的单混材料具有更黏的结合力和相对短的工作时间。自混技术是将预先包装好的管筒插入枪式注射装置中，橡胶基质和催化剂被挤压入注射头，之后发生混合并输送到管口，这种均匀混合的材料可直接置于预备好的基牙或托盘上。由于不需要在调拌垫上进行手动混合，从而消除了在印模材料调拌过程中产生气泡的可能。自混技术不宜用于聚硫橡胶，因为材料太黏而不能很好地结合。机混技术是用机动混合器来混合印模材料，从而产生便利而无气泡的印模材料。

（三）托盘

1. 托盘的种类 按照制作方法的不同分为成品托盘和个别托盘；按材料不同分为金属托盘、树脂托盘和金属 - 树脂联合托盘；按结构和使用目的分为全牙列托盘、部分牙列托盘和无牙颌托盘。

2. 托盘的选择 托盘的大小、形态必须与牙弓相一致，托盘略大于牙弓，托盘内面与组织之间留有 3~4mm 间隙以容纳印模材料，托盘边缘距黏膜转折处 2mm，且不能妨碍系带、唇、颊、舌及口底组织的功能活动。托盘的印模范围应包括所有基牙、邻牙、缺牙区牙槽嵴及相关软组织。

如成品托盘某部分与口内情况不合适，影响印模的制取，可以用技工钳等工具调改。

对于成品托盘边缘伸展不够者可以用蜡或印模膏添加边缘长度或高度。当无合适的成品托盘时可根据患者口内情况和修复方法要求制作个别托盘。

（四）印模的分类

1. 根据印模次数分类

（1）一次印模：用合适的成品托盘及藻酸盐印模材料或其他印模材料一次完成工作印模的方法。优点是节省时间，操作简单。要求操作者技术熟练，可一次完成工作模型的制取（图3-3-1）。

（2）二次印模：二次印模又称联合印模，由初印模和终印模组成。先用印模膏或藻酸盐等印模材料制取初印模，用该印模灌注石膏模型，在其上制作个别托盘，然后再用终印模材料取得精确度高的终印模。也可先用硅橡胶重体制取初印模，再用轻体制取终印模（图3-3-2）。

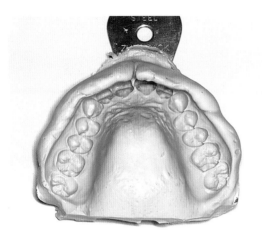
图3-3-1　藻酸盐一次印模

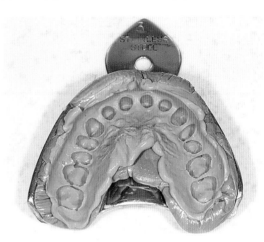
图3-3-2　硅橡胶二次印模

2. 根据患者张口或闭口分类

（1）张口式印模：患者在开口状态下制取印模，需要肌功能整塑，临床常采用此法。

（2）闭口式印模：患者在闭口状态下制取印模，需要肌功能整塑，临床常用旧义齿制作的个别托盘印模和全口义齿重衬。

3. 根据是否进行肌功能整塑分类

（1）解剖式印模：制取印模时不进行肌功能整塑，多用于制取工作印模的对颌印模。

（2）功能性印模：制取印模时进行肌功能整塑，制作修复体的工作印模都要进行肌功能整塑。

4. 根据是否对黏膜造成压力分类

（1）压力式印模：在制取印模时对组织施加一定的压力，使印模能反映出咬合状态下组织受压的状况。

（2）非压力印模：在制取印模时不施加特别压力，使印模能反映出软组织无压力变形状态下的情况。

（3）选择性压力印模：制取印模时在印模的部分区域施压，在另一部分区域没有施压，在义齿主要承托区施加一定压力，而非支持区和缓冲区不施加压力。该法多用于游离端缺失的可摘局部义齿修复。

5. 分层印模法　先用某一种印模材制取缺损侧印模，再用另一种印模材取全颌终印模，使两次印模可以对合在一起，完成最终印模。主要用于制取颌骨缺损修复时的印模。

6. 分区印模法　先用半侧托盘取一侧印模，并保留于口腔中，再用另半侧托盘取另一侧印模，分别从口内取出后拼对成整体印模后灌注模型。适用于张口受限、小口畸形或唇部组织弹性差者。

（五）制取印模的操作步骤

1. 调整体位　取上颌印模时医师位于患者的右后方，患者的上颌与医师的肘部相平或者稍高，张口时上颌牙弓的𬌗平面与地平面平行。取下颌印模时，医师位于患者的右前方，患者的下颌与医师的上臂中份大致相平，张口时下颌牙弓的𬌗平面与地平面平行。

2. 选择托盘。

3. 制取印模

（1）制取上颌印模时，用左手持口镜牵拉患者左侧口角，在倒凹区、较高的颊间隙处、上颌结节区、高穹隆者的硬腭上放适量的印模材料，右手持托盘，以旋转方式从左侧口角斜行旋转放入口内，托盘后部先就位，前部后就位，可使过多的印模材料由前部排出，托盘柄与面部中线对准。印模材料未硬固前，在保持托盘固定不动的条件下牵拉唇颊向前、下内完成肌功能修整，保持托盘静置不动直至材料凝固。

（2）制取下颌印模时，用左手持口镜牵拉患者右侧口角，以旋转方式从右侧口角斜行旋转放入口内，托盘后部先就位，前部后就位，牵拉唇颊向前、上内完成肌功能修整，并嘱咐患者舌尖向前上，左右做轻微活动，以确保舌侧口底部印模边缘准确。

4. 检查印模质量　印模取出后，应对照口内情况对印模进行检查，检查印模是否完整、清晰；修复覆盖区域是否取全，边缘伸展是否适度；牙列及周围组织表面形态、边缘是否有气泡、脱模、变形及缺损现象。

（六）不同修复方式印模的制取方法

1. 冠、桥印模

（1）用橡胶类印模材料制取

1）一次印模：①在托盘内表面涂布托盘粘接剂，充分干燥；②置排龈线于龈沟内；③分开放置等量的轻体双组分（橡胶基质和催化剂），在调拌垫上调拌轻体；④将材料装入注射器；⑤混合调拌重体材料后，置于托盘上；⑥移除排龈线，干燥；⑦将注射器的注射头抵于预备牙的冠边缘，缓慢推注，防止材料流到预备区表面形成气泡，注意应该等材料先溢出后再移动注射头，目的也是为了防止形成气泡；⑧将盛有重体材料的托盘放入口中，保持托盘稳定，聚合时间6~12分钟。

2）二次印模：①牙体预备前，取等体积的重体基质和催化剂，混合两者并揉捏至少30秒，直至混合物呈均一颜色，盛在托盘内，放入口中制取初印模；②活髓牙的牙体预备结束后，排龈，涂布防过敏剂；③在重体材料阴模内基牙的两侧各制备一条浅而窄的排溢沟，以便轻体和气泡排溢，并去除阻碍印模二次复位的部分；④挤出等量的轻体基质和催化剂于调拌垫上，用调拌刀仔细混匀，注意挤压以排除气泡。在30秒内将两组分混合物的颜色调成均一的颜色。用调拌刀或弹性印模材料专用注射器将调好的轻体材料置于阴模的基牙处，将托盘置入口腔中复位，待材料凝固后，从口中取出托盘。

以上两种方法多采用缩合型硅橡胶和加成型硅橡胶。使用缩合型硅橡胶时，应注意操作过程中避免催化剂接触衣物、皮肤和眼睛。使用加成型硅橡胶时，注意不要使用天然乳胶手套，建议使用一次性聚乙烯树脂手套；使用后立即盖紧盖子，置于阴凉处，夏季需冷藏；严格按照基质和催化剂的比例混合，不等量将导致固化延迟或加速固化；印模从口腔取出30分钟后方可灌模，否则模型容易产生小气泡。

若使用聚醚橡胶材料取模，应在牙体预备后，排龈，涂布防过敏剂，采用自混技术或机混技术将材料注射到预备好的牙体部和托盘中，并将托盘置入口腔中制取印模，待材料凝固后从口中取出托盘。聚醚橡胶的亲水性使得肩台印模不受龈沟液和唾液的影响。聚醚橡胶同时具有尺寸稳定性，凝固体积变化小，性能稳定等特性；但抗撕裂强度不高，操作和固化的时间较短。

（2）藻酸盐印模材料与琼脂印模材料联合使用：先将加热后的液态琼脂印模材料注射于预备牙颈缘和牙体上，同时助手将藻酸盐印模材料放在托盘上，放入患者口内，制取一次性印模。两种材料硬固的过程中能形成良好的结合。

使用藻酸盐印模材料的注意事项：印模制取完成后应用冷水冲洗，以便去除表面的唾液和血液。为了获得良好的精确性，应尽快灌制石膏模型，否则应将印模保存在100%相对湿度的树脂薄膜袋或用湿毛巾包裹。灌注石膏模型前，应去除印模表面的水分，因为水分易使石膏模型产生软化和粉化的表面。当印模表面由反光变为不反光时，表明印模表面的水分已去除。

2. 根管印模

（1）用硅橡胶类印模材料制取：①可先用分离剂涂布预备好的根管壁；②混合轻体印模材料，注射入根管中；③为了避免产生气泡，必须用螺旋输送器沿着根管的侧壁缓慢螺旋移动，将轻体印模材料导入根管内；④确保连接螺旋输送器的慢速机头是顺时针旋转的；当输送器要退出根管时，为防止材料被带出来，应提高转速；⑤将预备好的金属针插入根管中（做核心增加强度）；⑥最后将盛有重体的托盘置入口腔中制取印模（图3-3-3）。

（2）藻酸盐印模材料与琼脂印模材料联合使用：先将加热后的液态琼脂印模材料注射于预备好的根管内并充满，将预备好的金属针加热后插入根管中（做核心增加强度），同时助手将藻酸盐印模材料放在托盘上，放入患者口内，凝固后沿根管方向取下（图3-3-4）。

单颗单根管牙两种方法均可，单颗多根管牙或多颗单根管牙建议使用硅橡胶印模材料。

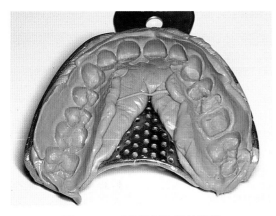

图3-3-3 硅橡胶制取根管印模

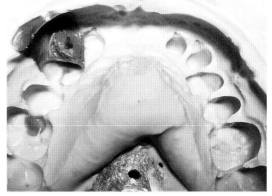

图3-3-4 藻酸盐印模材料与琼脂印模材料联合使用

3．可摘局部义齿印模

（1）解剖式印模：解剖式印模用弹性印模材一次制取。用其灌制的模型，不能重现口腔内各种支持组织在压力下的功能关系，仅能反映软、硬组织在休息状态下的情况。

（2）选择性压力印模：游离端缺失的混合支持式可摘局部义齿，由于基牙在受力时牙周膜的下沉量与失牙区黏膜的压缩下沉量不同，会导致义齿在受力时出现不均衡的下沉而表现为不稳定，所以应采用选择性压力印模。具体操作步骤如下（图3-3-5～图3-3-14）：

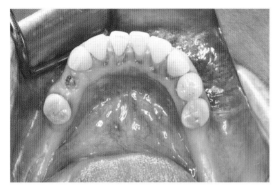

图3-3-5　游离端缺失拟采用可摘局部义齿修复

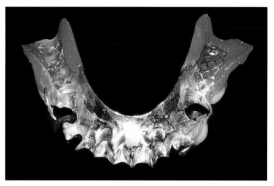

图3-3-6　设计支架并排牙

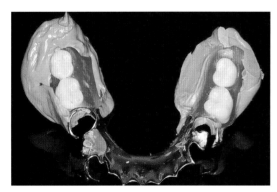

图3-3-7　支架组织面放置硅橡胶，置入口内，嘱患者咬合

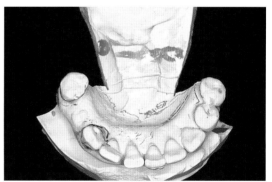

图3-3-8　去除模型游离端部分

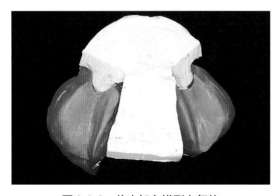

图3-3-9　将支架在模型上复位

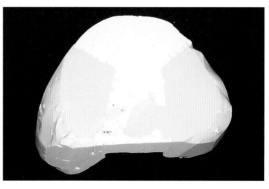

图3-3-10　灌注石膏模型

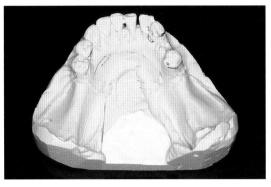

图3-3-11　从模型上取下支架,清除支架组织面放置的硅橡胶

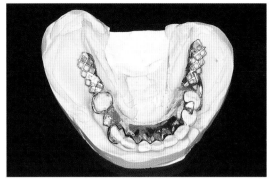

图3-3-12　支架重新在模型上就位

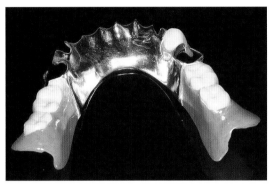

图3-3-13　制作完成的可摘局部义齿

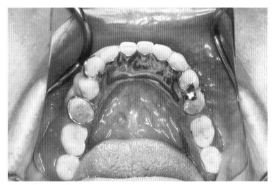

图3-3-14　戴入口内的可摘局部义齿

4. 全口义齿印模　制取全口义齿的印模材料有藻酸盐印模材料、印模膏、硅橡胶印模材料(图3-3-15～图3-3-20)。

(1)选择托盘:全口义齿印模制取时托盘的选择除了要符合前面所讲的基本要求外,还有一些特殊的要求(详见第七章"第三节　全口义齿的制作")。

(2)制取初印模:藻酸盐印模材料制取初印模:取适量的藻酸盐水胶体粉剂,放置在橡皮碗内,加适量水,用调拌刀快速搅拌均匀后,放入托盘内制取初印模(详见第七章"第三节　全口义齿的制作")。

印模膏制取初印模:取一块大小合适的红色印模膏,放入盛有70℃左右水的容器中,待其充分软化后,用手捏均匀,放入托盘内,向四周按压扩展,充满托盘,将托盘旋转入口,轻轻加压使其就位,在印模膏未硬固前做肌功能整塑,取出托盘,将需要整塑的部位,在热水中烫软,或在酒精灯上烤软,再放回口内做功能性整塑,直到合适后取出,用冷水冲洗备用。

(3)制作个别托盘:可用自凝树脂或光固化树脂制作(详见第七章"第三节　全口义齿的制作")。也可采用修改初印模的方法制作个别托盘,将用印模膏制取的初印模在组织面和边缘均匀刮除2mm左右厚的印模膏,并消除倒凹,制成个别托盘。

(4)边缘整塑:用自凝树脂或光固化树脂制作的个别托盘,需将边缘整塑蜡或印模膏棒烤软后添加到托盘边缘,分段进行边缘整塑(具体步骤详见第七章"第三节　全口义齿的制作")。边缘整塑完成后要求口内唇、颊、舌活动时个别托盘均不脱落。

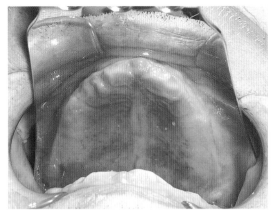

图 3-3-15 上颌牙列缺失

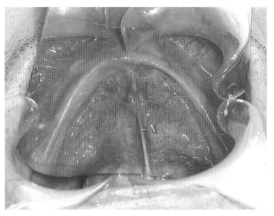

图 3-3-16 下颌牙列缺失

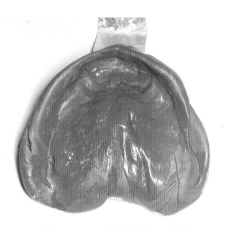

图 3-3-17 印模膏制取初印模

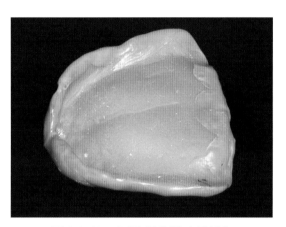

图 3-3-18 自凝树脂制作个别托盘

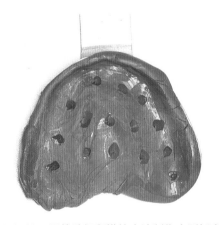

图 3-3-19 用修改初印模的方法制作个别托盘

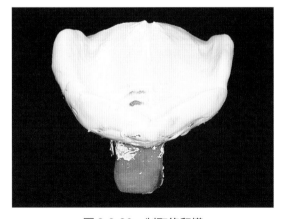

图 3-3-20 制取终印模

（5）制取终印模：用个别托盘经过添加终印模材料，再次进行口内的边缘修整后获得终印模。

（6）检查印模：印模必须清晰、光滑、完整，不与托盘分离，边缘应圆钝，有一定的厚度

（2~3mm），上颌后缘的伸展与后颤动线一致。下颌后缘盖过磨牙后垫，远中舌侧边缘向远中伸展到下颌舌骨肌后间隙，下缘应跨过下颌舌骨嵴。

（七）印模的消毒

印模自患者口腔取出后，应立即用水冲洗并用气枪吹干，并使用合适的化学试剂消毒。表 3-3-1 列举了不同印模材料的消毒方法。

表 3-3-1　不同印模材料的消毒方法

印模材料	2% 戊二醛（浸泡时间 10 分钟）	碘剂（1∶213 稀释）	含氯复合物（商业漂白剂 1∶10 稀释浓度）	复合酚类化合物	戊二醛酚
藻酸盐印模材料	不推荐	推荐	推荐	不推荐	不推荐
琼脂印模材料	不推荐	推荐	推荐	有限的资料推荐	推荐
聚硫橡胶	推荐	推荐	推荐	推荐	推荐
缩合型和加成型硅橡胶	推荐	推荐	推荐	推荐	推荐
聚醚橡胶	不推荐	推荐	推荐	推荐	不推荐

二、模型

用模型材料灌注于阴模内，得到的阳模称为模型。用于修复体制作的模型称为工作模型，用于研究、制订治疗方案和记录口腔情况的模型称为研究模型或记录模型。义齿是以模型为模板制作的。在义齿制作过程中，模型的任何破损和磨损都可能影响修复体的精确性。

（一）模型的基本要求

1. 能准确反映口腔组织的解剖结构，尺寸稳定，精确度高，模型清晰，无表面缺陷等。
2. 要有一定的形状和厚度。
3. 模型表面应光滑，硬度高，能经受修复体制作时的磨损。

（二）模型材料的选择和应用

模型材料主要包括普通石膏、硬石膏和超硬石膏。

1. 超硬石膏　超硬石膏特点是纯度高，凝固时模型体积变化小，尺寸稳定，硬度和强度最大。一般应用于精密铸造的义齿制作，如较大型的固定桥、较复杂的固定修复体如嵌体、全瓷冠、部分冠、烤瓷熔附金属全冠、附着体义齿修复、金属支架可摘局部义齿修复等。

2. 硬石膏　硬石膏性能介于普通石膏和超硬石膏之间。其杂质较少，结晶致密，强度较高，混合时水粉比较普通石膏小，可用于金属支架可摘局部义齿修复和某些固定修复如金属全冠。

3. 普通石膏　普通石膏调拌时水粉比最大，材料结构疏松，结晶体间相互交结现象少，材料强度也低。普通石膏制作的模型主要用于制作树脂基托的可摘局部义齿。

（三）模型的灌注方法及操作要求

1. 灌注方法

（1）一般灌注法：该方法是指预备印模后不做处理直接灌注模型。

1）调拌模型材料：必须掌握好水粉比例，一般石膏粉 100g 加水 45~50mL；人造石粉

100g 加水 30～50mL；超硬人造石粉 100g 加水 20～25mL。调拌时先在橡皮碗内注入所需要的水，然后按比例加入石膏或人造石粉，随即用石膏调拌刀迅速而均匀地调拌。

调拌的过程中橡皮碗内壁常黏附较干的模型材料，可用调拌刀紧贴橡皮碗内壁环刮一周，将较干的模型材料刮到橡皮碗中间，使之调拌均匀。调拌的时间过长或中途加水再调拌，都将影响模型材料的结固而降低其抗压强度。

2）灌注模型：选择印模上高而开阔处，先放入少量调拌均匀的人造石或石膏，将印模置于振荡器上抖动。若无振荡器，则手持托盘柄在橡皮碗的碗边上轻轻敲击进行抖动。边抖动边灌注，使人造石或石膏由一处而流至全部。不要将大量的人造石或石膏直接倾注在印模的低凹部分，以免空气排不出而形成气泡。

3）脱模：模型灌注后 1～2 小时内脱模比较适宜。脱模前在模型底面刻上印模号，以免搞错，先用工作刀修去托盘四周的石膏，使托盘和印模边缘不被石膏包埋。脱模时一手握住模型底座，一手持托盘，顺着牙齿的方向，轻轻用力，使印模和模型分离。印模膏脱模时，先去掉托盘，放入 55～60℃ 的热水中浸泡，待印模膏受热软化后再脱模。

（2）围模灌注法：首先在预备的印模围缘下约 2mm 处，用直径 5mm 的软性粘接蜡条将印模包绕，如果是下颌印模则需在下颌舌侧口底部用蜡片封闭空隙，然后用蜡片沿蜡条外缘围绕一周，并使蜡片高于印模最高点以上 10mm。用蜡封闭蜡片与软性蜡条间的间隙后灌注模型材料。

（3）分层灌注法：牙齿及牙槽嵴部分采用人造石灌注，而模型的底座部分则用普通石膏成型。人造石灌注后，随即调拌普通石膏，加在人造石上，用石膏调拌刀由下向上把四周的石膏刮平，边刮边加。模型的远中部分石膏量一定要加够。下牙槽嵴模型的舌侧要刮平，以便于基托蜡型的制作。加底座的石膏不要太稠，添加时不要产生空隙。印模翻放在橡皮布或玻璃上时压力要轻，以免印模受压变形。

2. 模型的检查与要求

（1）检查模型：模型应完整无缺，表面清晰，充分反映出牙颌组织面的细微纹路，尤其是黏膜反折线和系带处，模型边缘上显露出肌功能修整的痕迹。模型边缘宽度以 3～5mm 为宜，模型最薄处也不能少于 10mm。

（2）修整模型：工作模型刚脱模时，模型材料未达到最大结固强度，比较松软，便于修整。脱模后应及时利用模型修整机磨去模型周边多余的部分，用工作刀修去咬合障碍点和黏膜反折处的边缘。下颌模型的舌侧也要修平，使模型整齐，美观，便于义齿的制作。模型修整后底面要平，底座部分高度应为工作部分的 1/2。

（张　怡　王元杰）

第四节　暂时性修复

暂时性修复（provisional restoration）是指牙体预备后到修复体完成期间的临时过渡性修复，包括暂时性冠桥修复、暂时性可摘局部义齿修复、暂时性全口义齿修复、暂时性夹板和暂时性𬌗垫。在最终修复体制作期间，暂时性修复对提高修复的成功，缩短或消除患者的"无牙期"，获得一定的具有诊断意义的信息，取得患者的信任起很大作用。目前由于患者对修复要求越来越高，修复体制作越来越精细，暂时性修复的准确性也越来越重要。

一、暂时性修复的作用

（一）生物学作用

1. 保护牙髓　活髓牙在牙体预备后处于激惹状态，暂时性冠桥可以隔离口腔环境对牙髓的刺激，如食物、液体、菌斑积聚及呼吸时气流的刺激，防止牙髓变性和牙髓炎的产生。

2. 保护牙周组织健康　为了利于菌斑的控制，暂时性冠桥要求边缘密合，形态良好，表面光滑。暂时性冠桥的边缘不能压迫牙龈，否则会形成慢性炎症，引起牙龈出血、增生或退缩。如果在戴用暂时性冠桥期间，牙龈保持健康，永久性修复体粘固后就不容易出现问题。

（二）力学作用

1. 保持殆稳定，防止因患牙或基牙丧失咬合关系或殆力过大引起牙移位，而造成最终修复体就位困难；防止基牙因牙体预备后殆向伸长而丧失殆面修复间隙，造成修复体戴入后进行大量调殆。

2. 正确恢复暂时性冠桥的外形、邻接关系，防止患牙或基牙移位。

3. 保持牙弓外形，以维持唇颊组织正常的丰满度。

4. 恢复合理的咀嚼功能，使患者感到舒适，预防颞下颌关节及神经肌肉功能紊乱的发生。咀嚼时暂时性修复体可能承受很大的压力，易折断，因此应适当增加连接体的体积，提高其强度和固位力。

（三）美学作用

暂时性修复体具有恢复患者美观的作用。选择前牙暂时性修复体的颜色及形态时，应尽可能征求患者意见，提高患者的满意度，有助于患者克服发音及心理上的障碍，提高永久性修复的成功率。

（四）诊断信息

暂时性修复体可提供一系列信息，有利于最终修复体达到最佳的牙冠形态和排列位置，也可观察到基牙对殆力产生的反应，帮助医师估计基牙牙周组织的预后。暂时性修复可评估殆重建患者一个新的下颌位置以及正中咬合时垂直距离是否准确，同时也为患者提供认识和适应修复体的机会，使其更好地配合医师治疗。

二、暂时性冠桥修复

暂时性冠桥是指在固定修复牙体预备后至最终修复体前包括部分冠、全冠、固定桥等在内的临时性过渡修复体。

（一）暂时性冠桥的修复要求

1. 暂时性冠桥应覆盖整个预备后的临床牙冠，并恢复缺失牙形态，与设计的最终固定修复体所处位置基本一致。前牙的形态和色泽与邻牙协调。

2. 暂时性冠桥应具备一定强度，在最终固定修复体制作期间，在患者口内应能承受咬合力而不发生破损、折裂且固位好，能起到保护患牙和保持修复空间的作用。

3. 暂时性冠桥的制作应方便和快速。

4. 暂时性冠桥应便于修整　暂时性冠桥的戴用时间一般以最终修复体完成时间为限，对牙列缺损伴牙齿咬合面重度磨损或伴咬合紊乱，需要进行固定修复殆重建的患者，暂时性冠桥保留时间较长。需要进行修理、重衬者，暂时性冠桥制作材料一般应能方便添加。

（二）暂时性冠桥的制作

1. 直接法 在患者口腔内直接制作暂时性冠桥的方法。直接法适合于单个或少数牙的暂时性修复体制作，具有方便、快捷，即刻恢复预备牙的形态和美观，减少患者就诊次数的优点。

（1）成品预成冠成形法：牙体预备完成后，选择大小、形态、颜色合适的成品预成冠，修改合适后用自凝树脂在口内直接进行重衬，待其初步硬固后取出。最后调磨、调𬌗、抛光完成。前牙和前磨牙一般选择牙色的聚碳酸酯预成冠（图3-4-1）或者赛璐珞冠。后牙多选择金属预成冠（图3-4-2），这种具有解剖式𬌗面的牙冠应用更方便、省时，又具有一定强度，维持时间较长。

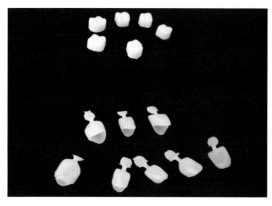

图3-4-1 聚碳酸酯预成冠

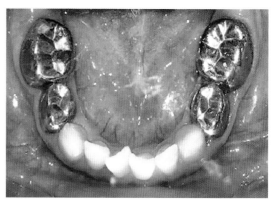

图3-4-2 不锈钢金属预成冠

（2）成品树脂牙面成形法：牙体预备前选配颜色、大小合适的树脂牙面（图3-4-3）。如没有合适牙面，可选择大一号牙面修磨合适，调拌适量自凝树脂至丝状期时，置于清洁好的预备牙唇、舌面及邻面，嘱患者做正中咬合，将磨改好的树脂牙面按正确位置压在唇侧（图3-4-4），然后用浸有单体的小棉球轻压舌面，形成舌面基本形态。患者轻轻做正中咬合后用雕刻刀蘸单体去除多余的树脂，在自凝树脂完全固化前反复摘戴，防止硬固后树脂收

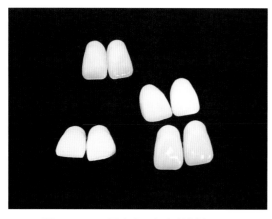

图3-4-3 不同大小及颜色的树脂牙面

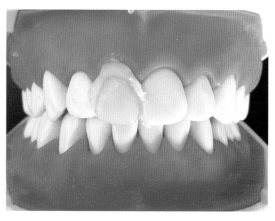

图3-4-4 磨改好的树脂牙面置于预备牙自凝树脂上并做正中咬合

缩或树脂在倒凹区使暂时冠无法取出。用去冠器轻轻取下初步成形的暂时冠（图3-4-5），磨去边缘多余部分，修整暂时冠的解剖学形态（图3-4-6），再戴入口内进行调𬌗，完全合适后即可抛光粘固。

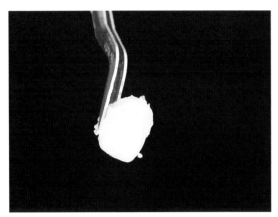
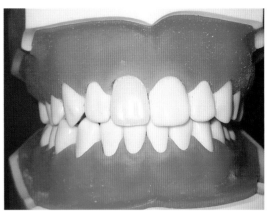

图3-4-5　初步形成的暂时冠　　　　　图3-4-6　磨去多余部分，修整形态

　　为减少因树脂聚合时产生的热量和化学刺激损伤牙髓，可采用一些冷却措施，使产热量降低，以尽可能保护牙髓不受损伤。近年来还有树脂聚合时不产热的新型自凝树脂，用于直接法暂时冠的制作更为安全。

　　（3）印模成形法：该方法可用藻酸盐印模材料或硅橡胶印模材料取模。前者材料取印模后只能在规定的时间内用，并须浸在水中或用湿巾包住避免脱水变形，而后者材料可放置较长时间而不变形。操作方法如下：在牙体预备前先取印模（图3-4-7），如果基牙有缺损可用蜡暂时将牙冠形态恢复后再取模或在取模后刮除缺损区印模材料（暂时性固定桥桥体部分也可用同法完成）。然后修整任何影响印模重新就位的悬突、倒凹以备使用。制作方法：牙体预备完成后（图3-4-8），选择所需颜色的专用于暂时性修复体制作的自凝树脂（如双丙烯酸树脂），将催化剂和基质按比例调拌均匀，放入专用针筒内（也可直接使用专用输送枪），在印模所需的牙位自𬌗面向龈缘部分缓慢注入（图3-4-9），逐渐注满并保持注射头浸没于树脂材料中，以避免出现气泡。清洁及吹干预备牙面，将印模重新准确就位于口内并保持约3分钟，待树脂基本硬化后取出印模（图3-4-10），并从印模内取出暂时性修复体，修改、试戴、调𬌗、抛光，最后临时粘固（图3-4-11）。

　　（4）真空薄膜印模成形法：牙体预备前先制取研究模型，要求模型边缘无空泡、倒凹及尖锐区域，如果有缺牙间隙，可用成品树脂牙或自凝树脂（避免用蜡）在模型上缺牙区恢复牙的形态。将一片厚0.2mm复制树脂薄膜固定在真空压缩成形机的机架上，并逐渐加热烘软，然后将研究模型放在成形机圆盘中，再将烘软的薄膜移至模型上，抽真空压缩成形，制成薄膜印模。牙体预备完成后（图3-4-12A），将薄膜印模戴入口腔内（图3-4-12B），检查是否合适。由于此薄膜为透明材料，因此亦可检查牙体预备是否足够。将调制好的自凝树脂或丙烯酸树脂缓慢注入薄膜印模所需牙位中（图3-4-13），注意避免气泡。然后将印模置入口内就位，树脂固化后取出、修整、调𬌗，最后抛光、粘固。

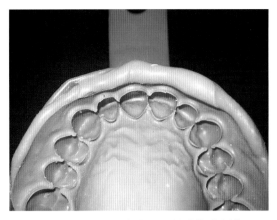

图 3-4-7　牙体预备前制取的硅橡胶印模

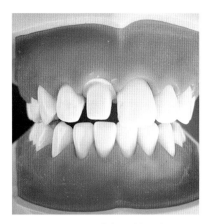

图 3-4-8　常规牙体预备

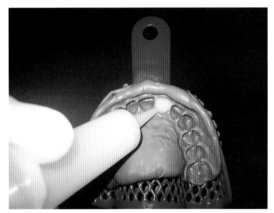

图 3-4-9　调拌好的材料放到针筒内,缓慢注入相对应牙位

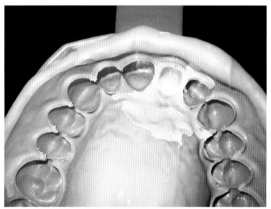

图 3-4-10　带有暂时性修复体的硅橡胶印模

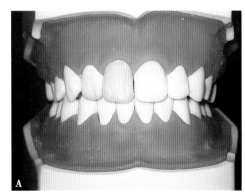

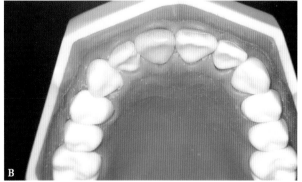

图 3-4-11　临时粘固
A. 唇面观　B. 𬌗面观

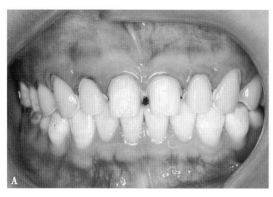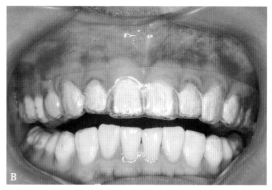

图 3-4-12　薄膜印模试戴
A. 牙体预备后　B. 薄膜印模戴入口腔内

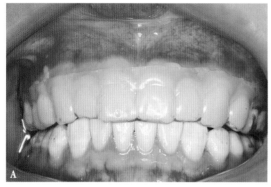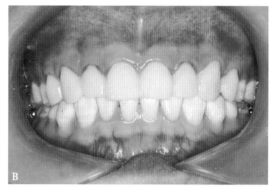

图 3-4-13　暂时性修复体成形
A. 调好的自凝树脂注入所需牙位　B. 完成

　　以上两种印模形成法的特点是能够保持基牙原来的形态，暂时性修复体边缘适合性较好，暂时性修复体除了可以在口腔内直接法制作外，也可以在模型上间接法制作，尤其适合多个单冠和固定桥暂时性修复。

　　2. 间接法　将患者口腔内的解剖形态转移到模型上，在模型上制作暂时性冠桥修复的方法。优点是操作方便，不受时间限制，质量较高；缺点为费工费料，且须增加患者就诊次数。

　　（1）上述直接法均可用于间接法制作暂时性修复体，不同之处在于，直接法是在牙体预备后的口内直接操作，而间接法操作是在牙体预备后的模型上进行。间接法（图 3-4-14）制作时需在模型预备牙及相邻牙上涂分离剂，其余步骤同直接法。口外制作完成的暂时性修复体需在口内进行试戴、调改、调𬌗、抛光后才能暂时粘固于预备牙上。

　　（2）热凝丙烯酸树脂冠桥制作：牙体预备，制取印模，石膏灌模，脱模后在石膏模型上制作冠或固定桥的蜡型、装盒、充填树脂、热处理、完成暂时性冠桥的制作，口内试戴，调𬌗、抛光，最后消毒粘固。该法制作的暂时性冠桥耐磨性好，精确度高，使用时间长，更接近最终修复体的冠桥形态。

　　（3）涂塑法：在牙体预备后的石膏模型上用笔刷法蘸自凝树脂单体逐层涂塑制成暂时性冠桥。此种方法制作较前两者方便，但色泽、外形、质地控制方面可能存在不足。

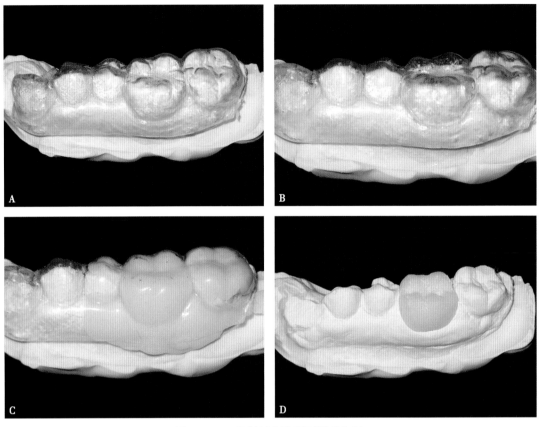

图3-4-14 间接法制作暂时性修复体

A. 牙体预备前制作薄膜印模　B. 牙体预备后戴入薄膜印模　C. 分离剂涂完后注入树脂　D. 暂时修复体完成

（三）暂时性冠桥的粘固

暂时性修复体的粘固一般采用丁香油暂时粘固剂，一般可以获得1～2周短期的稳固粘固。对于需要较长时间使用的暂时或过渡性修复体，则可以采用磷酸锌、聚羧酸锌或玻璃离子粘固剂等进行粘固。但后者暂时冠取下时相对比较困难，并且预备体表面可能残留粘固剂，不易去除。

三、暂时性可摘局部义齿修复

暂时性可摘局部义齿是在修复治疗的过程中，出于多种目的而短时间内采用的可摘局部义齿。这些各种类型的牙列缺损修复体都是暂时性的，如果长期戴用会损害与修复体相邻的牙齿和支持组织。

（一）暂时性可摘局部义齿修复的目的

1. 保证美观　暂时性可摘局部义齿可以修复缺失的前牙或前后牙，以保持美观。此种义齿通常采用自凝或热凝丙烯酸树脂，通过蜡型、装盒和热处理的方法来完成制作。

2. 保持间隙　近期内拔牙或外伤性缺牙所导致的缺隙，通常在组织愈合期间应予保持。对于年轻的患者，应保持间隙至邻牙足够成熟，以便用作固定修复的基牙或者采用种植修复。对于成年患者,保持间隙可以防止邻牙和对颌牙在永久修复完成前发生移位和伸长。

3. 重建咬合关系　暂时性可摘局部义齿可以建立新的咬合关系或咬合垂直距离,为以后最终的可摘局部义齿提供过渡或最佳的支持作用;还可作为𬌗垫使用,减轻颞下颌关节病的症状。

4. 调整基牙和牙槽嵴　牙槽嵴的功能性调整有助于游离端局部义齿获得稳定的支持作用。这种调整可以通过让患者在最终修复以前戴用一段时间的暂时性可摘局部义齿来完成。经过功能性锻炼的牙槽嵴组织会增强对游离端局部义齿的支持能力。此外,戴用暂时性可摘局部义齿时,𬌗力通过𬌗支托作用于基牙,对基牙也同样有益。基牙在义齿𬌗力的作用下可以变得比较稳定,在制取最终修复体的印模之前已经下沉。基牙和牙槽嵴事先经过戴用暂时性修复体的适应期,可为义齿提供更稳定的支持作用。

5. 增强患者对修复体的适应　当牙列缺失不可避免时,暂时性可摘局部义齿可以帮助患者向全口义齿过渡。这样的暂时义齿同时还有另外一个目的,就是让患者适应戴用可摘式修复体。这种义齿可以戴用较长的时间,在此期间内可以进行修改,必要时可以加补缺失牙和重衬。

6. 治疗期间的过渡性修复　有些情况也可以将旧的局部义齿改做过渡性的总义齿,在组织愈合期间戴用。修改包括重衬和在旧义齿上增加人工牙和卡环。有些牙列缺损者需要在固定修复之前,先戴用暂时性可摘局部义齿。有时,在做前牙固定修复时可将暂时性可摘局部义齿的前部磨除,只戴用剩余部分,直至后牙开始固定修复。

（二）暂时性可摘局部义齿的适应证

1. 当年龄不宜或缺牙时间短,暂时不适于做固定义齿和种植义齿修复者。

2. 意外牙齿缺失,由于社交及工作的需要,急需一副义齿者。

3. 患者暂时没有足够的时间接受永久性修复体治疗者。

4. 前后牙均缺失,为美观和功能需要,先做暂时性可摘局部义齿。在做前牙固定义齿时,可将暂时性可摘局部义齿的前牙磨除,保留后牙行使咀嚼功能。直至制作后牙固定桥时,可废弃暂时性可摘局部义齿。

（三）暂时性可摘局部义齿的制作

暂时性可摘局部义齿的制作与托式可摘局部义齿基本相同。固位卡环多用锻丝弯制;基托与人工牙均为丙烯酸树脂;若戴用暂时性可摘局部义齿时间较长,也可设计铸造金属基托。首先弯制卡环,继之排列人工牙,排牙原则及方法同可摘局部义齿章节所述。最后用蜡片按设计范围铺蜡,形成基托外形,周围与模型烫密贴。常规装盒,完成义齿的制作。大多数暂时性可摘局部义齿用于修复前牙,也用于修复后牙,此时必须恢复正常咬合,以防止牙槽嵴吸收。如果需要设计𬌗支托,最简单的方法是在双侧前磨牙上至少各放置一个弯制的钢丝支托,该支托不能妨碍咬合,这种𬌗支托足以避免牙龈组织及牙槽嵴的创伤。某些患者具有旧义齿,可对旧义齿进行修理,如增加卡环或人工牙,或加添基托,或对基托进行垫底等作为暂时性可摘局部义齿,在拔牙后等待组织愈合时使用。

（四）戴牙及医嘱

戴牙及医嘱需要强调的是要让患者知道暂时性修复体不能作为永久性修复,在使用暂时性修复体期间,应定期回访。

四、暂时性全口义齿

一般情况下患牙在拔除3个月后，伤口愈合、颌骨吸收稳定才能制作全口义齿修复。但是，为了减短患者的无牙期，可考虑先做一副暂时性全口义齿过渡，以便加快适应全口义齿，提高修复效果。另外，有些无牙颌患者伴有颞下颌关节症状，可能是在有牙颌时迁延而来，也可能是因牙列缺失后久不修复或戴用不良修复体所导致。为此做一副暂时性全口义齿，确定合适的正中关系及垂直距离，调整咬合关系，不仅能恢复患者的功能和外观，也对颞下颌关节及咀嚼肌起到调节作用，从而有利于缓解或治愈颞下颌关节的症状。为改善无牙颌患者生存质量，减少或缩短无牙期，近年来，也有人主张在患者拔牙后1周应尽快戴一副暂时性全口义齿过渡。其修复方法见"第七章 全口义齿"。

五、其他暂时性修复

（一）暂时性夹板

暂时性夹板是利用结扎或其他比较简单的修复方法将松动的牙暂时固定的装置。临床上可根据固定时间的长短、患牙的位置、牙松动度、患牙数量，患者口腔卫生情况以及美观要求等选择过渡性夹板的种类和方法。暂时性夹板的修复方法见"第十二章 牙周病的修复治疗"。

暂时性夹板使用时间短、制作简便且价格低廉，适用于以下情况：

1. 固定急性牙周炎患牙。

2. 因外伤造成的松动牙。

3. 为了解修复治疗效果和在制作永久夹板前为防止牙周组织继续受损害。

4. 牙、牙槽骨损伤或颌骨线性骨折固定。

5. 正畸后的保持固定等情况。

（二）暂时性𬌗垫

暂时性𬌗垫是指用于恢复上下颌间正确咬合关系的装置（图3-4-15，图3-4-16）。其适用于以下情况：

1. 部分或全牙列重度磨损的患者，其临床牙冠短，咬合紧，不易获得义齿所需的空间位置。

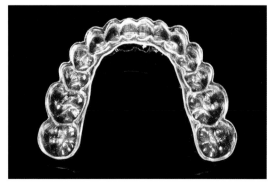
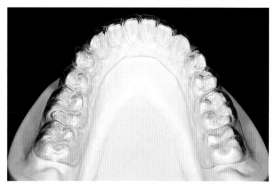

图3-4-15 暂时性𬌗垫　　　　　　　　图3-4-16 在模型上就位的暂时性𬌗垫

2.因牙缺失未及时修复,致使后牙区咬合关系异常,修复间隙丧失者。

3.前牙深覆𬌗,甚至下颌前牙咬至上颌前牙腭侧牙龈上者。

4.夜磨牙症患者。

5.长期单侧咀嚼致𬌗接触不良,或先天性牙列不齐,错𬌗等没有正常咬合接触而又无条件做正畸治疗者。

6.遗传性乳光牙患者以及颞下颌关节紊乱病者等。

应用𬌗垫的目的是确定每个患者合适的垂直距离,去除咬合干扰,达到咀嚼肌解痉止痛,缓解症状,同时恢复正确的水平位置关系,纠正下颌偏位,使患者颌位调整到最舒适的位置,为永久性修复提供治疗方案。𬌗垫初戴时应注意:就位情况;消除早接触干扰点;当𬌗垫治疗无效或效果不明显时,要及时改变治疗方案;有些患者颌间隙较大,可考虑上下颌同时制作𬌗垫。暂时性𬌗垫的修复方法见第十三章颞下颌关节紊乱病的修复治疗。

小 结

颜色由光、被观察物体和观察者三个因素组成。孟塞尔系统将物体的颜色描述为色调、明度和彩度。比色可以使用比色板及比色仪,在标准光源下,根据天然牙的特征分区比色。

牙体预备的三大原则包括生物学原则、机械力学原则和美学原则。一个理想的修复体要同时满足以上三原则,三原则贯穿于牙体缺损修复的每一个治疗过程。

口腔印模反映了与修复相关的口腔软、硬组织的情况,临床常使用的印模材料包括印模膏、藻酸盐印模材料、琼脂印模材料和橡胶类印模材料。模型材料主要包括普通石膏、硬石膏和超硬石膏,根据临床需要可选择不同的灌注方法。印模与模型质量好坏是制作优良修复体的首要前提。

暂时性修复是包括从牙体预备后到修复体完成期间的临时修复,还包括改善义齿设计的暂时性可摘局部义齿修复以及用于牙周治疗、咬合治疗的部分。它们在临床上保护牙髓、维持龈缘形状和高度、寻求适当的垂直距离,对保障最终修复的空间和合适的下颌位置起着很大作用,同时为整个最终修复提供诊断信息,方便医师、技工、患者三者之间的沟通。

思考题

1.16色比色板和3D比色板的特点是什么?

2.临床比色的步骤及注意事项是什么?

3.牙体预备的生物学原则是什么?

4.排龈技术有哪些?

5.印模的种类有哪些?

6.合格的印模和模型有哪些要求?

7.简述暂时性修复体的定义及作用。

8. 简述制作暂时性冠时如何保护牙龈组织和牙周组织的健康。

（唐成芳　姚姝博）

参考文献

1. 姚江武，麻健丰. 口腔修复学. 3 版. 北京：人民卫生出版社，2015
2. 赵铱民. 口腔修复学. 7 版. 北京：人民卫生出版社，2012
3. 巢永烈，陈吉华，朱志敏. 口腔修复学. 北京：人民卫生出版社，2011
4. 马轩祥. 口腔修复学. 5 版. 北京：人民卫生出版社，2003
5. 樊洪. 口腔修复学. 北京：北京科学技术出版社，2017
6. 冯海兰，徐军，口腔修复学. 7 版，北京：北京大学出版社，2005

第四章 牙体缺损的修复

 学习目标

1. 掌握：嵌体和高嵌体的牙体预备步骤和要求；贴面的适应证与禁忌证，贴面的牙体预备；铸造金属全冠的适应证与牙体预备；烤瓷熔附金属全冠的特点、适应证、临床注意事项及牙体预备；瓷冠修复的适应证和临床注意事项，全瓷冠的牙体预备要求；桩核冠的定义、种类、适应证和临床注意事项，桩核冠修复的固位形与抗力形要求及桩核冠修复的牙体制备。

2. 熟悉：嵌体和高嵌体的适应证；贴面制作的注意事项；铸造金属全冠的试戴与粘固；烤瓷熔附金属全冠的材料要求、烤瓷熔附金属全冠修复后常见的问题及处理；全瓷冠的分类、试戴与粘接；常用桩核冠修复类型及其特点。

3. 了解：贴面的制作过程；铸造金属全冠的制作工艺流程；金 - 瓷结合的影响因素、修复程序；全瓷冠的概况、修复与制作；桩核冠相对于桩冠的优点。

第一节 嵌体与高嵌体

嵌体（inlay）是嵌入牙体内部，用以恢复牙体缺损形态和功能的一种修复体。与直接在口内完成的充填体相比较，嵌体的优点是机械性能优良、能更好地恢复咬合和邻面接触关系、表面光滑、容易清洁、外形更加美观。嵌体的缺点是边缘线较长、易产生继发龋、比全冠的固位力差。在修复牙体缺损的诸多方法中，是选择嵌体修复还是选择冠修复，需要结合牙体缺损的大小、原因、位置等因素加以综合考虑。

一、嵌体的种类

1. 根据嵌体所覆盖的牙面数目可分为单面嵌体、双面嵌体和多面嵌体。

2. 根据嵌体所覆盖的部位可分为𬌗面嵌体、颊面嵌体、近中 - 𬌗嵌体（MO）、远中 - 𬌗嵌体（DO）、颊 - 𬌗嵌体（BO）、舌 - 𬌗嵌体（LO）、近中 - 𬌗 - 远中嵌体（MOD）等。

3. 根据制作嵌体的材料不同可分为金属嵌体、陶瓷嵌体、树脂嵌体等类型。

二、嵌体的适应证和临床注意事项

一般来说,能用充填法修复的牙体缺损都是嵌体的适应证。牙体预备后,剩余牙体组织能否提供足够的固位形和抗力形是判断是否选择嵌体进行修复的主要依据。此外,还需考虑患者年龄、口腔卫生情况、咬合关系、𬌗力大小与磨耗程度等因素。例如,嵌体是边缘线最长的修复体,只能在龋坏率低、口腔卫生维护良好的患者中应用。当𬌗力大、磨耗严重或有磨牙症时不适合选择嵌体;青少年的恒牙和儿童的乳牙,因其髓角位置高,也不宜做嵌体。

三、嵌体的牙体预备

嵌体修复前需检查患牙的牙体缺损情况,了解缺损对邻牙、对颌牙有无影响,嵌体修复设计完成后,方可进行牙体预备。牙体预备步骤如下:

1. 拍 X 线片　判断缺损部位的大小、位置、牙髓情况和髓角位置。

2. 去净腐质　将感染坏死的牙体组织彻底去除,但对于部分深龋,可适量保留脱矿层。如果由其他原因导致的牙体缺损,则直接行下一步骤。

3. 预备具有固位形和抗力形的洞形　去除无基釉,颊舌向的扩展应尽量保证颊舌壁的抗力形。若𬌗面洞形最深处已近髓,应垫底成平面。对于邻𬌗嵌体的邻面洞形预备,注意不要伤及邻牙。

4. 消除倒凹　通常嵌体洞形(图 4-1-1)外展 2°～5°为宜,既方便制作又可保持较好的固位形。

5. 洞缘斜面　金属嵌体的洞缘轴壁处应预备 45°洞缘斜面。洞缘斜面有三个主要优点:①可去除洞缘无基釉防止牙体折裂;②边缘位置可选择性地避开𬌗接触点;③洞缘斜面可获得良好边缘密合性。陶瓷嵌体不必预备洞缘斜面,但洞形内缘要圆钝。

6. 选择性制备辅助固位形　常见的辅助固位形有箱状固位形、鸠尾固位形、轴沟固位形及针道固位形等。

7. 底平、壁直、点线角清楚　这是传统的牙体预备要求。但对于洞底处的点线角,由于直角会造成应力集中而导致余留牙体折裂,故近年来多采用圆弧角设计。

8. 邻面的洞缘　邻面的洞缘应位于自洁区(图 4-1-2)。

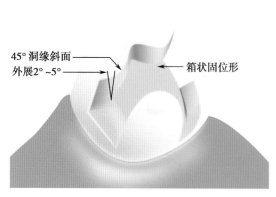

45°洞缘斜面
外展2°~5°
箱状固位形

图 4-1-1　嵌体的洞形

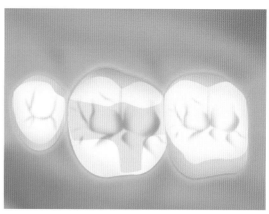

图 4-1-2　嵌体邻面的洞缘位于自洁区

四、嵌体的试戴与粘固

相对于其他种类的修复体而言,嵌体体积小,试戴时不容易操作,尤其避免患者误吞或落入气管。试戴与粘固步骤如下:

1. 去除洞形内的暂封物,清洗洞形并消毒。

2. 检查嵌体组织面有无瘤子及附着物。

3. 试戴不能用力过大,以免引起牙体折裂,逐步磨除标记出的阻碍就位之处,直至完全就位。

4. 检查嵌体有无翘动、固位如何、边缘是否密合。

5. 金属和二氧化锆嵌体可在粘接前调𬌗,玻璃陶瓷嵌体可在粘接后调𬌗。

6. 检查嵌体邻接关系。

7. 根据制作嵌体的材料和牙髓情况选择最终的粘固剂。

8. 用牙线、探针仔细去除多余的粘固剂。

9. 完成嵌体抛光。

五、高嵌体

覆盖整个𬌗面或部分𬌗面并恢复患牙咬合关系的嵌体称为高嵌体(onlay),它是嵌体的一种类型,由 MOD 嵌体演变而来。利用嵌体修复 MOD 病损时,𬌗力作用于嵌体后在嵌体的轴面及底面上产生应力,相当于嵌体直接推压其周围的牙体组织,这种力量可以使牙体劈裂,所以将嵌体扩展到部分或全部咬合面,使𬌗力均匀分布,因此高嵌体设计在临床上得到了广泛的应用。

（一）高嵌体的适应证

1. 𬌗面缺损范围较大,牙尖不完整需要修复者。

2. 后牙的多面嵌体。

3. 洞形𬌗面部分宽度较大者。

（二）高嵌体的优缺点

1. 优点　高嵌体可以保护基牙,避免嵌体修复后出现应力集中,从而减小牙折的可能性。

2. 缺点　牙体洞形预备有一定难度,固位力较差,修复体边缘线较长。

（三）高嵌体的牙体预备

高嵌体的牙体预备与嵌体预备的要求相同,其特殊性在于:根据对颌牙的情况,𬌗面预备出适当的间隙。功能尖应磨除 1.5mm 间隙,非功能尖需磨除 1.0mm 间隙。所有的预备面都是斜面,斜面相交处应圆钝。原则上要求将高嵌体的边缘远离𬌗接触区 1.0mm。金属高嵌体要在洞缘做洞缘斜面,陶瓷高嵌体则不必,所有洞缘斜面要求连续、光滑。

（四）高嵌体的试戴与粘固

高嵌体的试戴、粘固临床操作过程与嵌体相同。

数字化印模和 CAD/CAM 设计制作的右下颌第二磨牙陶瓷高嵌体过程见图 4-1-3～图 4-1-10。

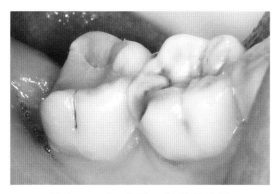

图4-1-3 右下颌第二磨牙树脂充填

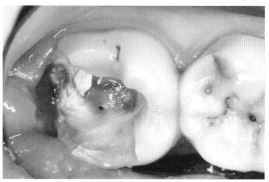

图4-1-4 洞形预备

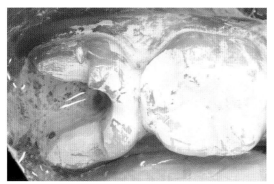

图4-1-5 口内扫描前喷粉

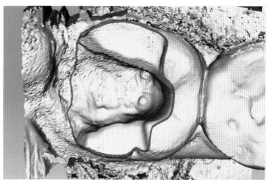

图4-1-6 形成数字化模型

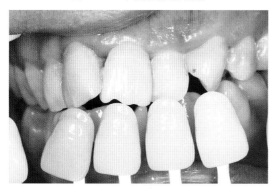

图4-1-7 比色

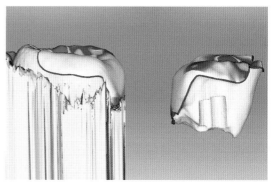

图4-1-8 计算机设计高嵌体

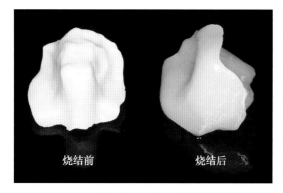

烧结前　　　　烧结后

图4-1-9 烧结前、后的玻璃陶瓷高嵌体

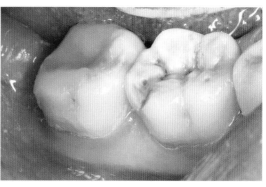

图4-1-10 粘接后的玻璃陶瓷高嵌体

知识拓展

钉嵌体和钉高嵌体

（一）钉嵌体和钉高嵌体的适应证

为增加嵌体的固位力，采用钉洞固位的嵌体是钉嵌体（pin inlay）。当采用钉洞固位的是高嵌体时，则称为钉高嵌体（pin onlay）。钉嵌体和钉高嵌体均遵循嵌体和高嵌体的适应证，且需要完善的根管治疗。死髓牙牙体预备后及制作完成的修复体见图4-1-11～图4-1-14。

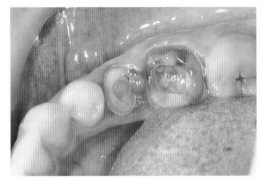

图4-1-11　口内牙体预备𬌗面观

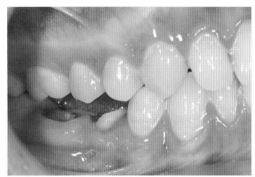

图4-1-12　口内牙体预备颊面观

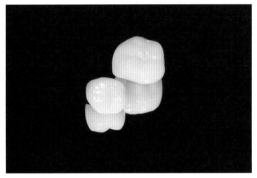

图4-1-13　修复体磨光面

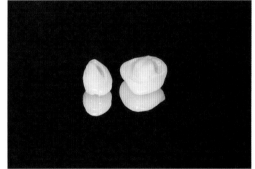

图4-1-14　修复体组织面

（二）钉嵌体和钉高嵌体的优缺点

钉嵌体和钉高嵌体除了具有嵌体和高嵌体的优点之外，还具有优于嵌体和高嵌体的固位形和抗力形。缺点是制备钉道比较费时且较难取得共同就位道。

（三）钉嵌体和钉高嵌体的牙体预备步骤

钉嵌体和钉高嵌体的牙体预备步骤与嵌体预备的要求相同，其特殊性操作在预备钉道：

1. 钉道预备前，根据X线片或CT片确认根管治疗完善情况，并了解根管数量和走向。

2. 使用慢速手机和根管钻由细到粗扩根管。

3.扩根管方向与嵌体和高嵌体就位道方向保持一致。

4.扩根管深度为3～5mm,视根管数量和走向而定。

（四）钉嵌体和钉高嵌体的试戴和粘固

钉嵌体和钉高嵌体的试戴、粘固临床操作过程与嵌体相同。

数字化印模和CAD/CAM设计制作的左下颌第一、第二磨牙陶瓷钉高嵌体和左下颌第三磨牙高嵌体过程见图4-1-15～图4-1-23。

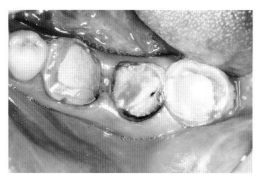

图4-1-15 左下颌第一、第二和第三磨牙修复前

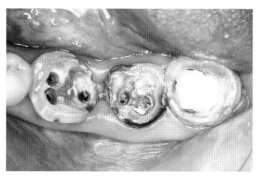

图4-1-16 左下颌第一、第二磨牙预备钉道和下颌第三磨牙预备洞形

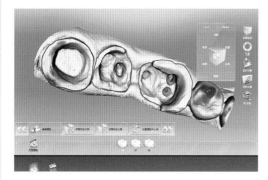

图4-1-17 扫描后形成数字化模型

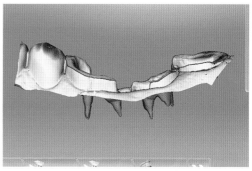

图4-1-18 设计左下颌第一、第二磨牙钉高嵌体和左下颌第三磨牙高嵌体

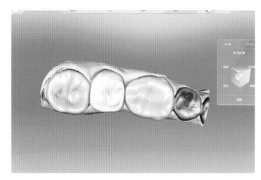

图4-1-19 钉高嵌体和高嵌体的咬合面设计

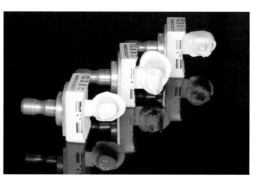

图4-1-20 切削完成的钉高嵌体和高嵌体

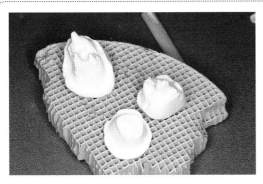

图 4-1-21 染色后和烧结前的钉高嵌体和高嵌体

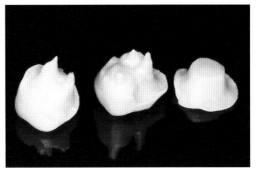

图 4-1-22 烧结后的钉高嵌体和高嵌体

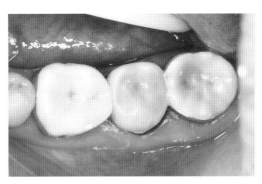

图 4-1-23 口内试戴钉高嵌体和高嵌体

小 结

　　嵌体的优点是机械性能优良，能更好地恢复咬合关系和邻面接触关系；表面光滑、容易清洁；瓷、树脂嵌体外形更加美观。嵌体的缺点是边缘线较长，易产生继发龋，比全冠的固位力差，预备困难。在修复牙体缺损的诸多方法中，是选择嵌体修复还是选择冠修复，需要结合牙体缺损的大小、原因、位置等因素加以综合考虑。本章节详细介绍了嵌体及高嵌体的定义、种类、适应证和洞形预备要点，并介绍了数字化印模下制作高嵌体的流程。

（姚江武　王莉莉）

第二节 贴 面

　　贴面（veneer laminate）修复是指采用粘接技术，对牙体表面缺损、变色牙、着色牙、牙釉质发育不良以及畸形牙等，在保存活髓、少磨牙或不磨牙的情况下，采用修复材料直接或间接粘接覆盖，恢复牙体的正常形态和改善色泽的一种修复方法。贴面按照修复方法可分为直接贴面修复和间接贴面修复；按照修复材料可分为瓷贴面和树脂贴面。按照在口内或口外完成方式分为直接贴面和间接贴面。

一、适应证与禁忌证

（一）适应证

1. 四环素牙、着色牙、变色牙。

2. 过小牙、牙釉质或牙本质发育不良、氟牙症、畸形牙。

3. 轻度至中度的缺牙间隙。

4. 牙体表面缺损。

（二）禁忌证

1. 安氏Ⅲ类错𬌗畸形者。

2. 上颌牙严重唇向错位者。

3. 严重深覆𬌗、下颌前牙唇面严重磨损无间隙者。

4. 不良咬合习惯，如夜磨牙症患者等。

二、修复术前准备

（一）询问病史

仔细地了解患者的主诉、现病史以及既往史（尤其是修复史），着重了解患者对修复体的期望值以及患者对修复效果的接受程度，同时还应注意患者的心理因素。

（二）全面检查

应对患者的咬合关系、牙周情况、龋齿状况、肤色、着色程度、唇线高度、微笑线等进行细致检查，并做好记录。拍术前照片（图 4-2-1），在制取的研究模型上制作蜡型，作为形态修整的参照物（图 4-2-2）。

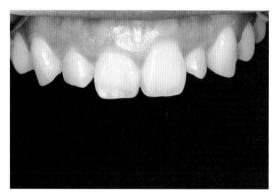 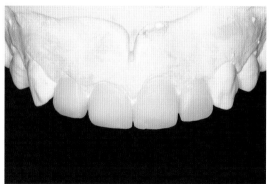

图 4-2-1　术前照片　　　　　　　图 4-2-2　在研究模型上制作蜡型

（三）治疗计划

向患者详细解释完整的治疗计划（包括治疗方法、时间、修复范围、颜色、形态及费用等），并征得患者同意。

（四）治疗前处理

对患者进行必要的治疗前处理，如口腔卫生指导，牙体疾病、牙髓疾病、牙周疾病的治疗等。

（五）贴面颜色的选择

除了参照邻牙、对颌牙外，还应根据患者的要求，患者职业、年龄、肤色以及着色程度进行综合考虑，同时还应注意粘接剂的颜色对最后修复效果也会产生一定的影响（图4-2-3）。

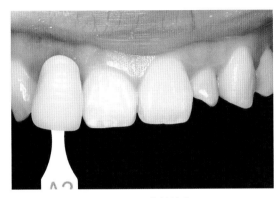

图4-2-3 术前比色

三、贴面牙体预备

（一）贴面牙体预备的原则

1. 预备量 牙体预备量要能保证贴面有一定的厚度，且牙体预备应尽可能控制在牙釉质内。中国人牙釉质的厚度约1mm，向牙颈部逐渐变薄，因此，磨除量为切端约0.7mm、中部约为0.5mm、颈部约为0.3mm。

2. 边缘位置 颈部边缘的位置可平龈缘或龈缘下，变色牙可将边缘放在龈缘下方。邻接面边缘的位置一般放在邻接点稍偏唇侧。需要用贴面来恢复邻接关系时，贴面应超过邻接点终止于舌侧。

3. 边缘形态 边缘要形成光滑的浅凹形，应避免出现尖锐的线角。

4. 切缘形态 根据咬合关系、美观要求、牙冠外形等来决定切缘预备方式，包括开窗式、重叠式、包绕式和对接式（图4-2-4），其中开窗式最常用。如当切端需要加长或透明时，则应采取包绕式或对接式。国内通常将切缘牙体预备的方式分为三型，即开窗式、包绕式和对接式。

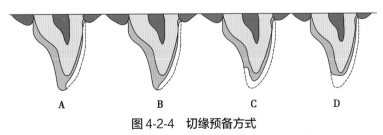

图4-2-4 切缘预备方式
A. 开窗式 B. 重叠式 C. 包绕式 D. 对接式

（二）预备步骤

1. 预备前处理　由于预备通常在牙釉质范围内进行，一般没有必要进行局部麻醉。但恐惧者除外。

2. 引导沟的预备　用直径 1mm 的球形金刚砂钻在牙釉质唇面近切端、中部、颈部分别磨出 0.7、0.5 和 0.3mm 三条引导沟。一些专用的贴面预备套装，有助于准确的牙体预备。

3. 唇面的预备　在唇面形成光滑的浅凹外形，注意从切端到颈部预备量逐渐减少。如颈缘位于龈缘下，则牙体预备前应麻醉并用排龈线排龈。

4. 精修　用细质金刚砂车针磨切牙体预备面，研磨薄、锐的部分以及凹凸不平的部分。

5. 取模及记录咬合关系　选用硅橡胶印模材料制取印模或制取口内数字化光学印模。

6. 暂时修复　数字化椅旁制作的陶瓷贴面可不用制作暂时贴面修复，如复诊时间较长，可利用诊断模型在口内牙面点酸蚀后制作临时贴面。

四、贴面制作

（一）直接贴面修复

直接贴面修复是指在患者口内采用光固化复合树脂直接形成贴面的修复方法。具有一次完成，操作相对简便等优点，常用于个别牙的修复，有时也用于暂时修复，在临床应用中必须把握好适应证。

（二）间接贴面修复

间接贴面修复是指采用陶瓷或硬质复合树脂类材料在口外制作完成。间接贴面制作不受椅旁操作时间限制，可在口外进行充分的修形、磨光和调拾，其修复效果优于直接贴面。

瓷贴面　瓷贴面可以由铸造、粉浆涂塑及椅旁 CAD/CAM 三种方式完成。本节重点介绍椅旁 CAD/CAM 瓷贴面修复制作步骤：

1. 修复前比色。

2. 牙体预备后，椅旁口内扫描，采集数字化模型并设计修复体（图 4-2-5）。

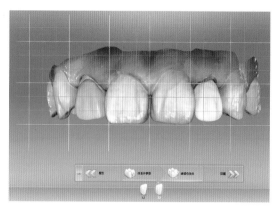

图 4-2-5　采集数字化模型

3. 选择瓷块，椅旁切削贴面修复体（图 4-2-6）。

4. 烧结瓷贴面（图 4-2-7）。

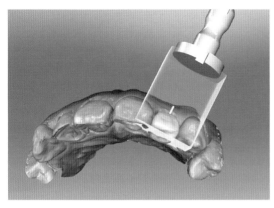

图 4-2-6　放置瓷块

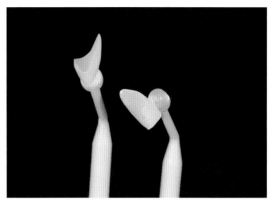

图 4-2-7　烧结后的瓷贴面

五、贴面的粘接

（一）粘接前处理

1. 将瓷贴面在患者口内试戴。

2. 橡皮障隔湿　选取相应工作牙位，标记打孔位置并选择相应牙位的橡皮障夹，前牙可用牙线辅助龈端暴露（图 4-2-8）。

3. 用 37% 的磷酸酸蚀预备面 30 秒，然后冲洗干净，吹干后备用（图 4-2-9）。

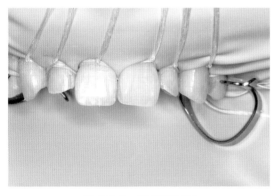

图 4-2-8　橡皮障隔湿

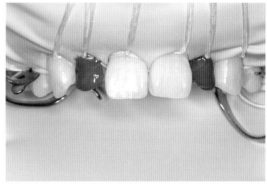

图 4-2-9　用 37% 磷酸酸蚀预备面

（二）瓷贴面粘接

1. 瓷贴面的组织面用 5% 的氢氟酸酸蚀 20 秒，95% 的乙醇超声清洗 5 分钟，吹干备用。

2. 在粘接面涂硅烷偶联剂，按厂家说明书操作。

3. 将粘接棒粘于瓷贴面表面，再将一薄层复合树脂置于基牙粘接面，基牙两侧放置玻璃纸后，轻压瓷贴面，使其紧贴于基牙粘接面，修复体就位后（图 4-2-10）去除多余的复合树脂。若用光固化复合树脂或光固化 - 化学固化复合树脂，应按要求光照固化。

4. 检查和消除早接触点。

5. 检查贴面的颈缘、邻接、切缘等位置，防止形成悬突。

6. 粘接完成后（图 4-2-11），检查修复后贴面的颜色是否达到目标颜色和咬合情况（图 4-2-12）。

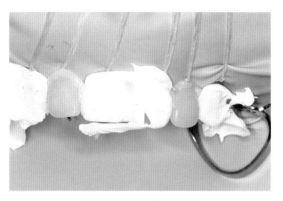

图 4-2-10 修复体就位

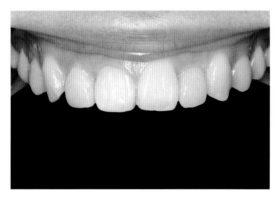

图 4-2-11 修复体粘接完成

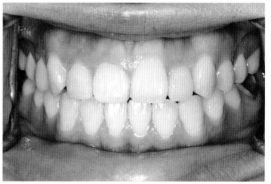

图 4-2-12 检查贴面咬合情况

六、贴面修复的注意事项

1. 贴面修复前，牙周情况应重点考量，否则会影响贴面龈边缘的适合性。

2. 贴面修复牙间隙，应注意牙的宽长比是否协调，必要时可通过正畸后再进行修复。

3. 按照严格的粘接步骤进行操作，还需要重点检查咬合情况。

4. 贴面修复完成后，磨牙症患者需配戴𬌗垫。

 小 结

　　贴面修复是指采用粘接技术，对前牙牙体表面缺损、变色牙、着色牙、牙釉质发育不良以及畸形牙等，在保存活髓、少磨牙或不磨牙的情况下，采用修复材料恢复牙体的正常形态和改善色泽的一种修复方法。该方法微创、美观，在临床上有广泛的应用前景。

（陶　娴）

第三节　铸造金属全冠

铸造金属全冠是用铸造工艺完成的覆盖整个牙冠表面的金属修复体。与其他冠修复体相比，金属全冠具有内壁与预备体密合、固位力强、自身强度大、对牙体的保护作用好等特点，可用于多种牙体缺损的修复，也是固定桥的主要固位体，常用于后牙的修复。

一、适应证与临床注意事项

（一）适应证

1. 后牙牙体严重缺损，固位形、抗力形较差者。
2. 后牙存在低𬌗、邻接不良、牙冠短小、错位、牙冠折断或半切除术后需要以修复体恢复正常解剖外形、咬合、邻接点及排列关系者。
3. 后牙已行根管治疗者，或隐裂牙无明显症状者。
4. 可摘局部义齿基牙的缺损需要保护、改形者。
5. 后牙牙体龋患率高或牙本质过敏严重者。
6. 银汞合金充填后与对颌牙、邻牙存在异种金属微电流刺激作用引起症状者。

（二）临床注意事项

1. 对金属材料过敏者禁用。
2. 要求不暴露金属的患者不宜采用。
3. 龋坏牙的致龋因素未得到有效控制者不宜采用。
4. 牙体无足够固位形、抗力形者不宜采用。
5. 牙体无足够修复空间者不宜采用。

二、牙体预备

以右下颌第一磨牙的铸造金属全冠为例，牙体预备使用的主要器械包括高低速手机、排龈线和排龈刀（图4-3-1）、各型号金刚砂车针（图4-3-2）。牙体预备步骤如下：

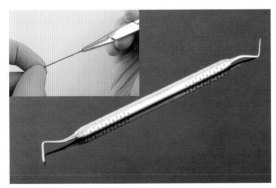

图4-3-1　排龈线和排龈刀

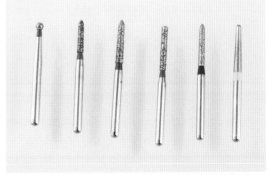

图4-3-2　各型号金刚砂车针

（一）𬌗面预备

𬌗面预备的目的是为金属全冠提供𬌗面空间（一般为0.8～1.5mm），并为修复体恢复正常的解剖外形及咬合关系提供条件。

首先用球钻或柱形金刚砂车针在𬌗面近中、远中和中央窝各磨出一个1mm深的定深窝（图4-3-3），再将定深窝连接成引导沟（图4-3-4）。用柱形金刚砂车针在𬌗面颊、舌沟及牙尖三角嵴处制备出几条1mm深的引导沟（图4-3-5），以此为参照，按照𬌗面解剖外形均匀磨除引导沟之间的牙体组织，并形成功能尖斜面（图4-3-6）。通过咬软蜡片的方法检查磨除量，要保证在牙尖交错𬌗、前伸及侧向𬌗时均有足够的咬合间隙。

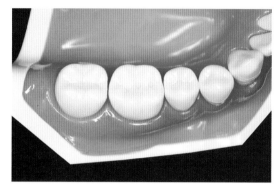

图4-3-3 𬌗面定深窝

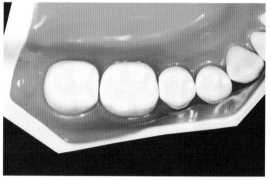

图4-3-4 将定深窝连接成引导沟

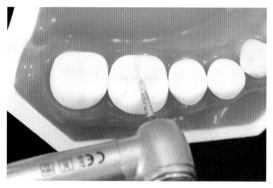

图4-3-5 预备𬌗面引导沟

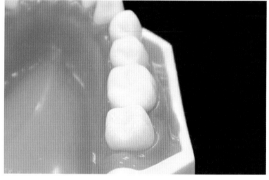

图4-3-6 磨除引导沟之间的牙体组织同时形成功能尖斜面

（二）轴面预备

轴面预备的目的是消除轴面倒凹，并预备出金属全冠需要的轴面空间。

1. 颊舌面预备　用锥形或柱形金刚砂车针在颊面全冠边缘到外形高点之间的近、远中和其间制备出三条平行引导沟，其方向与全冠就位道方向平行（图4-3-7），再从颊面外形高点到𬌗缘之间的近、远中和其间制备出三条引导沟，其方向与牙冠外形基本一致（图4-3-8，图4-3-9）。在舌面的近、远中和其间制备出三条平行引导沟，其方向与全冠就位道方向平行（图4-3-10）。顺着牙冠外形均匀磨除颊、舌面引导沟之间的牙体组织，保证金属全冠颊舌面的足够空间，最后留下牙间接触点区和牙龈上方的少许牙体组织（图4-3-11，图4-3-12）。颊舌轴面的𬌗向聚合度一般为2°～5°，临床上可以根据牙冠的𬌗龈向高度稍做调整。

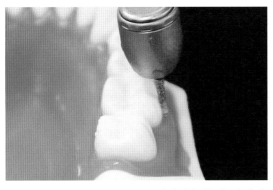 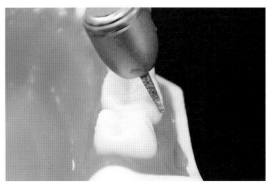

图4-3-7 颊面全冠边缘到外形高点之间的引导沟方向　图4-3-8 颊面外形高点到𬌗缘之间的引导沟方向

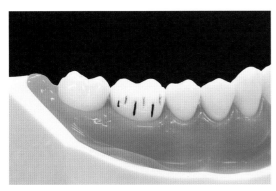 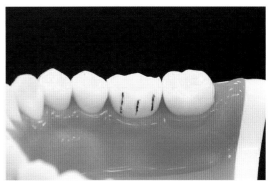

图4-3-9 颊面引导沟　　　　　　　　　图4-3-10 舌面引导沟

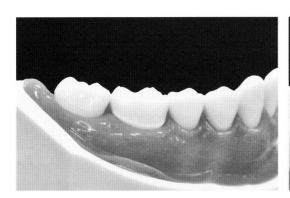 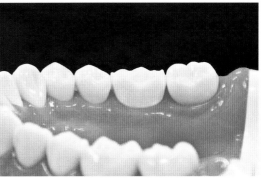

图4-3-11 磨除颊面引导沟之间的牙体组织　图4-3-12 磨除舌面引导沟之间的牙体组织

　　2. 邻面预备　用较细长的金刚砂车针采取间歇磨除法从颊舌向磨除邻面牙体组织，𬌗方聚合度2°～5°，随时矫正钻针方向避免聚合度过大或磨切量过多（图4-3-13），消除邻面倒凹，使预备牙与邻牙完全分离（图4-3-14），注意不能损伤邻牙。

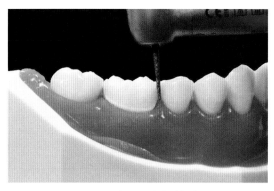

图 4-3-13 邻面预备的钻针方向

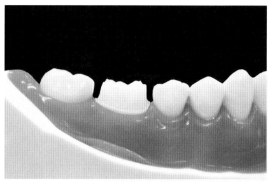

图 4-3-14 邻面预备完成

（三）颈部预备

颈部预备关系到全冠的固位、美观、牙周和牙体组织健康以及全冠的边缘封闭。颈缘的位置通常有三种，即平齐龈缘、龈缘以上和龈缘以下，在临床上根据修复体固位、牙体缺损情况、充填物位置及美观因素等决定颈缘位置。其最常见的形态为浅凹形。非贵金属颈部肩台的宽度为 0.5～0.8mm，贵金属为 0.35～0.5mm。在颈部预备时，根据颈缘位置设计需要选择使用排龈线，以避免损伤牙龈组织。

用 135° 金刚砂车针沿牙颈部制备肩台，最终应形成光滑连续无台阶、宽度均匀一致、无锐边的颈缘形态（图 4-3-15）。

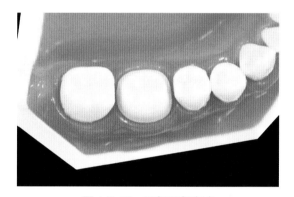

图 4-3-15 颈部预备完成

（四）轴面角预备

轴面角的预备是为了消除所有线角，将各个面连成一个整体，并确保全冠外展隙的良好外形，食物的排溢和全冠的自洁作用。

用金刚砂车针切割消除四个轴面角，保证轴面角处有足够的修复空间，并使牙齿各表面衔接自然（图 4-3-16，图 4-3-17）。

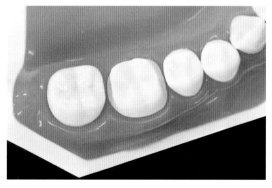

图 4-3-16 轴面角预备前

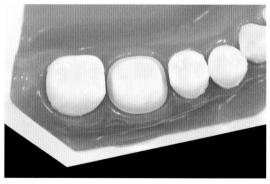

图 4-3-17 轴面角预备后

（五）精修完成

对殆面、轴面及颈缘进行检查和精修。检查殆面在不同颌位上的修复空间是否够充足（图 4-3-18），轴壁是否存在倒凹，邻面及颊舌面殆向聚合度是否合适，颈部肩台的宽度、连续性是否正确。用粒度较细的抛光车针或橡皮轮对牙面进行精修并抛光，确保去净无基釉、消除轴面倒凹，最终形成表面光滑连续、点线角圆钝的牙体形态，以及清晰、连续、光滑的颈缘线（图 4-3-19）。另外，铸造金属全冠在牙体预备时还可根据需要灵活地增加沟、洞、钉洞等辅助固位形。

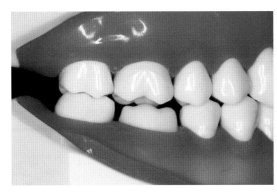
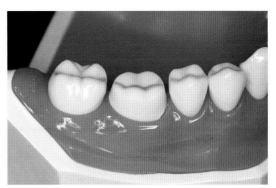

图 4-3-18　检查咬合　　　　　　　　　　　图 4-3-19　精修完成

三、印模、模型与暂时冠

牙体预备完成后制取印模，印模经过消毒处理即可灌注模型。工作模型应在石膏结固 12～24 小时后使用。模型要能够准确反映口腔组织解剖尤其是预备后基牙的精细结构，无表面缺陷，如气泡、石膏瘤等。印模制取完成后应为基牙制作暂时冠。

四、确定咬合关系

确定并转移咬合关系，是铸造金属全冠制作前必不可少的步骤。临床上根据患者的不同情况，确定正中咬合关系的方法通常有三种：在模型上利用余留牙确定上下颌牙的咬合关系；利用蜡或硅橡胶记录确定上下颌的咬合关系；利用殆堤记录上下颌的咬合关系。

五、铸造金属全冠制作

铸造金属全冠制作的工艺流程主要包括以下步骤：制作可卸代型、制作熔模、包埋、烘烤与焙烧、铸造和打磨抛光。

铸造合金按照其熔化的温度范围分为三类：高熔铸造合金（1 100℃）、中熔铸造合金（500～1 100℃）和低熔铸造合金（300～500℃）。按合金的主要组成元素分为贵金属铸造合金（金合金、银合金、金 - 钯合金、银 - 钯合金等）和非贵金属铸造合金（铬基合金、钛及钛合金、铜基合金等）。常用的铸造方法有离心铸造、真空铸造、真空加压铸造、离心力 / 压力铸造和离心 / 负压 / 加压铸造法等。

六、试戴与粘固

(一) 口内试戴与调磨

通过问诊和检查,确保基牙无病变无不适,去除临时冠,清洁基牙表面,将金属全冠在基牙上就位。通过龈边缘的位置、咬合关系、全冠在基牙上的稳定性等判断全冠是否充分就位。金属全冠充分就位后,应按照以下顺序对其进行磨改:邻接、固位、边缘、咬合、外形及美观。调磨完毕后对磨光面进行抛光。

(二) 粘固

利用粘固剂将调磨合适的金属全冠粘固于基牙上,去除多余的粘固剂,完成铸造金属全冠修复。

小　结

铸造金属全冠是一种常用于后牙的全冠修复体。本节重点介绍了铸造金属全冠牙体预备的步骤,即按照殆面、颊舌面、邻面、颈部、轴面角、精修的顺序进行牙体预备,每一步牙体预备都有明确的方法和要求,需要重点把握。本节还简单介绍了铸造金属全冠的概念、特点、适应证、临床注意事项、制作工艺流程以及临床试戴和粘固的相关内容。

（左艳萍）

第四节　烤瓷熔附金属全冠

烤瓷熔附金属全冠(porcelain-fused-to-metal, PFM)又称金属烤瓷全冠或金瓷冠,是一种在真空条件下将瓷粉高温烧结、熔附到金属基底冠上的具有金瓷复合结构的全冠修复体。烤瓷熔附金属全冠结合了金属全冠高强度和全瓷冠美观的优点,是一种应用广泛的修复体。

烤瓷熔附金属全冠修复基本程序如图 4-4-1。

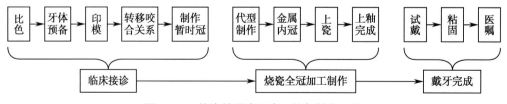

图 4-4-1　烤瓷熔附金属全冠修复基本程序

一、烤瓷熔附金属全冠的材料要求及金-瓷结合理论

烤瓷熔附金属全冠是由金属基底冠及其上熔附的瓷层构成的,瓷层又可分为遮色瓷、牙颈部瓷、体瓷和切瓷(图 4-4-2)。

（一）材料要求

烤瓷粉与专用液调成糊状，堆塑在金属基底冠上，致密、吸干水分后，于烤瓷炉内真空烧结成形。为了保证金属烤瓷全冠的美观和强度，避免出现瓷层破裂或脱落、色泽不佳、颈部变色等问题，所选用的材料应符合如下要求：

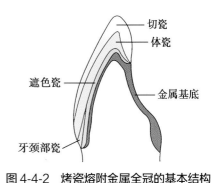

图 4-4-2　烤瓷熔附金属全冠的基本结构

1. 烤瓷合金与烤瓷粉应具有良好的生物相容性，符合口腔生物医学材料的基本要求。

2. 两种材料应具有适当的机械强度和硬度，正常殆力和功能情况下不致变形和磨损。烤瓷合金应具备较高的弹性模量，铸造性能好，收缩变形小，并具有良好湿润性，以便与瓷粉牢固结合。

3. 两种材料的化学成分应各含有一种或一种以上的元素，在高温熔附时合金表面能形成氧化膜，从而使其形成牢固的化学结合。

4. 烤瓷合金与瓷粉的热膨胀系数应严格控制，两者之间的匹配是关系到金属烤瓷全冠修复体能否成功的关键之一。因两者热膨胀系数的差异可导致金-瓷界面的应力集中，会出现瓷崩裂的现象。

5. 烤瓷合金的熔点应高于烤瓷粉的熔点。烤瓷合金熔点范围为 1 150～1 350℃，烤瓷粉的熔点范围为 871～1 065℃。合金的熔点必须高于瓷粉的熔点 170～270℃，以保证在金属基底冠上熔瓷时不致引起金属基底冠熔融或变形。

6. 烤瓷粉颜色应具有可匹配性，且色泽长期稳定不变。

（二）金-瓷结合的理论

1. 金-瓷结合机制　合金与烤瓷之间的结合力可高达 397.0～632.7MPa，主要包括化学结合力、机械结合力、界面压缩应力和范德华力四种。

（1）化学结合力：烤瓷合金在预氧化处理过程中其表面形成一层氧化膜，该氧化膜与瓷产生化学结合，是金-瓷结合力的主要组成部分（约占金-瓷结合力的 52.5%）。

（2）机械结合力：金-瓷结合面上经过氧化铝喷砂处理后，会产生一定程度的粗糙面，这既增加瓷粉对烤瓷合金的润湿性，又增加了接触面积，也大大提高了机械结合力（约占金-瓷结合力的 22%）。

（3）界面压缩应力：金属烤瓷全冠冷却后，合金的收缩大于瓷粉，故在瓷粉内部产生了压缩力，这种力量增强了金瓷界面的机械嵌合力（约占金-瓷结合力的 25.5%）。

（4）范德华力：从理论上分析，金属与瓷之间熔融结合后，会产生紧密贴合后的分子间的引力，即范德华力，它可能是引发金瓷化学结合的启动因素。

2. 影响金-瓷结合的因素

（1）界面润湿性的影响因素：金-瓷结合的润湿性是瓷有效而牢固熔附到金属表面的重要前提。

影响这一性质的可能因素有：①金属表面的污染；②合金质量；③铸件内混入气泡；④金-瓷结合面预氧化排气不正确等。

（2）金-瓷热膨胀系数的影响因素：金属和瓷粉的热力学匹配性即热膨胀系数，是瓷裂和瓷层剥脱的重要原因。

影响热膨胀系数的主要因素有：①合金和瓷粉的热胀系数匹配不合理，或使用不匹配的产品；②材料自身质量不稳定；③瓷粉调和／或筑瓷时污染；④烧结温度、升温速率和烧结次数变化，如增加烘烤次数，可提高瓷的热膨胀系数；⑤环境温度的影响，如修复体移出炉膛的时间，炉温、室温温差大小、冷却速度等。

二、适应证与临床注意事项

（一）适应证

1. 因氟牙症、变色牙、着色牙、四环素牙、锥形牙、牙釉质发育不全等，不宜用其他方法修复或患者要求美观且永久修复者。

2. 龋洞或外伤致牙体缺损较大而无法充填治疗者。

3. 根管治疗后的残冠或残根。

4. 不宜或不能做正畸治疗的前牙错位、扭转者。

5. 烤瓷固定桥的固位体。

6. 牙周病矫形治疗的固定夹板。

（二）临床注意事项

1. 年轻恒牙因尚未发育完全，牙髓腔宽大者，应注意保护牙髓。

2. 牙体过小无法取得足够的固位形和抗力形者，慎用。

3. 患牙严重深覆𬌗、咬合紧，未经矫正而又无法预备出足够的间隙者禁用。

4. 对前牙美观要求极高者，慎用。

5. 对金属过敏者应避免使用。

6. 有夜磨牙症患者不建议使用。

7. 患者身心无法承受修复治疗或不能配合治疗者，慎用。

三、设计

瓷覆盖面、金属基底冠、颈缘、𬌗面和邻面的设计是保证烤瓷熔附金属全冠修复质量和成败的关键步骤。良好的设计应根据患者口腔的具体条件和烤瓷熔附金属全冠的结构特点进行。

（一）瓷覆盖面的设计

烤瓷熔附金属全冠的瓷覆盖面有两种设计形式，即全瓷覆盖（图 4-4-3）和部分瓷覆盖。

1. 全瓷覆盖　金属基底冠表面全部用瓷覆盖。适用于咬合关系正常的前牙。上下颌前牙咬合接触应距金 - 瓷衔接线 2mm 以上，以避免瓷层因𬌗力而破碎。

2. 部分瓷覆盖　金属基底冠的唇颊面用瓷覆盖，而𬌗面及舌面暴露出金属。适合于咬合紧、覆盖小、𬌗力大的前牙或作为固定桥的固位体。

（二）金属基底冠的设计

金属基底冠是瓷层的支架，具有传递𬌗力及固位作用，同时还涉及美观、咬合及金 - 瓷结合质量。其设计要求如下：

1. 以全冠形式覆盖患牙牙冠表面，能提供足够固位。

2. 金属基底冠应具有一定厚度和强度。通常要求非贵金属基底冠厚度为 0.3～0.5mm；贵金属基底冠厚度不低于 0.5mm。

3. 金属基底冠表面光滑，无尖锐棱角、锐利边缘，各轴面呈流线型，颈缘连续无毛边，以免出现应力集中，导致瓷裂。

4. 金属基底冠应为瓷层提供足够的空间，保证金瓷结合部的强度和美观。

5. 保证瓷层厚度均匀，牙体缺损过大的部分由金属基底冠弥补，避免瓷层厚度突变。

金属烤瓷全冠各部分厚度的基本要求见图4-4-4。

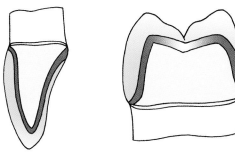
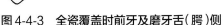
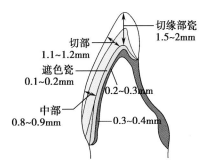

图 4-4-3　全瓷覆盖时前牙及磨牙舌（腭）侧　　　图 4-4-4　金属烤瓷全冠各部分厚度的基本要求

（三）金-瓷结合部的设计

1. 金-瓷结合部的位置应避开咬合功能区（图4-4-5），以防发生瓷裂；应避免直接暴露于唇颊侧，以免影响美观。

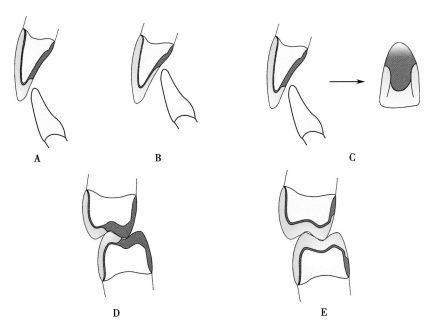

图 4-4-5　金-瓷结合部与咬合功能区的关系

A. 正常覆𬌗　B. 深覆𬌗　C. 咬合间隙小舌面中央用金属恢复，边缘嵴处用瓷恢复

D. 部分瓷覆盖时金瓷接合部应避免放置在咬合功能区　E. 全瓷覆盖

2. 金-瓷结合部的瓷层应有足够的厚度，利于金属肩台能承受瓷层所传导的𬌗力；避免瓷层出现锐角，引起应力集中（图4-4-6）。

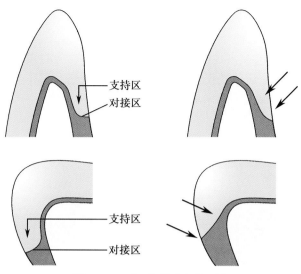

图 4-4-6　金 - 瓷结合部的形态

（四）颈缘设计

根据冠边缘与龈缘的关系可分为龈上冠边缘、龈沟内冠边缘和平齐牙龈冠边缘。按照金 - 瓷结构分为三种形式：金属颈环、瓷颈环和金 - 瓷混合颈环（图 4-4-7）。这些不同的设计形式均有各自的适应证和制作要求。

1. 金属颈环　金属颈环又称金属颈缘或有圈边缘，优点是密合性和强度均较好，不易发生瓷裂。但是显露金属不美观。适用于后牙及前牙舌侧全瓷覆盖型金属烤瓷全冠。金属颈环通常设计成 0.5mm 宽的肩台和 1.0mm 的殆龈高度，以保证冠边缘的强度。

2. 瓷颈环　瓷颈环又称全瓷颈缘，优点是美观，不会因颈缘的金属氧化物而出现龈染色或透金属色。缺点是工艺繁复，需要反复烧结、修改才能成型。适用于前牙，前磨牙唇颊侧龈沟浅，要求不显露金属的患者。瓷颈环要求颈部肩台宽度在 0.8mm 以上，以保证瓷层的厚度。

3. 金 - 瓷混合颈环　金 - 瓷混合颈环在牙体能保证足够的肩台厚度、金属烤瓷全冠的颈缘位于龈沟内时常采用此设计，既能保证美观，又能确保瓷层有足够的金属支撑。此种设计要求颈部肩台有足够的宽度，否则会因冠边缘厚度不足、瓷层过薄而出现遮色瓷外露致透明度差、金属色外露出现暗灰色冠边缘、非贵金属的氧化物龈染色等并发症。因此，设计为金 - 瓷混合颈环要求金属基底冠采用贵金属，有牙龈退缩倾向者慎用此种设计。

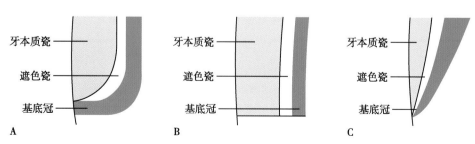

图 4-4-7　金属烤瓷全冠颈边缘的设计
A. 金属颈环　B. 瓷颈环　C. 金 - 瓷混合颈环

四、比色

比色是比较比色板或人工牙色调与天然牙的色调是否协调一致。其目的是将患者口内余留牙的颜色详细记录下来后准确传递给技师，使技师能根据临床传递的颜色信息制作修复体，使金瓷修复体能够达到与患者天然牙相匹配（详见第三章"第一节 比色"）。

五、烤瓷熔附金属全冠牙体预备

牙体预备是制作金属烤瓷全冠重要的临床操作技术。牙体预备为修复体的强度、咬合功能和美观开辟出足够的间隙，在操作过程中应遵循修复学原则。

烤瓷熔附金属全冠的牙体预备方法类似于瓷全冠和金属全冠。在唇、颊面需要较多的磨切量，以提供美观所需的瓷层厚度和空间（见图4-4-4）。在舌侧面和舌侧邻面的部分，牙体预备与金属全冠相同。因此，在磨切量较多的唇面与磨切量较少的舌侧邻面的交界处形成了翼形结构。

牙体预备前可以先制作导板，用以检查牙体磨切的程度。在牙体完整的情况下，可在口内直接制取导板；若牙体有缺损或要改变牙体的形态，则可在诊断模型上用蜡预成牙体外形后制取导板（图4-4-8）。在口内直接制取导板的方法：调适量的硅橡胶印模材料置于要预备牙的唇、舌侧，至少要包括相邻的一个牙，待印模材料固化后，从口中取出导板。用小刀沿切缘处将导板切割成唇、舌侧两个部分，再将唇侧部分沿近远中方向切为两半。将唇侧部分在口腔内就位，观察预备后的唇面磨切情况；舌侧部分在口腔内就位，用于观察预备后的切端和舌面的磨切量。

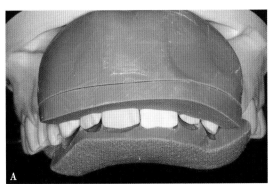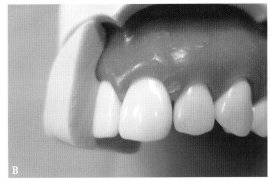

图4-4-8 制取导板

A. 在诊断模型上制取导板 B. 在口内制取导板

以上颌中切牙为例，前牙金属烤瓷全冠牙体预备分为七个主要步骤：预备引导沟，切端预备，唇面预备，邻面预备，舌面预备，肩台修整，精修完成。

1. 预备引导沟 用锥形或柱形金刚砂车针在唇面和切端分别预备2~3条引导沟，引导沟的深度要小于牙体预备的实际磨除量，余留的部分在牙面修整时磨除，深度可用牙周探针检查。

（1）预备唇面引导沟：唇面引导沟深度约为1.3mm，一条在唇面的中央，另两条约位于近中及远中线角的位置（图4-4-9）。唇面引导沟应按照正常前牙唇面解剖外形在两个面内预备,切端部分(切 1/2 或 2/3)平行于唇面解剖外形,颈部(颈 1/2 或 1/3)平行于牙体长轴。如果仅依照颈部一个平面制备引导沟,则将会导致切端部分磨切量不足,造成修复体切端面前突,覆盖其上的瓷层薄,色彩差。如果只保证唇面切端部分的磨切量,则会造成颈部面和切端面交界部位的磨切量过大而接近牙髓。

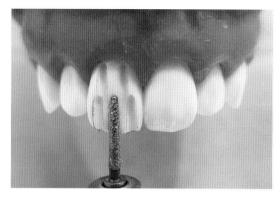

图 4-4-9 预备唇面引导沟

(2)预备切端引导沟:切端引导沟深度约为 1.8mm,制备时,金刚砂车针在前牙上的位置应与对颌牙的牙体长轴垂直(图 4-4-10)。

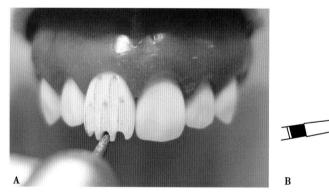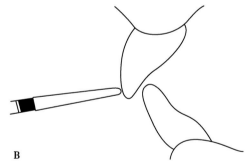

图 4-4-10 预备切端引导沟

A. 引导沟的深度 B. 引导沟的方向

2. 切端预备 应在前牙切缘预备出 2mm 间隙,以保证修复材料的厚度,使切瓷具有透明度。上颌前牙切端形成向舌侧倾斜 45° 的切斜面(图 4-4-11)。

3. 唇面预备 按照引导沟的指示,除颈部肩台外,唇面均匀磨除 1.2~1.5mm。

(1)形成切端面和颈部面:切端面与唇面外形一致(图 4-4-12A),颈部面与牙体长轴一致(图 4-4-12B),以便形成 2°~5° 的聚合,此方向即为金属烤瓷全冠的就位道。在磨除颈部面的同时,形成平齐龈缘、1mm 宽的肩台,待肩台修整时再备至龈下。

(2)形成唇面切 1/4 腭侧倾斜 10°~15° 的斜面,以保证唇侧切缘的瓷层厚度和透明度(图 4-4-13)。可用硅橡胶导板或牙周探针检查唇面预备量(图 4-4-14)。

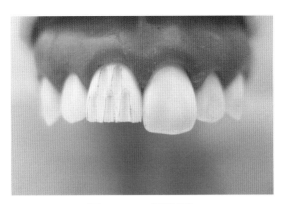

图 4-4-11　切端预备

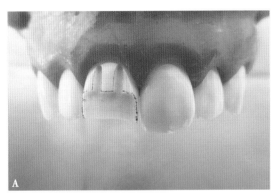
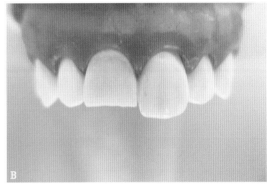

图 4-4-12　切端面和颈部面的预备

A. 切端面的预备　B. 颈部面的预备

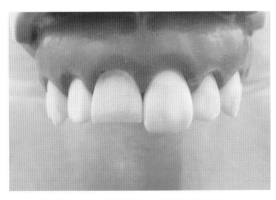
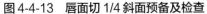

图 4-4-13　唇面切 1/4 斜面预备及检查

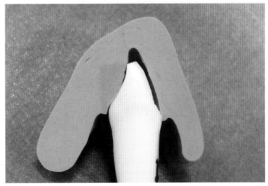

图 4-4-14　检查唇面预备量

4. 邻面预备　用细长金刚砂车针磨切邻面接触区（图 4-4-15），再用圆头柱状金刚砂车针继续磨切，使邻面形成 1.8～2.0mm 的间隙，同时在颈部形成平齐龈缘的 0.35～0.5mm 宽的肩台。

注意：①车针应平行于修复体的脱位道方向，以保证肩台以上无倒凹，邻面相互平行或切向聚合 2°～5°；②车针与邻牙间保留一牙釉质薄片，以防车针接触邻牙，随着邻面的进一步制备,牙釉质薄片会自行脱落。

5. 舌面预备 若舌侧为全瓷覆盖,为保证金属和瓷层的厚度,舌侧需均匀磨除 0.8～1.5mm;若设计为部分瓷覆盖,则只需预备出金属修复的间隙。

(1)磨切舌轴面:通过口镜的反光镜像,用圆头柱状金刚砂车针制备舌轴面。先制备 2～3 条平行于唇颈部面或牙体长轴的引导沟,深度约为 0.5mm。按照引导沟指示,磨除舌轴面的余留组织(图 4-4-16)。

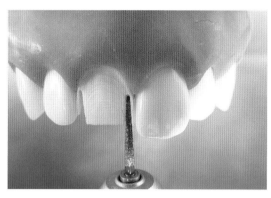
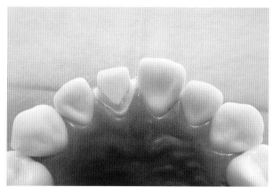

图 4-4-15　磨切邻面接触区　　　　　图 4-4-16　磨切舌轴面

当舌轴面预备完成后,在颈缘初步形成 0.5mm 宽的浅凹形肩台,并将其与邻轴面颈缘相连续。

(2)磨切舌面窝:先用球形或轮状金刚砂车针在舌面窝制备 1 个或多个深度为 0.7～0.8mm 的引导沟(图 4-4-17),再用轮状车针或火焰状车针,参照沟的深度均匀磨除舌面窝(图 4-4-18)。检查咬合,确保前伸𬌗和侧方𬌗时,预备空间充足。

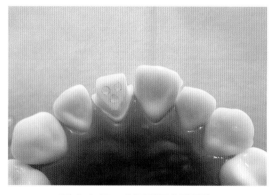
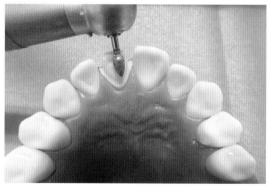

图 4-4-17　磨切舌面窝引导沟　　　　　图 4-4-18　磨切舌面窝

6. 颈缘修整

(1)排龈:为保护牙龈,在颈缘修整前,需进行排龈(详见第三章第二节)。

(2)唇面颈缘:用细颗粒圆头柱状金刚砂车针修整唇侧肩台,形成宽约 1mm 的凹形或肩台形颈缘(图 4-4-19)。最好从邻间龈顶向唇面中央制备,以免损伤上皮附着,注意不可残留无基釉。

最合适的唇面颈缘的位置应在游离龈内,龈下约 0.5mm 处,影响颈缘位置的因素主要包括所选择的金瓷修复体类型、患者的美观期望值和术者的习惯三个方面。

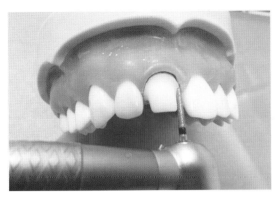

图 4-4-19　唇面颈缘

7. 精修完成　用颗粒细、直径大的平头或圆头柱状金刚砂车针修整各个轴面,使线角圆钝,轴面外形光滑连续。用直径大于 1mm 细颗粒车针修整肩台,使肩台清晰、光滑、连续、无菲边。用细颗粒火焰形车针修整舌面窝,使牙面无明显的金刚砂车针磨切的痕迹。最后用橡胶轮磨光预备牙的各面(图 4-4-20)。

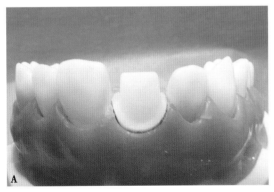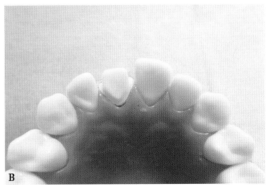

图 4-4-20　精修完成
A. 磨光唇侧预备面　B. 磨光舌侧预备面

六、试戴与粘固

牙体制备完成后,医师需要制取印模、记录咬合关系,为患牙制作暂时冠(参见第三章),将印模或模型及咬合关系交给技工室,由技师完成烤瓷熔附金属全冠的制作。

(一)试戴

金属烤瓷全冠的试戴是完成修复前的重要环节。一般情况下,金属烤瓷全冠是在金属基底冠上完成筑瓷和上釉等技术工艺后,送到临床试戴。出现下列两种情况,也可进行试戴:①对于复杂缺损、固位不良或咬合关系异常等少数特殊病例,可试戴金属基底冠;②对于美观要求较高的患者,为了检查修复体的色泽、形态、邻接关系等情况,可在上釉前进行试戴。

试戴前,应去除临时冠,清理基牙上残留的水门汀。试戴时,不可强行施压就位,遇到阻碍,仔细判断原因,准确进行修改;认真检查、调整邻接区的松紧,邻接区的位置和大小;检查并调整冠边缘的长短及密合性;认真检查咬合关系,仔细进行调改。必要时进一步修改全冠𬌗面、轴面外形。最后,将磨改处磨光、抛光。如磨改面积过大,应重新上釉、抛光。

(二)粘固

粘固前仔细检查瓷层有无隐裂,若发现应立即返回技工室重做或修补。试戴调整好后,患牙做清洗、消毒、隔离唾液、干燥,常规粘固。在粘固剂未结固前尚有一定流动性时,认真检查冠的就位情况,确定就位后咬棉卷加压直至粘固剂结固。然后去除多余粘固剂,清除龈沟内残留粘固剂,检查冠边缘是否光滑。最后完成烤瓷熔附金属全冠的修复。

七、烤瓷熔附金属全冠修复后常见的问题及处理方法

(一)疼痛

1. 过敏性疼痛　烤瓷全冠修复后短时间内常出现过敏性疼痛,多可自行缓解或消失。

(1)牙体预备时产热过多:备牙时,应注意冷却,尽量减少产热对牙髓的刺激;用氧化锌丁香油酚粘接临时冠,安抚牙髓。

(2)粘结剂有刺激性:烤瓷全冠粘固时,应尽量选择刺激性小的粘接剂。

2. 自发性疼痛　烤瓷全冠修复后长时间反复疼痛,甚至加重。

(1)牙体预备时损伤牙髓,导致牙髓炎。应拆除全冠,行常规牙髓治疗,待牙髓炎症消失后,重新制作烤瓷全冠。

(2)修复前已有的慢性牙髓炎或根尖周炎,未经治疗,修复后发作者。应拆除全冠,经完善的牙髓治疗或根管治疗,待症状消失后,重新制作烤瓷全冠。

3. 咬合痛　咬合痛是由烤瓷全冠初戴时调𬌗不准所致,应尽早调𬌗处理,避免引起咬合创伤。

(二)修复效果欠佳

1. 色彩不佳

(1)比色:①应严格按照要求,满足比色环境要求咬合痛净化诊室环境和口腔周围环境,减少环境对比色的干扰;②注意比色时间和取光方向,最佳的比色时间是中午 12 时前后 2 小时,但应避开直射的自然光;③避免比色者的视觉误差,如色盲、色弱、视觉疲劳等;④选择与所使用瓷粉一致的比色色标;⑤应准确记录色彩并传递给技师,避免色彩再现有误。

(2)透明度异常:应严格控制金属基底冠厚度,保证瓷层的足够厚度;选瓷、筑瓷、瓷粉烧结时防止因产生气泡而影响透明度。

2. 形态问题

(1)牙冠外形不对称:修复体设计制作前,对过大或过小等异常形态的牙体组织应采取措施,矫正或修改牙体外形。

(2)牙体形态不自然:修复体制作时,应参考同名牙的解剖形态,如发育沟、轴面横纹、点彩等,雕刻出符合患者面形、牙形的自然形态。

3. 食物嵌塞　冠修复后出现食物嵌塞的原因:①邻接关系不良或无接触,或接触良好,但修复体有悬突或颈缘不密合;②轴面外形不良,如𬌗外展隙过大、龈外展隙过于敞开等;③𬌗面形态不良,边缘嵴过锐,颊舌沟不明显,食物排溢不畅;④𬌗平面与邻牙不一致,形成斜向邻面的倾斜面;⑤对颌牙有杵白式牙尖等。

（三）瓷崩裂

1. 常见原因

（1）金属基底冠设计、制作不合理：基底冠表面粗糙或有尖锐棱角，造成应力集中；基底冠过薄，难以支撑瓷层；金 - 瓷结合部位于咬合功能区；瓷层过厚而无金属支持。

（2）金属基底冠处理及烤瓷不当：金属基底冠表面污染；基底冠预氧化处理不当，造成氧化层过厚或过薄；反复烧结导致金 - 瓷界面残余应力过大；瓷粉与金属不相匹配；瓷粉烧结熔附过程中，温度控制不当所致。

（3）咬合问题：有咬合早接触点，尤其是前伸𬌗和侧方𬌗；患者有咬合紧、𬌗力大、夜磨牙或有咬物等不良习惯。

（4）临床因素：牙体预备时，𬌗面制备量不足或不均匀；轴面有倒凹；肩台预备不足或不良，模型颈缘不准确，修复体颈缘制作不良，试戴或粘固时用力过大。

2. 瓷崩裂修理　由于瓷崩裂后金属烤瓷全冠难以从基牙上完整取下，强行取下会给患者带来痛苦，重新制作又费时费力，因此，修补成为瓷崩裂后的首选。常见的修理方法有：

（1）将崩裂的瓷片重新粘接到金属烤瓷全冠上：适合脱落瓷片完整，无潜在裂纹，复位后能完全吻合。

（2）制作瓷饰片，将其粘接到崩裂处的瓷面上：适合瓷层裂为几个碎片或吻合后有缺口，无法直接粘接修理的情况。此法的缺点是工序复杂，精度要求高，需技工室配合才能完成，多用于桥体瓷折裂的修复。

（3）复合树脂修复法：利用可见光固化复合树脂操作方便、色泽多样的优点，针对崩裂瓷面不光滑的小范围缺损，可用复合树脂修复。

（四）龈缘问题

1. 龈缘外形不对称　修复前，应根据牙槽骨吸收、牙龈退缩等情况，先进行牙槽骨修整或牙龈成形术。

2. 牙龈损伤

常见原因：①牙体预备，尤其是肩台预备时导致牙龈损伤；②冠边缘不合适引起的龈炎或龈萎缩等。

预防及处理方法：①肩台预备时，需正确排开牙龈，并选择合适的肩台车针和操作手法；②合理设计和制作修复体的冠边缘形态；③修复体粘固后，及时去净龈沟内剩余的粘固材料，必要时龈缘应做抛光处理；④龈沟内用消炎药物预防龈炎，防止牙龈退缩。

（五）龈染色问题

龈染色是由于金属基底冠的氧化物渗入牙龈组织，产生的牙龈、龈缘或黏膜组织呈青灰色或暗褐色。一旦出现，很难处理。

1. 常见原因

（1）金属基底冠的氧化物未清除干净。

（2）因各种原因引起的腐蚀产生氧化物。

（3）龈缘炎症。

2. 预防及处理方法

（1）保证肩台合理的厚度和外形。

（2）保证金属基底冠的外形和质量。

（3）尽量采用全瓷颈缘，或用瓷层有效遮盖金属基底冠的颜色。

（4）粘固前清除基底冠组织面的氧化物。

（5）选用高质量的粘接剂，确保粘接质量。

（6）去净多余的粘接剂。

（7）及时用药，控制龈炎，保证口腔清洁。

（8）对有条件的患者推荐使用贵金属烤瓷合金。

小 结

　　金属烤瓷全冠是临床最常见的修复体之一，是牙体缺损修复的重要组成部分，更是医师执业考试的重要考点和技能项目。本节重点讲解金属烤瓷全冠的定义、适应证和临床注意事项、设计和牙体预备，同时要求学生了解修复流程，熟悉金瓷结合机制和常见问题的处理。对比金属全冠和瓷全冠记忆，更易掌握。

（徐佳音）

第五节　全　瓷　冠

一、全瓷冠的分类及特点

（一）全瓷冠的分类

　　全瓷冠（all ceramic crown）是以陶瓷材料制成的覆盖整个牙冠表面的修复体。它具有色泽稳定、导热低、不导电、耐磨损、生物相容性好等特点，相对于金瓷冠而言，无金属色，是较理想的修复体。近年来，随着全瓷材料研究的发展，全瓷材料强度已可满足许多临床修复的要求，因此在很多情况下逐步替代金瓷修复体成为临床上的首选。全瓷冠按照材料可分为：玻璃基全瓷冠（包括长石质瓷、白榴石、云母系、二硅酸锂、磷灰石系）、氧化铝基全瓷冠、氧化锆基全瓷冠等。按照加工方法的不同可分为：烧结类全瓷冠、铸造全瓷冠、热压铸全瓷冠、玻璃渗透全瓷冠、CAD/CAM 全瓷冠和 CAD/CAM 二氧化锆基底冠加烧结饰面全瓷冠等类型。临床上应根据修复的部位、全瓷材料的机械性能和患者对美观的要求，合理选择不同材料的全瓷冠。

（二）全瓷冠的特点

　　1. 优点　一般来说，全瓷冠与金瓷冠相比，具有以下优点：

（1）出色的美学性能，半透明性佳、层次感强，具有与天然牙相似的美学效果。

（2）某些种类的全瓷冠即使是制作完成后仍可通过改变粘接剂的颜色来调节最终修复体的色彩效果。

（3）不存在金属成分，不存在金瓷冠的龈染、着色和某些金属可能造成的过敏问题。

（4）相对于金属具有更好的生物相容性。

（5）陶瓷为电的绝缘体，化学性能稳定，在口腔环境中唾液、龈沟液、食物、药物、微生物及代谢产物等作用下不会产生腐蚀、溶解或变性。

（6）避免了金属对某些影像学检查（如磁共振成像）的影响。

2．缺点　与金瓷冠相比，全瓷冠具有以下缺点或不足：

（1）许多类型的全瓷材料强度仍不能达到理想要求。为了满足其强度要求和防止折裂，全瓷冠预备时邻面、舌侧磨除量比金瓷冠相对较多。

（2）与金属边缘相比其边缘强度略差。

（3）透光性好的全瓷材料受基牙的底色影响，对粘接水门汀的颜色选择严格。

（4）尽管目前很多高强度全瓷材料被广泛使用，但它们仍有严格的适应证，要特别注意前后牙全瓷材料使用的区别及适用条件。

（5）高强度全瓷材料的基底核瓷与饰瓷之间的结合能力有限。

（6）与金瓷冠相似，许多类型的全瓷冠也能引起对颌牙的磨损。

二、全瓷冠的适应证与临床注意事项

（一）适应证

原则上绝大多数需要做金瓷冠修复的患牙均可考虑做全瓷冠修复，除此之外，全瓷冠尤其适合下列情况：

1．前牙切角、切缘缺损，不宜用充填治疗，需做全冠修复，患者对美观要求较高者。

2．死髓牙、氟斑牙、四环素牙等变色牙，患者对美观要求较高者。

3．扭转牙、畸形牙需要用全冠改善外形和外观，患者对美观较高者。

4．牙体缺损要求修复，患者对金属过敏，或是不希望口内有金属材料存在，或是需做某些检查而要求口内不能存在金属，因而不宜选用金瓷冠修复者。

（二）临床注意事项

由于陶瓷材料本身的特性，全瓷冠的修复体牙体预备量大于铸造冠和金瓷冠，同时修复后生物力学特性也有较大差别，因此在选择全瓷冠时要注意以下事项：

1．患牙临床牙冠过短或过细，无法获得足够的牙体预备量时不能使用。

2．牙体缺损较大使全瓷修复体局部厚度大于 2mm 时应避免直接单独使用，需要用桩核或是其他方法恢复后方可进行。

3．年轻恒牙、髓角高易露髓者，需要特别注意髓角保护问题。

4．预备牙有金属桩核时或变色牙变色严重时不宜使用透明度高的全瓷冠。

5．紧咬合、对刃𬌗未矫治，或夜磨牙患者，尽量避免使用。

6．牙周疾患需要用全冠进行夹板固定者，一般不采用。

7．可摘局部义齿基牙改形或作为基牙保护时不宜采用全瓷冠。

8．心理、生理、精神因素不能接受或不愿意磨切牙组织者，不宜采用全瓷修复。

三、牙体预备

（一）全瓷冠的牙体预备特点

全瓷冠与金属烤瓷冠有相似的牙体预备基本要求和步骤，但由于全瓷材料的机械性能特点，在牙体预备量和形态上也有以下一些差别：

1．确保全瓷冠各个部位厚度均匀，切端为 1.5～2.0mm，唇舌面及邻面为 1.0mm。

2．修复体边缘的设计不仅影响修复体自身的边缘强度，同时也影响𬌗力作用下边缘区的应力分布，肩台的形态和修复体的边缘厚度是其中两个重要的因素。全瓷冠牙体预备为有角肩台或浅凹形肩台，宽 1.0mm，内线角圆钝。玻璃基类全瓷冠受到强度限制，边缘应设计为直角形或浅凹形，氧化铝或氧化锆基全瓷冠可设计为 90°、120°肩台或浅凹形肩台。

3. 咬合接触区应设计在远离冠边缘和有基牙牙体硬组织支持的部位。

4. 预备后的基牙应在各颌位均有足够的修复体空间，避免修复后形成前伸和侧方𬌗干扰，尽量设计为多牙接触或形成组牙功能𬌗。

（二）牙体预备的具体步骤

牙体预备之前先进行比色，去除患者口红及面部浓妆，比色前可凝视蓝色或灰色物体，比色时迅速浏览比色板（与技工室瓷系列产品专用比色板一致），判断牙色色相区间，再确定明度彩度（具体比色方法参考第三章"第一节　比色"），不同比色系统顺序略有差别。牙齿有色带、斑点、隐裂等特殊染色效果时，可附上患者照片给技工作为参考。

全瓷冠牙体预备步骤参考本章金属烤瓷冠的牙体预备，应注意以下方面：

1. 切端、𬌗面预备　切缘或𬌗面的深度引导沟为 1.5mm，确保牙尖交错位以及前伸、侧方𬌗运动时与对颌牙有足够的间隙（通常玻璃基全瓷冠切端为 2.0mm，氧化铝或氧化锆基全瓷冠为 1.5～2mm）（图 4-5-1）。

2. 唇（颊）面预备　唇（颊）面的深度指示沟为 1.0mm，唇（颊）面的磨除量为 1.0～1.5mm，颈部边缘终止于龈上或平龈，并同时形成 0.8～1.0mm 宽的肩台（图 4-5-2）。

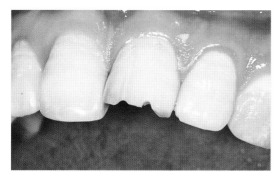 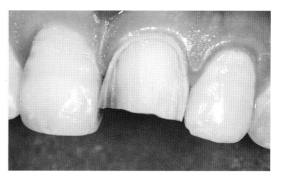

图 4-5-1　切端、𬌗面预备　　　　　　　　图 4-5-2　唇（颊）面预备

3. 邻面预备　邻面的磨除量≥1.0mm，颈部边缘与唇（颊）面颈部边缘连续，位于龈上或平龈，宽度为 0.8～1.0mm（图 4-5-3）。

4. 舌面预备　上颌前牙用火焰状或轮状金刚砂车针按正常舌面窝外形磨除 0.5～1.5mm（磨除量和所选材料以及结构设计有关），避免形成斜面外形（图 4-5-4）。

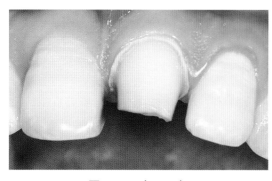 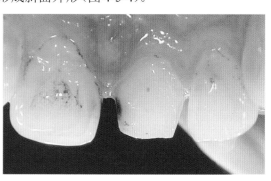

图 4-5-3　邻面预备　　　　　　　　　　　图 4-5-4　舌面预备

5. **颈缘预备** 全瓷冠修复常见的牙体预备边缘形态为有角肩台或浅凹形肩台，宽度通常为1mm或稍大，位置可为龈上或龈沟内（图4-5-5）。

6. **精修完成** 牙体预备完成后，仔细检查上下颌牙在牙尖交错殆时，切端、唇舌侧修复空隙是否足够，并保证修复体呈现光滑流畅的外形，绝对不能出现任何倒凹和棱角（图4-5-6）。

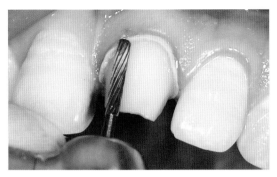

图4-5-5 颈缘预备

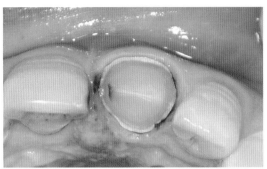

图4-5-6 精修完成

四、常用全瓷冠修复体

（一）CAD/CAM玻璃陶瓷全瓷冠

1. **玻璃陶瓷全冠的优缺点** 制作玻璃陶瓷全冠的常用材料有白榴石玻璃陶瓷、长石质玻璃陶瓷、二硅酸锂玻璃陶瓷。各种瓷材料的组成成分、内部晶体结构不同，因而透光性能也不尽相同。尤其在前牙全瓷美学修复中，应了解所选陶瓷材料的光学性能，选择不同材料制作全瓷修复体。白榴石玻璃陶瓷和长石质玻璃陶瓷的透光性能良好，特别适合于前牙修复，但因其粘接前的挠曲强度约为160MPa。二硅酸锂玻璃陶瓷透光性能仅次于白榴石玻璃陶瓷和长石质玻璃陶瓷，但其粘固前的挠曲强度约为360MPa，因此适合于前牙和前磨牙修复。上述材料均具有高、中、低透光性的瓷块，可供临床修复时选择。如修复四环素牙、变色牙或金属桩核预备时，宜选择遮色性能好的低透光性瓷块。

2. **CAD/CAM玻璃陶瓷全瓷冠的制作与完成** 临床上可采取三种工艺流程制作CAD/CAM玻璃陶瓷全瓷冠（详见第十四章）。图4-5-7～图4-5-18为临床和技工室制作CAD/CAM玻璃陶瓷全冠的全过程。

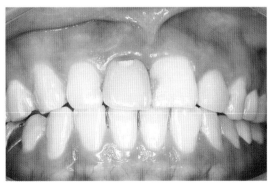

图4-5-7 右上颌中切牙金瓷冠颈缘崩瓷

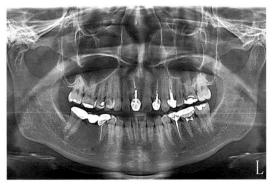

图4-5-8 曲面体层片显示右上颌中切牙根充和麻花桩

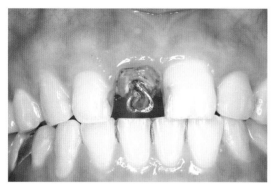

图 4-5-9　拆除右上颌中切牙金瓷冠

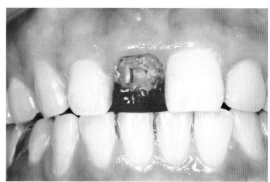

图 4-5-10　拆除右上颌中切牙麻花桩

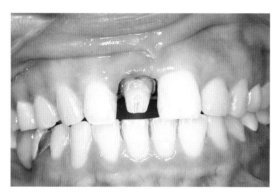

图 4-5-11　排龈后根管预备及制作纤维桩核

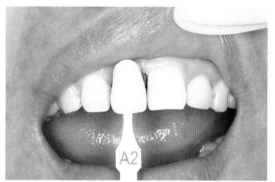

图 4-5-12　比色

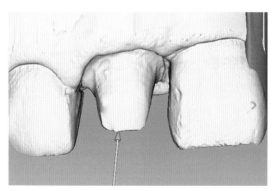

图 4-5-13　扫描后形成数字化模型

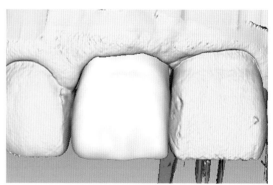

图 4-5-14　计算机设计后形成的数字化的修复体

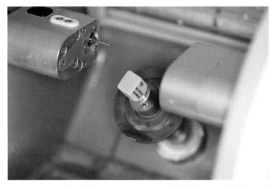

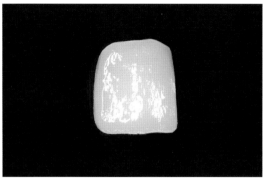

图 4-5-15　将高透 CAD/CAM 瓷块放置于切削仪中

图 4-5-16　切削和烧结完成后的右上颌中切牙 CAD/CAM 二硅酸锂玻璃全瓷冠

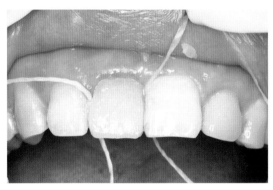

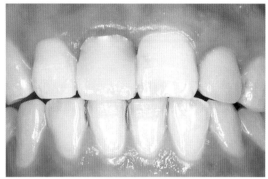

图 4-5-17　口内试戴并粘接

图 4-5-18　修复完成后的右上颌中切牙 CAD/CAM 二硅酸锂玻璃全瓷冠

（二）CAD/CAM 二氧化锆基底冠加烧结饰面全瓷冠修复

1. CAD/CAM 二氧化锆基底冠加烧结饰面全瓷冠的优缺点　二氧化锆因具有较高的挠曲强度（1 000～1 200MPa）和良好的生物相容性而被广泛应用于后牙单冠和固定桥修复。由于烧结前后的二氧化锆瓷颜色均为白色且缺乏玻璃相而不透明，故临床上考虑修复体的透明性和色度时，在其表面加上了饰面瓷，进而构成了叠层复合结构的修复体，在很大程度上改善了二氧化锆全瓷冠的美观效果，因而临床上得到了广泛应用。由于采用涂塑工艺的烧结饰面瓷的挠曲强度约为 90MPa，与二氧化锆的力学强度匹配性差，因此临床上时有饰面瓷崩裂现象发生。其次，饰面瓷残余的应力、饰面瓷的厚度、饰面瓷二氧化锆界面的粘接强度，均会对叠层复合结构修复体的成功率产生影响。

2. CAD/CAM 二氧化锆基底冠加烧结饰面全瓷冠的制作与完成　基牙预备完成后，取印模并翻制石膏模型，扫描后形成数字化模型，也可以在口内直接扫描后形成数字化模型，CAD/CAM 加工二氧化锆基底冠后，采用涂塑工艺烧结饰面瓷。图 4-5-19～图 4-5-26 为 CAD/CAM 二氧化锆基底冠加烧结饰面全瓷冠技工室制作的全过程。

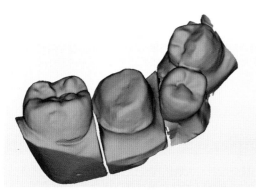

图 4-5-19　模型扫描后形成数字化模型

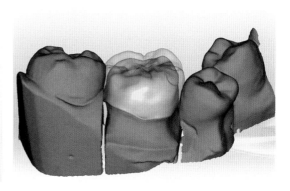

图 4-5-20　计算机设计后形成的数字化的冠修复体

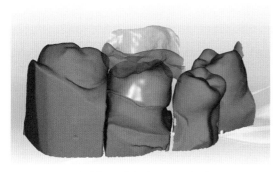

图 4-5-21　计算机设计完成的冠修复体，并回切形成基底冠

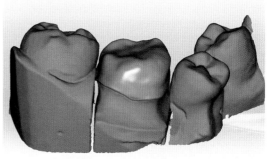

图 4-5-22　计算机设计完成的基底冠

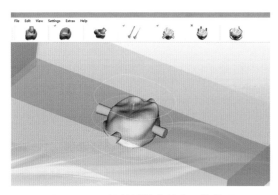

图 4-5-23　设计锆块中基底冠的位置

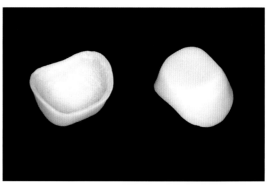

图 4-5-24　切削完成并烧结后的锆基底冠

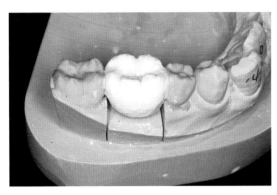

图 4-5-25　在锆基底冠上筑塑瓷粉

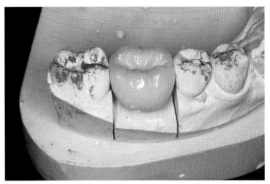

图 4-5-26　烧结后的锆基底冠加饰面全瓷冠

（三）CAD/CAM 二氧化锆全瓷冠修复

1. CAD/CAM 二氧化锆全瓷冠的优缺点　二氧化锆全瓷冠是无烧结饰面瓷的全瓷冠。经过染色处理后，修复体可以达到目标色度，但是其不透明的缺陷，使得修复体的色彩比较呆板。挠曲强度高的优点，特别适用于颌间距离小、咬合力大且对美观没有过高要求的患者。

2. CAD/CAM 二氧化锆全瓷冠的制作与完成　临床上对于颌间距离小的患者，采用二氧化锆全瓷冠修复体很难获得足够的固位力，通常采用预备根管、增加钉道的方法，形成带钉的二氧化锆全瓷冠，克服固位力不足的缺点。图 4-5-27～图 4-5-35 为 CAD/CAM 钉锆全瓷冠的修复过程。

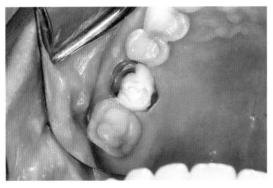

图 4-5-27　第一磨牙大面积龋坏治疗完成后

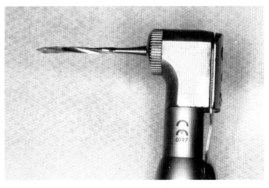

图 4-5-28　根管钻

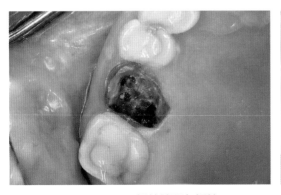

图 4-5-29　用根管钻预备根管

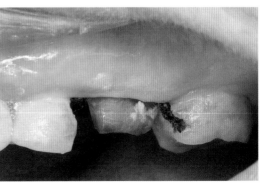

图 4-5-30　排龈后牙体预备

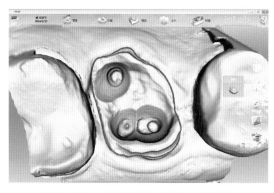

图 4-5-31 扫描后形成的数字化模型

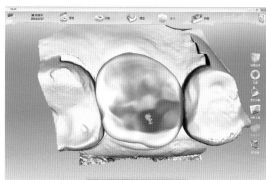

图 4-5-32 设计钉锆全瓷冠

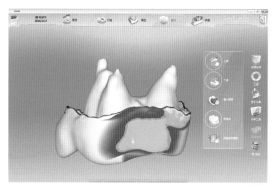

图 4-5-33 设计钉锆全瓷冠的固位钉

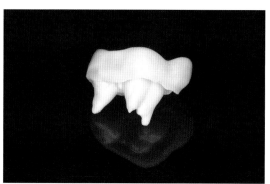

图 4-5-34 烧结后的钉锆全瓷冠

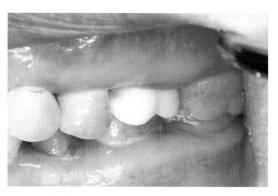

图 4-5-35 临床试戴钉锆全瓷冠

（四）铸造玻璃陶瓷全冠修复

全瓷冠也可以采用铸造法制作。铸造玻璃陶瓷全冠是用可铸造的玻璃陶瓷材料经特定工艺制作的全冠修复体。

1. 铸造玻璃陶瓷全冠的优缺点　铸造玻璃陶瓷全冠具有美观、良好的半透明性、与牙釉质近似的折光性、良好的边缘密合性及抗折断性能，其挠曲强度约为160MPa。此外，还有与牙釉质相似的耐磨性能。因受其抗挠曲强度的限制，铸瓷主要用于制作前牙修复体。

2. 铸造玻璃陶瓷全冠的制作与完成

（1）铸造法：采用失蜡铸造法完成铸造玻璃陶瓷全冠，再经瓷化炉处理，使部分玻璃转化为结晶陶瓷。烧结后其强度、透明度均得到改善，硬度接近牙釉质，经过颜色修饰，其色泽和透明度均可达到较完美的程度。

（2）压铸法：其工作原理类似于金属铸造。采用"熔模失蜡法"的原理，将瓷块熔化后在 0.5MPa 压力下注入失蜡后的熔模腔内，形成基底冠，再用染色或外层筑瓷的方法完成铸造全瓷冠的制作（图 4-5-36～图 4-5-39）。

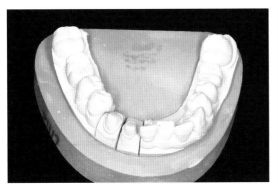

图 4-5-36　铸造玻璃陶瓷全冠工作模型

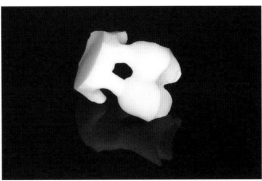

图 4-5-37　玻璃陶瓷全冠铸件

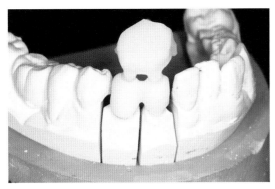

图 4-5-38　玻璃陶瓷全冠铸件在模型上就位

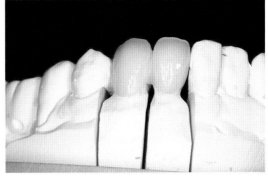

图 4-5-39　筑瓷完成陶瓷全冠的制作

五、全瓷冠的试戴与粘接

（一）全瓷冠的试戴

全瓷冠试戴的步骤与金属烤瓷冠等修复体的试戴流程基本相同，但有以下注意事项：

1. 暂时修复体粘固时应避免使用含有丁香油的暂时粘固水门汀。

2. 玻璃基质全瓷修复体的强度一般较低，戴入试咬合高点时切忌用力过大，避免折裂，必要时需粘固后才能调整咬合。

3. 粘固前应仔细清除基牙上的暂时粘接水门汀等残留物，建议常规使用不含油或氟化物的浮石粉抛光清洁基牙粘接面。

4. 因全瓷冠有较高的透明度，最终的修复效果受修复体本身的颜色、树脂水门汀、基牙底色的影响。因此，对于高透明度的全瓷修复体，粘接前应使用与树脂水门汀配套的试色糊剂模拟粘接后的效果，必要时需调整修复体的染色或选择更为合适的树脂水门汀。

（二）全瓷冠的粘接

全瓷冠粘接时，需考虑全瓷冠的主要组成成分、强度以及粘接水门汀的类型等因素。根据这些因素的不同，粘接水门汀的类型和使用方法也会有所差别。

1. 全瓷材料应选择树脂水门汀粘接，以减少或避免全瓷修复体的折裂。

2. 使用树脂水门汀粘接玻璃及全瓷修复体有利于提高其强度。对于玻璃基全瓷材料的粘接，首先用氢氟酸酸蚀剂酸蚀全瓷冠组织面，然后硅烷化处理内表面，再用颜色合适的树脂水门汀进行粘接。由于玻璃基全瓷材料的本身强度较低，不建议采用喷砂的方法粗化粘接表面。

3. 对非玻璃基全瓷修复体的粘接需要区别对待　非玻璃基全瓷修复体如以氧化铝、氧化锆为主要成分的全瓷冠不含玻璃基质，不能被氢氟酸酸蚀，而且其瓷粘接面也不宜与单纯涂布的硅烷偶联剂形成化学结合。有学者提出通过摩擦化学法，热解法等作用使硅氧复合物结合到不含硅酸盐的瓷粘接面上，然后再使用偶联剂涂布处理的方法。由于这类陶瓷的强度较高，喷砂处理一般不会破坏表面的粘接层。因此，喷砂有利于形成粗糙的粘接面。

以氧化铝、尖晶石为主要成分的全瓷冠粘接时不要用氢氟酸或其他酸酸蚀。其不但对氧化铝、尖晶石不起作用，相反有可能会降低全瓷冠强度。因含磷酸盐单体的树脂水门汀能与氧化铝、氧化锆之类的金属氧化物形成化学结合，可推荐使用该类树脂水门汀粘接此类修复体。此外，自凝树脂类水门汀也利于氧化锆修复体的粘接。

由于氧化锆陶瓷材料的透光性较差，临床上常采用自固化型或双固化型树脂水门汀进行锆瓷修复体的粘固。

虽然树脂改良玻璃离子水门汀与氧化锆之间可形成即刻较高的粘接强度，但经过数千次冷热循环老化后其粘接强度显著下降。因此，作为氧化锆修复体的粘接材料，树脂加强型玻璃离子尚不能代替树脂水门汀。

六、全瓷冠修复的注意事项

1. 严格控制全瓷冠修复的适应证。

2. 保证瓷层有足够的厚度。

3. 牙体预备时，防止出现尖锐棱角。

4. 全瓷冠应根据材料不同选用合适的粘接剂。

5. 玻璃陶瓷全瓷冠因其挠曲强度低，宜先粘接，后调𬌗。

6. 正确选择全瓷材料，确保修复后的色彩效果。

 小 结

全瓷冠与全瓷冠相比具有色泽稳定、导热低、不导电、耐磨损、生物相容性好的特点，在临床上广为应用。本章对全瓷冠修复的优缺点、适应证和临床注意事项、分类、牙体预备的基本要求和步骤、粘接以及全瓷冠不同材料及制作工艺等内容进行了介绍。

（姚江武　常维巍）

第六节　桩　核　冠

桩核冠（post-and-core crown）是指当剩余的可利用牙体组织量不足，无法满足全冠修复所需的固位形和抗力形时，通过增加桩核来为全冠提供支持和固位，在此基础上再行全冠修复的修复方式。

牙体缺损的患牙用桩核冠来修复，应该是最后的修复方式选择。按照牙体缺损范围由小到大，逻辑上选择修复方法应遵循如下顺序：嵌体—高嵌体—部分冠—全冠—桩核冠。桩核冠修复是在牙体缺损程度最大时的选择。

我国口腔修复学一度沿用桩冠（post crown）这一名称，即利用固位桩插入根管内以获得固位的一种冠修复体，桩和冠为一整体。随着根管治疗技术水平的不断成熟和提高，大量不同程度缺损的患牙得以保存，加之各类粘接材料、桩核材料及制作工艺技术的进步，桩核冠的概念逐渐完善和丰富，已逐渐代替桩冠。

相对于桩冠，桩核冠是一种更加合理、更为方便的设计，先做桩核再做冠，有以下几个好处：

1. 如果冠有变色、磨耗、缺损等情况需要重做，可以换冠而不用换桩核，这样减小了损伤牙根的可能性。

2. 作为基牙，即使牙体长轴与其他基牙不一致，可将核的方向进行调整使其与其他基牙的就位道一致。单个牙轻度错位也可以用改变核方向的办法使冠恢复到正常位置。

3. 桩核与冠是分别完成的，可很好地解决多根后牙牙冠大面积缺损以全冠修复的问题。

4. 桩核与冠分别戴入，冠的就位与边缘位置不受根管方向的影响，便于处理边缘密合问题。

一、桩核冠的种类

（一）按修复体结构分类

1. 桩、核、冠三体结构　桩、核、冠为不同材料的分体结构。这一类主要是成品桩修复，如纤维桩-树脂核-全瓷冠（图4-6-1）。

2. 桩核、冠二体结构　桩核为同种材质制作的一体结构，与冠分体。最常见的是铸造金属桩核-金属烤瓷冠（图4-6-2，图4-6-3）和陶瓷桩核-全瓷冠等（图4-6-4，图4-6-5）。

3. 桩核冠一体结构　桩核冠为整体结构，即传统的桩冠形式。如金属核烤瓷桩冠、金属桩冠等。

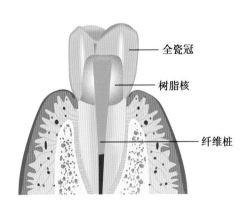

全瓷冠

树脂核

纤维桩

图 4-6-1　桩核冠

（二）按修复材料分类

1. 桩　桩分为金属桩和非金属桩。金属桩包括铸造金属桩、成品金属桩；非金属桩包括纤维桩、陶瓷桩。

2. 核　核分为金属核和非金属核。金属核包括造金属核、银汞合金核；非金属核包括复合树脂核、陶瓷核。

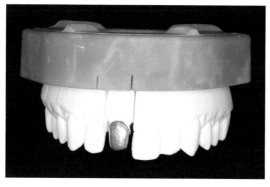

图4-6-2　铸造金属桩核

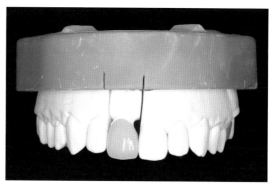

图4-6-3　金瓷冠

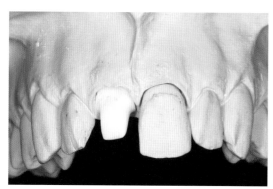

图4-6-4　陶瓷桩核

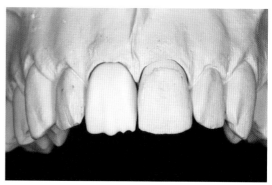

图4-6-5　全瓷冠（二硅酸锂烧结前）

3．冠　冠分为金属冠、陶瓷冠、复合树脂冠。

二、适应证与临床注意事项

（一）桩核冠的适应证

1．临床牙冠大部缺损（2～4个壁缺损），无法行充填治疗或做全冠修复固位不良者。

2．临床牙冠完全缺损，断面达龈下，但根长和根径满足桩核冠修复要求，经冠延长术或牵引术后可暴露断面以下根面高度超过1.5mm，磨牙以不暴露根分叉为限。

3．错位牙、扭转牙没有条件做正畸治疗者或非正畸治疗适应证者。

4．畸形牙直接预备固位形不良者。

此外，制作桩核冠患牙均需经过完善的根管治疗，原有根尖周炎症得到控制。

（二）桩核冠修复的临床注意事项

1．因缺损深达龈下，有侵犯生物学宽度导致牙周疾患风险，又不愿或不能用正畸或冠延长手术以获得足够牙本质肩领的患者，如果仍选择桩核冠修复，则应告知患者修复风险。

2．牙根或根管解剖形态不良，存在牙根细小或牙根弯曲致根管桩道过短等，采用桩核冠修复需谨慎。

3．根管治疗不完善，如欠充、充填不密实等致根尖封闭不良、根尖阴影过大或瘘管未消除者，应在行完善根管治疗后再行修复。

4．年轻恒牙缺损时，应尽量保存活髓，诱导根尖成形，促使牙根继续发育和根尖孔封闭。

5. 根管充填后选择桩核冠修复的时间应参考治疗情况和全身状况而定。原牙髓正常或牙髓炎未累及根尖者，观察时间可短，根管治疗 3 天后无症状，即可开始修复；有根尖周炎的患牙，一般完善的根管治疗后观察 1～2 周，无临床症状后可以开始修复；有瘘管的患牙需等瘘管愈合后进行修复；根尖周病变较广泛者，需在治疗后观察 3～6 个月以上，待根尖周病变明显缩小，形成骨硬板后才能修复。

三、桩核冠的固位形与抗力形

桩核冠修复的患牙，其余留的牙体组织不足以为冠修复体提供足够的固位力，因此在桩核冠的设计中，对桩核的设计有其独特的固位形与抗力形要求。

（一）桩的长度

桩核冠的固位力主要取决于桩与根管壁之间的摩擦力和粘接剂产生的粘接力。因此，桩的长度是影响桩核冠固位的主要因素，桩越长，摩擦力与粘接面积越大，固位力越强，但桩长度受根管解剖条件的限制。

1. 为确保牙髓治疗效果和预防根折，一般要求根尖部保留不少于 3～5mm 的充填材料。若余留根充材料过少，会破坏根尖孔牙胶的封闭，容易引起根尖周感染；同时操作过程中还很容易将剩余根充材料挤出根尖或带出根管。若桩接近根尖部，此处根管细小、壁薄，抗力形差，容易出现根折。

2. 要求桩的长度不短于临床冠的高度。

3. 桩在牙槽骨内的长度大于根在牙槽骨内总长度的 1/2。若牙槽骨以外牙根缺少支持则容易形成危险截面，较以往所述的桩长应达到根长的 2/3～3/4 更为准确，特别牙槽骨吸收明显的患牙尤其要注意，应避免桩末端距离牙槽嵴顶过近导致根折。

（二）桩的直径

桩的直径与桩核冠固位和牙根的抗力形有关。增大桩的直径，可增加桩与根管内壁的接触面积，从而增加了桩的固位力和抗力。但桩直径大小受根径的限制，直径过大的桩需磨除过多根管壁的牙体组织，造成根管壁强度下降，桩核冠侧向受力后容易发生根折；相反，若桩过细，也会影响其固位力和自身抗折能力。结合力学特点和牙齿的发育特点，桩的直径在 1/4～1/3 根径范围内对根来说是安全的，该直径要求是指在牙根骀龈 - 根尖向各个横切面均有足够厚度的根管壁厚度。由于牙根形态在不同牙位及同一牙齿的不同横切面都不一样，因此，选择桩道和预备前应熟悉牙根及根管解剖形态，结合根尖片或 CT 作出判断，适当保守预备。上颌前磨牙牙根锥度较大，根管壁薄，根尖处内陷或形成凹面，桩道预备易穿孔或修复后易根折，尤其需要注意。此外，还要考虑桩所用材料的强度，使之满足功能要求。

（三）桩的形态与表面结构

桩的形态取决于根的形态。让桩的形态和根的形态完全一致不是一件容易的事情，尤其是各个横切面的形态，理想状态为在桩直径达根径 1/4～1/3 时保证横切面 360° 各个位置均有足够的根管壁厚度。因此，根管预备时应结合相应牙根的解剖学特点和实际情况仔细判断处理，从根管口到末端逐渐缩小呈锥形，与牙根形态一致，与根管壁密合。对于弯曲根，要注意根是弯曲的，但桩无法做成弯曲形状，须确保根的可利用长度满足桩核冠固位形和抗力形要求，否则预后不良。

桩的形态根据外形可分为平行桩和锥形桩。平行桩的聚合度小，固位力大，适用于根长且粗大者。锥形桩适用于细根、短根、继发性牙本质少的患牙,其固位力与密合度及粘接力有关。

桩的形态根据表面纹理可分为光滑桩、锯齿桩、螺纹桩。除了螺纹桩外,表面纹理对固位力的增加作用并不明显。预成桩的表面常设计有纵形排溢沟,方便粘接时粘接剂排溢而使桩就位完全。

(四)牙本质肩领

最终冠修复体边缘应覆盖所有缺损区与原修复体,并在其边缘上方(360°)保留足够高度及厚度的健康牙本质。核根方以下至冠边缘以上牙本质称为牙本质肩领(图4-6-6)。原则上应留有高度不小于1.5mm,厚度不小于1mm的牙本质肩领。无牙本质肩领设计的桩核冠修复体在使用过程中很容易导致患牙的牙根折裂。当牙齿断端位置过低,在不侵犯生物学宽度前提下无法获得足够牙本质肩领,需通过正畸牵引或牙冠延长术来获得牙本质肩领。

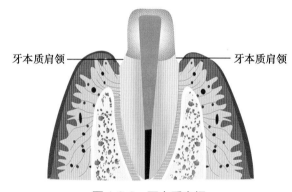

牙本质肩领 ———— 牙本质肩领

图4-6-6 牙本质肩领

四、桩核的牙体预备

牙体预备前必须拍摄X线片,以了解牙根长度、外形、方向、根管充填情况及根尖周状况,并结合口腔检查,选择好器械,调整体位,再作患牙预备。

(一)冠部牙体预备

1. 去净残冠上所有的充填物及龋坏组织,暴露健康牙体组织(图4-6-7)。

2. 对于剩余牙体组织的预备,无论还剩多少牙体组织,都应按照全冠预备要求与方法进行牙体预备,但此时不必做出龈沟内边缘,也不要修整。

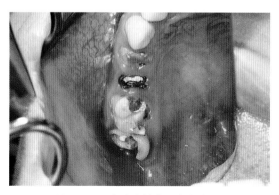

图4-6-7 去除充填物及龋坏组织

3. 去除薄壁弱尖,将余留的根面修平整,确定最终边缘,牙本质肩领处厚度不小于 1mm,高度不小于 1.5mm。

（二）根管桩道预备

1. 根据 X 线片确定桩在根管内的长度,标记在扩孔钻上,根据牙冠高度切除量适当降低标记工作长度（图 4-6-8）。

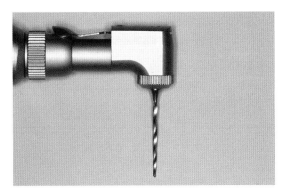

图 4-6-8　扩孔钻

2. 按根管方向,低速进钻并做提拉动作将切碎的根管充填物带出,直至预定的深度（图 4-6-9）。

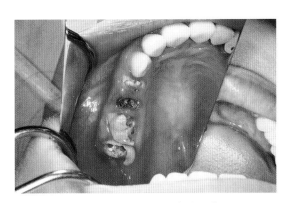

图 4-6-9　扩孔至预定的深度

3. 根据牙根的长度、外形、直径,用相应型号的裂钻或扩孔钻完成根管预备。

当完成根管预备后,可以采用以下三种方法制作桩核:①在口内直接用成品桩制作修复;②制取印模,技师加工金属桩核;③在临床上或技工室制取数字化模型,CAD/CAM 技术制作桩核。

五、成品桩与冠修复

成品桩即预成桩,其操作方法按材质有所差异:

1. **金属成品桩**　金属成品桩为预成的金属桩,表面带有螺纹、锯齿等结构。其操作方法为:根据根管状况选用金属成品桩,口内直接试戴,调整长短后粘接,桩与根管壁之间靠机械固位结合,之间的间隙用水门汀材料充填,常用玻璃离子粘固剂、树脂加强型玻璃离子粘固剂等粘固。然后在其露出根面的桩上用树脂或银汞堆塑出核的形态，一次就诊即可完成牙体预备，制取印模，制作全冠修复体。其优点是节省时间，减少患者就诊的次数，其不足之处在于，桩的横断面都是圆形，受力时易发生旋转。

2. 纤维桩　纤维桩树脂核为直接修复设计，即在口内一次性完成纤维桩的粘接和树脂核的成形，可节省患者就诊次数。纤维桩由沿同一方向排列的纤维粘接于环氧树脂基质中而成。相比于金属桩和瓷桩，纤维桩具有弹性模量更接近天然牙本质的特点，有利于应力均匀分布，不易发生根折。纤维桩分为碳纤维桩、玻璃纤维桩、石英纤维桩三种。碳纤维抗疲劳能力及弹性模量略高，但由于碳纤维的黑色外观，不能达到很好的美观效果。而玻璃纤维桩及石英纤维桩色泽呈白色或半透明状，可以很好地满足美学要求，但强度不如金属桩和陶瓷桩，易发生桩本身的折断，同时由于旋转韧性差，且横断面为圆形，纤维桩抗旋转能力较差。纤维桩与根管壁需用树脂粘接系统粘接，树脂粘接系统一般为化学固化或双固化，以确保根管内部的树脂材料充分固化。再根据全冠预备要求用复合树脂或专用堆核树脂堆核，制取印模，制作全冠（图4-6-10～图4-6-13）。

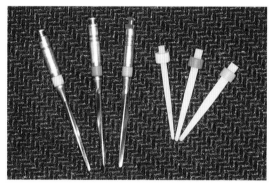

图4-6-10　选择与最终扩孔钻型号相匹配的纤维桩

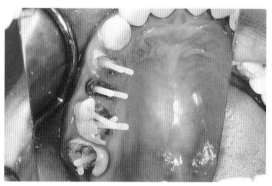

图4-6-11　将纤维桩插入预备好的根管中，调试直径和长度

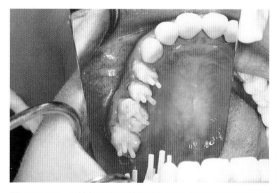

图4-6-12　酸蚀后注入粘接剂，插入调试后的纤维桩

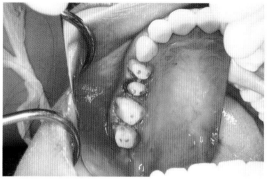

图4-6-13　光固化成形纤维桩核

六、铸造桩核与冠修复

铸造桩核按材料分为金属铸造桩核和氧化锆铸瓷桩核。

铸造金属桩核 - 金属烤瓷冠是普遍使用的桩核冠修复形式。铸造金属桩核采用失蜡铸造法制作，为桩核一体的金属桩核。其优点是金属桩核具有良好的机械性能、高强度，不易折断，特别是桩核一体，其本身的机械强度有明显的优越性。其缺点是：①金属桩弹性模量远高于牙本质，容易发生应力集中，致根折；②因金属具有传导性，易干扰磁共振检查图像成形；③金属核对光有阻射作用；④因金属易使牙根部牙龈泛青色，对于前牙美学要求较高患者慎用。

氧化锆铸瓷桩核是在石膏模型上用预成氧化锆棒做桩核，其上制作熔模，包埋铸瓷而成，桩核为一整体结构，铸瓷可进行酸蚀处理，能与牙体通过树脂粘接，在前牙修复时满足美学需要。

铸造桩核印模方法分为直接法与间接法，其中直接法一般用于前牙。

（一）直接法

1. 常规桩核蜡型成形法　该方法多采用嵌体蜡作为制取熔模材料。在根管内与根面涂薄层石蜡油，选用粗细合适的蜡条烤软插入根管内尽量充满，金属丝烤热后插入蜡中央直至最底部，待蜡冷却凝固后取出，检查蜡桩各面是否完整，确认无误后准确复位，按照基牙形态要求堆塑蜡核，完成冷却后取出，冷水保存或固定成型座上，送技工室包埋铸造。

2. 预成熔模桩核蜡型成形法　预成桩系统一般由不同大小的配套根管钻、熔模桩、印模桩、预成桩、暂时桩组成。配套根管钻头完成根管预备后，选择匹配的熔模桩插入根管，应具备一定固位力，用嵌体蜡堆塑核熔模，送技工室包埋铸造。

（二）间接法

1. 预成印模桩桩道印模　采用预成钻头预备根管，完成牙体及根管预备后选择匹配印模桩备用，采用流动性高、弹性好，有一定抗撕裂强度的印模材料，如硅橡胶、聚醚橡胶、琼脂等，注入根管后以螺旋充填器将印模材料导入根管，插入印模桩，再用托盘承载印模材料完成印模。常规灌制石膏模型后，技师在桩道内插入匹配的预成桩，就位后堆核制作熔模，失蜡铸造金属核或热压铸陶瓷核成形。

2. 常规桩道印模　单根管可选用琼脂类印模材料，磨牙则需要选用硅橡胶印模材料。如用琼脂类印模材料，则以注射器将印模材料注入根管内并充满。如用硅橡胶印模材料，则用螺旋输送器将印模材料导入根管，插入准备好的增力丝，再将印模材料注满根面，放入承载印模材料的托盘，等待凝固。印模材料凝固后，顺着根管方向取下即可，检查印模是否完整，确认无误后，暂封根管口，灌注模型，送技工室完成制作（图4-6-14～图4-6-17）。

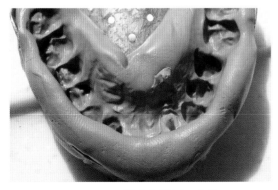

图 4-6-14　检查印模是否完整

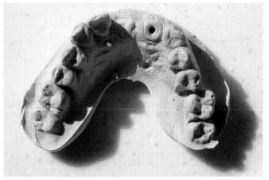

图 4-6-15　检查模型上的根管是否完整

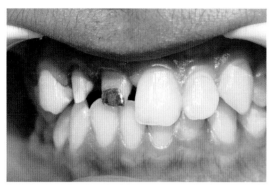

图 4-6-16　在口内粘接铸造金属桩核,并完成桩核预备

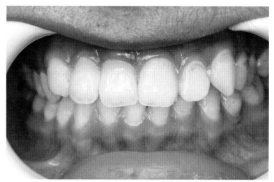

图 4-6-17　在口内粘接金瓷冠

七、CAD/CAM 陶瓷桩核与冠修复

CAD/CAM 陶瓷桩核是指利用 CAD/CAM 技术整体切削的陶瓷桩核,主要是氧化锆桩核(图 4-6-18),具有精确度高,生物相容性好,美观性好的优点。可以选择不同材料的冠配合修复,如氧化锆全瓷冠,或者具有半透明效果的玻璃陶瓷全冠(图 4-6-19),如热压铸瓷全冠、氧化铝全瓷冠等。缺点是陶瓷桩硬度高,弹性模量大,容易导致根折。

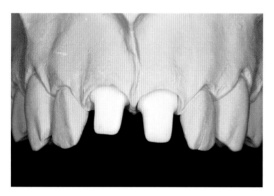

图 4-6-18　CAD/CAM 技术整体切削的氧化锆桩核

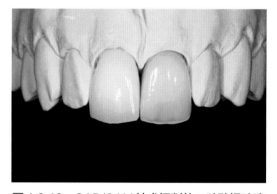

图 4-6-19　CAD/CAM 技术切削的二硅酸锂玻璃陶瓷全冠

小　结

桩核冠按照材料和结构有不同的分类,选择时有严格的适应证。桩的长度、直径、形态、冠与根面的关系都会对桩核冠的固位形与抗力形产生影响,在修复设计及牙体制备时需要注意。不同类型的桩核有共同的及特殊的预备要求。目前常用的三种桩核冠修复形式各有其特点。

思考题

1. 嵌体的适应证有哪些？
2. 嵌体的洞形预备要求有哪些？
3. 高嵌体的优缺点有哪些？
4. 贴面修复的适应证有哪些？
5. 贴面修复的注意事项有哪些？
6. 铸造金属全冠的适应证有哪些？
7. 铸造金属全冠牙体预备的步骤和要求是什么？
8. 为了增加铸造金属全冠的固位力，牙体预备时可采取哪些措施？
9. 金属烤瓷全冠的优缺点是什么？
10. 金 - 瓷结合的机制有哪些？何种机制最重要？
11. 金属烤瓷全冠的总体设计原则有哪些？
12. 金属烤瓷全冠牙体预备的步骤和方法是什么？
13. 全瓷冠的牙体预备要点是什么？
14. 全瓷冠的适应证是什么？
15. 桩核冠修复中桩核的类型及特点？
16. 桩核冠适应证有哪些？
17. 桩核冠的固位形与抗力形有哪些要求？
18. 桩核冠牙体制备有何要求？

（朱　晔）

参考文献

1. 姚江武，麻健丰. 口腔修复学. 3 版. 北京：人民卫生出版社，2015
2. 冯海兰，徐军. 口腔修复学. 2 版. 北京：北京大学医学出版社，2007
3. 徐君伍. 口腔修复学. 4 版. 北京：人民卫生出版社，2000
4. GUREL G，SESMA N，CALAMITA M A，et al. Influence of enamel preservation on failure rates of porcelain laminate veneers. Int J Periodontics Restorative Dent 2013；33：31-39
5. PAHLEVAN A，MIRZAEE M，YASSINE E，et al. Enamel thickness after prep- aration of tooth for porcelain laminate. J Dent 2014；11：428-432
6. MAGNE P，BELSER U. Bonded Porcelain Restorations in the Anterior Dentition：A Biomimetic Approach：Quintessence Publisher Co，Inc；2002
7. 赵铱民. 口腔修复学. 7 版. 北京：人民卫生出版社，2012
8. EISSMANN H F，RADKE R A. Post-endodontic restoration. In：Cohen S，Burns RC（eds）. Pathways of the Pulp. St Louis：Mosby，1976：537-575
9. HOAG E P，DWYER T G. A comparative evaluation of three post and core techniques. J Prosthet Dent 1982；47：177-181

10. SORENSEN J A，ENGELMAN M J. Ferrule design and fracture resistance of endodontically treated teeth. J Prosthet Dent 1990；63：529-536

11. SORENSEN J A，MARTINOFF J T. Intracoronal reinforcement and coronal coverage：A study of endodontically treated teeth. J Prosthet Dent 1984；51：780-784

第五章　牙列缺损的固定局部义齿修复

第一节　固定局部义齿的优缺点、生理基础和适应证

一、固定桥的定义

固定局部义齿(fixed partial denture)是修复牙列中一个或几个缺失的天然牙,恢复其解剖形态和生理功能的一种修复体。它利用缺牙间隙两端或一端的天然牙或牙根作为基牙,在基牙上制作固位体,并与人工牙连接成为一个整体,通过粘固剂、粘接剂或固定装置将义齿粘固在基牙上,患者不能自行摘戴,因其结构与桥梁相似,故称为固定桥。是牙列缺损常用的修复方法之一。

二、固定局部义齿的优缺点

(一)固定局部义齿的优点

与可摘局部义齿相比,固定桥具有以下主要优点:

1. 固位作用好　固定局部义齿通过固位体粘固在基牙上,固位力大,行使咀嚼功能时,义齿稳固无殆向移位。

2. 支持作用好　固定局部义齿承担的殆力几乎全部由基牙及其下的牙周支持组织承担,支持力大。

3. 稳定作用好　固定局部义齿通过固位体粘固在基牙上,修复体与基牙形成一个新的功能整体,具有较强的对抗侧向移位的能力,稳定作用好。

4. 无明显异物感　固定局部义齿的体积小、边缘密合,患者感觉舒适。

5. 不影响患者的发音功能。

6. 金属烤瓷或全瓷固定局部义齿美观。

7. 无需患者摘戴。

(二)固定局部义齿的缺点

1. 患者不能摘下进行口外清洁。

2. 适应范围窄　一般只应用于牙列中少数牙缺失或数个牙间隔缺失,邻牙有足够的支持和固位力者。

3. 制作工艺较复杂。

4. 基牙预备量大。

三、固定局部义齿的生理基础

固定局部义齿在行使咀嚼功能时,所承受的𬌗力几乎全部由基牙承担,即基牙要承担自身的𬌗力和分担桥体的𬌗力。基牙能否承受来自桥体的额外𬌗力,是固定局部义齿修复的生理基础,即牙周储备力。

(一)牙周储备力

在实际咀嚼运动中,咀嚼力受牙周组织内痛觉感受器调控,只有部分肌纤维参与了收缩运动,形成𬌗力或咀嚼压力。𬌗力的平均值为 22.4~68.3kg,而日常生活中,咀嚼食物时所需𬌗力一般在 10~23kg,仅用了牙齿所能支持力量的一半。因此,牙周组织还有相当一部分支持力未被发挥,这部分未被发挥的支持力称为牙周储备力,也称牙周潜力。当牙列缺损采用固定局部义齿修复时,应用基牙的牙周储备力来承担桥体的𬌗力,为固定桥局部义齿修复提供了生理学基础。

(二)牙周膜面积

基牙的牙周潜力主要由基牙的牙周组织和颌骨的健康状况决定,其中牙周膜起着重要的作用。牙周膜面积越大,牙周储备力越大,基牙的支持力就越强。临床上常用牙周膜面积的大小来评价基牙的支持力,选择基牙。1926 年,Ante 医师提出了后来被 Johnston 等人称为"Ante's law"的论点,即固定桥基牙牙周面积的总和应等于或大于缺失牙牙周膜面积的总和。Tylman、Jepsen、魏治统等相继测量了各牙牙周膜面积以供选基牙时参考使用(表 5-1-1)。上下颌第一磨牙牙周膜面积最大,其次是第二磨牙,尖牙又次之,上颌侧切牙和下颌中切牙牙周膜面积最小。单根牙以牙颈部区域牙周膜面积最大;多根牙在根分叉处的牙周膜面积最大,颈部次之,向根尖逐渐减小。故牙周膜面积最大处一旦发生牙槽骨吸收,牙周膜面积整体受损较大,应予以重视。

表 5-1-1　各牙的牙周膜面积

牙位	Tylman	Boyd	Jepsen	魏治统
上颌 8	194/mm²	205/mm²		
7	272/mm²	417/mm²	431/mm²	290/mm²
6	335/mm²	455/mm²	433/mm²	360/mm²
5	140/mm²	217/mm²	220/mm²	177/mm²
4	149/mm²	220/mm²	234/mm²	178/mm²
3	204/mm²	267/mm²	273/mm²	217/mm²
2	112/mm²	177/mm²	179/mm²	140/mm²
1	139/mm²	204/mm²	204/mm²	148/mm²
下颌 1	103/mm²	162/mm²	154/mm²	122/mm²
2	124/mm²	175/mm²	168/mm²	131/mm²
3	159/mm²	272/mm²	268/mm²	187/mm²
4	130/mm²	196/mm²	180/mm²	148/mm²
5	135/mm²	204/mm²	207/mm²	140/mm²
6	352/mm²	450/mm²	431/mm²	346/mm²
7	282/mm²	400/mm²	426/mm²	282/mm²
8	190/mm²	373/mm²		

四、固定局部义齿的适应证及临床注意事项

与可摘局部义齿相比较，固定局部义齿能够最大限度地恢复缺失牙的解剖形态和生理功能，基本上不改变口腔原有的环境，能够达到舒适、美观的要求，是受患者欢迎的修复方式。然而固定局部义齿修复牙列缺损有一定的适用范围，修复前必须进行口腔检查，获得详细的口腔资料，加以全面考虑、综合分析，确定缺失牙、邻牙和对颌牙的情况是否适合选用固定局部义齿修复缺失牙。为此，应严格控制其适应证，可从以下几个方面考虑：

（一）缺牙的数目

固定局部义齿最适合于牙弓内少数牙缺失的修复，即 1～2 个缺失牙；若缺失牙为间隔缺失，有中间基牙增加支持，也可选用固定局部义齿修复。在选择固定局部义齿修复时，必须考虑缺失牙数目与缺牙区邻近基牙所能承受验力的能力，只有在基牙能承担缺牙区传递的验力时，才能选用固定局部义齿修复牙列缺损，否则会导致固定局部义齿修复失败。

（二）缺牙的部位

牙弓的任何部位缺牙，只要缺牙数目不多，而基牙的数目和条件均能满足支持、固位者，都可以考虑固定局部义齿修复。对后牙末端游离缺失的患者，一般不考虑固定局部义齿修复。

（三）基牙的条件

1. 牙冠　理想的基牙牙冠验龈高度应适当，形态正常，牙体软硬组织健康。

2. 牙根　基牙牙根应粗壮并有足够的长度。多根牙的牙根有一定的分叉度最好，支持力强。若基牙牙根周围出现牙槽骨吸收，要求最多不能超过根长的 1/3。必要时需增加基牙数目，以增加基牙的支持力。

3. 牙髓 基牙最好是健康的活髓牙。若牙髓组织已有病变,应进行完善的牙髓治疗,方可选作基牙。

4. 牙周组织 基牙牙周组织健康才能支持自身和桥体的𬌗力。理想的基牙必须是根尖周无病变;牙周组织健康无炎症;牙槽骨无吸收或吸收不超过根长1/3。

5. 基牙位置 基牙在牙弓的排列位置应基本正常,无过度倾斜或扭转错位,不影响基牙的牙体预备及各个基牙之间的共同就位道的形成。个别严重错位的牙,征得患者同意后,可以进行根管治疗,再用核冠改变牙冠轴向并用作基牙,取得基牙之间的共同就位道。

(四)咬合关系

缺牙区的牙槽嵴顶黏膜与对颌牙的𬌗面之间应有合适的𬌗龈距离,缺牙区邻牙无倾斜,对颌牙无伸长。如邻牙倾斜、对颌牙伸长等,只要能采取措施,调𬌗磨短伸长牙,或调磨基牙倾斜面,或改变固位体的设计,均可制作固定局部义齿。

(五)缺牙区牙槽嵴

一般在拔牙后3个月,牙槽嵴的吸收趋于稳定方可进行固定局部义齿修复。若后牙牙槽嵴吸收较多时,由于对美观影响小,若基牙条件好,可设计成卫生桥。

(六)年龄

年轻恒牙的特点是临床牙冠短、髓腔大、髓角高,有时根尖部未发育完全。在进行基牙牙体预备时,容易损伤牙髓也不易获得良好的固位形。

(七)口腔卫生情况

固定局部义齿是患者不能自行摘戴的修复体,虽然设计时要求固定局部义齿能够自洁和易于清洁,由于固定局部义齿结构的特殊性,桥体龈端和邻间隙难于清洁。口腔卫生情况差的患者,采用固定局部义齿修复缺失牙,容易引起龋病和牙周组织疾病,导致固定局部义齿修复失败。因此,此类患者在选用固定局部义齿修复时,必须先进行完善的牙体、牙周治疗,让患者认识保持口腔清洁卫生的重要性并密切配合,形成良好的口腔卫生习惯,否则不宜进行固定局部义齿修复。

(八)余留牙情况

在选用固定局部义齿修复时,除考虑基牙条件外,还需考虑口腔余留牙的整体情况,注意同一牙弓内是否有不良修复体、龋齿、牙周病和根尖周病等,应尽可能地治疗,如余留牙有重度牙周病、严重根尖周病变,患牙无法保留,拔牙应纳入患者的治疗计划并在固定局部义齿修复前进行,一旦在固定局部义齿修复时出现患牙是否保留问题,应全面考虑能否继续制作固定局部义齿或改变设计为可摘局部义齿。

在临床实践中,患者的个体差异较大,口内条件各不相同,医师对适应证的掌握尺度经常有差异,下面一些情况需在临床操作中加以注意:

1. 患者年龄小,临床牙冠短,髓腔较大,髓角高,根尖部未完全形成时,需要特别注意牙髓保护。

2. 缺牙较多,余留牙无法承受固定义齿𬌗力时,必须增加基牙或采用种植基牙等手段。

3. 缺牙区毗邻牙牙髓、牙周已有病变尚未治疗时,需进行彻底治疗后才可用作基牙。

第二节　固定局部义齿的组成和类型

一、固定局部义齿的组成

固定局部义齿是由固位体、桥体和连接体三个部分组成（图5-2-1）。

（一）固位体

固位体（retainer）是指在基牙上制作并粘固的全冠、部分冠、桩冠、嵌体、翼板等，固定桥借助固位体与基牙相连接并获得固位。固位体通过连接体与桥体相连接，并借粘接剂与基牙稳固地连接形成一功能整体，使固定桥获得固位。桥体所承受的殆力通过固位体传导至基牙及牙周支持组织，基牙为固定桥提供支持，使义齿发挥正常咀嚼功能。固位体不但要对抗本身因受殆力而可能产生的脱位力，还要对抗由桥体传递而来的殆力所造成额外的机械脱位力，故要求固位体有良好的固位力及支持力。

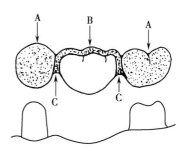

图 5-2-1　固定局部义齿的三个组成部分
A. 固位体　B. 桥体　C. 连接体

固位体大致分为冠内固位体、冠外固位体和根内固位体三大类。全冠、部分冠等属于冠外固位体；嵌体属于冠内固位体；桩冠和桩核冠属于根内固位体。

（二）桥体

桥体（pontic）是固定桥恢复缺失牙的解剖形态和生理功能的部分。桥体的两端或一端借连接体与固位体相连。要求制作的桥体形态应与同名牙相似，选择的材料既要符合美观的要求，还要具有良好的机械强度，承受殆力时，不致发生弯曲变形或折断。

（三）连接体

连接体（connector）是指固定桥桥体与固位体之间的连接部分。按连接方式不同分为固定连接体和活动连接体。

固定连接多采用整体铸造法或焊接法将固位体与桥体连接成整体。对于全瓷固定桥，其连接体的制作视所采用的陶瓷制作工艺不同而异，烧结陶瓷是由瓷粉堆塑烧结而成，切削陶瓷是由机械加工切削而成，铸造陶瓷则是由整体铸造而成。

活动连接通常为不同结构的附着体，分为阴性和阳性两部分。固定桥一端通过附着体将桥体与固位体相连形成活动连接，如通过桥体一端的栓体与固位体一端的栓道相嵌合，形成一可动的连接体。

二、固定局部义齿的类型

固定局部义齿的类型较多，临床上最常用的分类方法是根据固定局部义齿的结构不同，分为双端固定桥、半固定桥、单端固定桥和复合固定桥（图5-2-2）。

（一）双端固定桥

双端固定桥（图5-2-3，图5-2-4）又称完全固定桥。固定桥两端的固位体与桥体之间的连接形式为固定连接。当固定桥的固位体粘固于基牙后，则基牙、固位体、桥体连接成一个相对固定不动的整体，从而组成一个新的咀嚼单位。固定桥所承受的𬌗力，几乎全部通过两端基牙传导至牙周支持组织，且两端基牙所承受的𬌗力比较均匀，其设计较符合力学原理及生理性原则。双端固定桥是临床应用最为广泛的设计形式。

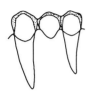
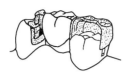

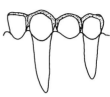

双端固定桥　　　　　　半固定桥　　　　　　单端固定桥　　　　　　复合固定桥

图 5-2-2　固定局部义齿的结构类型

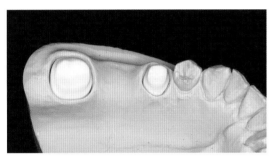
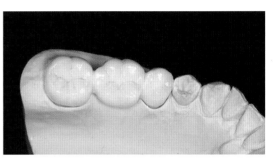

图 5-2-3　双端固定桥基牙　　　　　　　图 5-2-4　模型上就位的双端固定桥

（二）半固定桥

半固定桥（图 5-2-5，图 5-2-6）又称应力中断式固定桥。桥体的一端与固位体为固定连接，另一端与固位体为非固定连接。活动连接体多为栓体栓道式结构，通常栓体位于桥体一侧，栓道位于固位体一侧。当半固定桥固定连接端固位体粘固于基牙后，活动连接端栓体嵌合于基牙固位体上的栓道内，形成有一定动度的活动连接。半固定桥一般适用于基牙倾斜度大，或两侧基牙倾斜方向差异较大，难以取得共同就位道的病例。

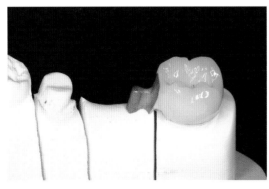
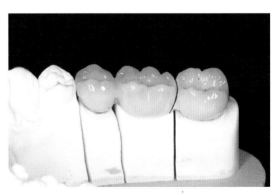

图 5-2-5　半固定桥的活动连接（栓道式附着体）　　　　图 5-2-6　半固定桥的固定连接（金瓷冠）

（三）单端固定桥

单端固定桥又称为悬臂固定桥。此种固定桥仅一端有固位体和基牙,桥体与固位体之间为固定连接,另一端则是完全游离的悬臂,无基牙支持,如有邻牙可与邻牙维持接触关系。当单端固定桥桥体受到垂直向外力时,则以桥体为力臂,在基牙的根中 1/3 与根尖 1/3 的交点处形成旋转中心,产生杠杆作用,导致基牙倾斜。因此,应严格掌握单端固定桥的适应证。

（四）复合固定桥

复合固定桥是将上述两种或两种以上基本类型组合成一整体。如在双端固定桥的一端再连接一个单端固定桥或半固定桥。故复合固定桥含有两个或两个以上基牙,一般包括 4 个或 4 个以上的牙单位。

除上述几种结构类型的固定桥外,还有其他特殊结构的固定桥,如种植体固定桥、固定 - 可摘联合桥、粘接固定桥和全瓷固定桥等。

此外,根据桥体龈端与牙槽嵴黏膜之间的关系,又分为桥体接触式和桥体悬空式固定桥。根据所用材料的不同,分为金属固定桥、金属烤瓷固定桥、金属树脂固定桥和全瓷固定桥等。

第三节　固定局部义齿的固位和稳定

一、固定局部义齿的固位及影响因素

固定局部义齿的固位是指在口腔行使各种功能运动时,固位体能够牢固地固定在基牙上,抵抗各种方向的外力,充分发挥使义齿固位的功能作用,不致发生松动或脱落。良好的固位是固定局部义齿必须具备的基本条件。

（一）固位原理

固定桥的固位力主要依靠摩擦力、约束力和粘接力。在这三种力的协同作用下,修复体与各基牙形成一个牢固的整体。

1. 摩擦力　摩擦力主要依靠基牙预备时各轴面之间的相互平行,固位体与预备后的牙面紧密接触,产生摩擦。摩擦力的大小与基牙牙体预备的轴面聚合度、固位体与基牙之间的密合度以及接触面积的大小有密切关系。

2. 约束力　约束力依靠在基牙上设计沟、针道、箱形等辅助固位形,使其符合固位形和抗力形要求,当固定桥受到外力时,有足够的支持力而保持稳定。

3. 粘接力　粘接力主要依靠粘接剂在固位体与基牙之间产生的机械锁结和化学粘接作用,起到阻止固位体移位的作用。

（二）影响固定局部义齿固位的因素

1. 上下颌牙的排列关系　上颌牙列承受着较大的唇颊向的非轴向力,其结果有可能使上颌牙向唇颊侧移动而失去牙间紧密的邻面接触关系,不利于固定局部义齿的固位。这种情况在单根的上颌前牙更为明显。当前牙固定局部义齿的一端基牙受到这种非轴向力的作用时,将会产生杠杆作用的扭力,迫使远端基牙舌向移位。上颌磨牙有腭侧根增强抵抗非轴向力,能减少颊向移动。下颌牙的排列轴向比较垂直,咀嚼时下颌牙主要承受舌向力,该

力使下颌牙齿间的近远中邻面接触更紧，使承受的殆力更为垂直，有利于阻止下颌牙舌向移位，故下颌牙的排列对固定局部义齿的固位影响较小。

2. 基牙受力的运动方式　牙列中的每一个牙齿在咀嚼时均会受到颊舌向、近远中向和垂直向的外力，形成三个方向的生理运动。固定局部义齿牢固地固定在基牙上，使固定局部义齿与基牙形成一个整体。因此，固定局部义齿的任何部位接受任何方向和任何大小的力量，都会传递到各个基牙上，一个基牙的运动必然受到其他基牙的制约，相互影响，形成有别于单个牙受力时的运动方式。由于固定局部义齿在牙列上的位置不同、桥的长度不同、各基牙的条件不同，作用于固定局部义齿上的力的大小、方向、受力点的部位也不同，使基牙受到极复杂的外力作用，产生不利于固定局部义齿固位的因素。

二、固定局部义齿的稳定性及影响因素

固定桥的稳定性是指在咀嚼功能运动中，在承受来自各个方向的咬合力时，仍能保持平衡状态，无潜在的翘动现象。固定局部义齿一旦出现翘动现象，很容易破坏固位体与基牙预备面之间粘固剂的封闭作用和锁结作用，而导致固定义齿松动脱落。另外，固定局部义齿的固位体和基牙预备面间的密合程度与固定局部义齿的稳定性有密切关系。因各种原因使固定局部义齿一端的固位体与基牙预备面之间出现间隙，在固位体粘固时，殆面可能存在间隙，当其承受殆力时会产生翘动，影响固定局部义齿的稳定性。

第四节　固定局部义齿的设计

固定局部义齿修复设计时，必须根据患者年龄、全身健康状况、口腔整体情况来制订符合患者的修复方案。

一、固定局部义齿设计的基本原则

（一）恢复形态和功能的原则

固定局部义齿作为一种修复体，应能恢复缺失牙的形态、咀嚼及发音等功能，恢复牙颌系统功能的完整性。

（二）保护基牙及口腔组织健康的原则

基牙是固定局部义齿修复的基础，基牙的健康是固定局部义齿存在及行使功能的重要前提，不合理的固定桥设计往往导致基牙及其牙周组织的损伤而使修复失败。因此，保护桥基牙并维持其长期健康是固定局部义齿设计必须遵循的原则。

（三）维护患者身心健康的原则

口腔修复的重要目的之一是修复缺损，重建口腔咀嚼系统的完整功能，促进患者的营养摄入，有利于全身健康。口腔固定修复体一经安装，便长期固定在患者口中，这就要求义齿具有良好的生物安全性和长期稳定的理化性能，不能给患者的健康造成不良影响。

（四）严格把控适应证

把控好固定局部义齿修复的适应证，是关系到修复是否成功的首要前提。固定义齿修复需要磨除较多的牙体组织。需要正确对待患者对固定修复的要求，既要与患者充分的沟通交流，同时要坚持原则，把握好适应证。

二、基牙的选择

基牙是固定局部义齿修复的基础,基牙能够支持固定局部义齿,牙周组织必须有足够的支持负重能力;基牙预备体应该满足固位体的固位形要求,牙冠部或根部能够提供良好的固位形;各基牙间能够取得共同就位道。因此,在临床上基牙的选择与基牙数目的确定十分重要。

(一)基牙的设计要求

1. 桥基牙的支持作用　固定局部义齿所承受的𬌗力几乎全部由基牙的牙周组织承担,基牙支持能力的大小与基牙的牙周潜力有关,即与基牙牙根的数目、大小、形态、牙周膜面积的大小及牙槽骨的健康有密切关系。

(1)牙根:当牙冠有缺损或牙髓有病变时,如牙根条件好,该牙经过彻底的治疗,仍可选作基牙。牙根长而粗壮则支持𬌗力的能力大;多根牙较单根牙的支持力强;根分叉度大者较根分叉度小的支持力强;牙根横截面呈椭圆、扁圆或哑铃形者比锥形牙根者的支持作用好。临床冠根比以1:2或2:3较为理想。

(2)牙周膜面积:固定局部义齿承受的𬌗力将通过基牙的牙周膜传递到牙槽骨,从而使牙槽骨得到生理刺激而维持其健康状况,因此,牙周膜是固定局部义齿得以支持的基础。牙周膜面积大小是用来确定基牙支持力大小的依据。牙周膜的面积越大其支持力越大。

(3)牙槽骨:牙槽骨健康与否直接影响固定局部义齿的支持作用。健康的牙槽骨骨质致密、骨小梁排列整齐、牙槽骨无吸收。若牙槽骨吸收超过根长1/3者,则牙周膜面积大大减小,支持力下降,此类牙不宜选作基牙。

2. 基牙的固位作用　基牙良好的固位作用不仅可以对抗固定局部义齿功能运动中的脱位力,而且对基牙的健康至关重要。基牙临床牙冠必须有足够的牙体组织、适宜的形态和良好的牙体结构,为固位体提供固位形,使固定局部义齿获得良好的固位。临床上对于有牙体缺损的患牙是否可以选作基牙,应根据患牙的具体情况来决定。如有龋坏的牙应先进行治疗再选作基牙;有磨耗或形态异常的牙必须选作基牙时应设计固位力较强的固位体。基牙最好是活髓牙,有正常的代谢功能和反应能力,以维持牙体组织的健康。但对于有牙髓病变的患牙进行完善的牙髓治疗或根管治疗,消除了髓腔和根尖周组织的感染,并经过一段时间的观察,确认患牙已经治愈,同时患牙又有足够的牙体组织可以支持固位体和桥体的𬌗力,牙周组织健康,同样可以选作基牙。对于有部分或大面积缺损的基牙可设置固位钉或根桩以加强抗力能力。但无髓基牙的固位体设计,除有足够的固位形外,务必考虑牙体组织的保护措施,防止牙体折裂。

3. 基牙的共同就位道　固定局部义齿的各固位体与桥体连接成为一个整体,各基牙间必须形成共同就位道(图5-4-1)。在选择桥基牙时,应注意牙的排列位置和方向,基牙应位于牙弓内,无倾斜,当其承受𬌗力时则力量沿基牙长轴方向传导,有利于基牙健康,同时也有利于在基牙牙体预备时获得各基牙间的共同就位道。对有轻度倾斜移位的牙,可适当消除倒凹,或稍微改变就位道方向,便可获得共同就位道(图5-4-2)。对于严重倾斜移位的牙,为了求得共同就位道,必须磨除较多的牙体组织,这样容易造成牙髓损伤,而且严重倾斜的牙,𬌗力不易沿着牙长轴传导,牙周组织易受创伤。

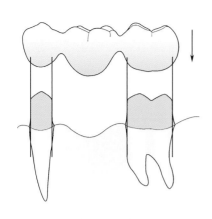

图 5-4-1　固定局部义齿的共同就位道

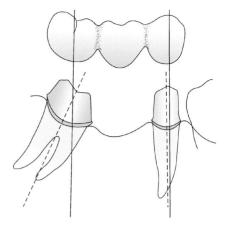

图 5-4-2　倾斜基牙的共同就位道

（二）基牙数目的确定

固定局部义齿的设计，除了对基牙条件的选择外，还应根据𬌗力大小确定基牙的数量。正常情况下，一个牙缺失，常常选择与其相邻的两个天然牙作基牙。但若牙列内缺失牙数目多、间隔缺失、基牙支持力量不够、各基牙之间的条件悬殊等情况，要决定基牙的数目是比较困难的。

现介绍以下两种确定基牙数量的方法：

1. 以牙周膜面积决定基牙的数量　Ante 曾提出以牙周膜面积决定基牙的数量，即基牙牙周膜面积的总和应等于或大于缺失牙牙周膜面积的总和。假如缺失牙的牙周膜面积大于基牙牙周膜面积的总和，将会给基牙牙周支持组织带来创伤，最终导致固定桥修复失败。

2. 以𬌗力比值决定基牙的数量　Nelson 规定，基牙𬌗力比值总和的两倍，应等于或大于固定桥各基牙与缺失牙𬌗力比值的总和。

总之，选择固定桥来修复牙列缺损时，可将牙周膜面积及𬌗力比值决定基牙数量的方法作为参考，而不能单纯地用数字计算来确定基牙的数目，应结合牙弓的实际情况，综合分析，然后确定基牙数目及位置。

三、固位体的设计

固位体是固定局部义齿中将桥体连接于桥基牙上的部分。固定局部义齿的功能发挥，需要固位体与基牙之间有良好的固位作用，才能达到理想的修复效果。因此，它是固定局部义齿能否成功的重要因素之一。

（一）固位体设计的一般原则

1. 能够恢复桥基牙的解剖形态与生理功能，符合美观要求。固位体应具有良好的自洁作用，并与基牙密合。

2. 具有良好的固位形和抗力形，在行使咀嚼功能时能够抵抗来自各个方向的外力而不至于松动、脱落或破损。

3. 制作固位体所用材料要有良好的加工性能，达到一定的机械强度，化学性能稳定，生物相容性良好。

4. 能够保护牙体、牙髓和牙周组织的健康。

5．各固位体之间应有共同就位道。

（二）固位体的类型

固位体一般分为三种类型，即冠内固位体、冠外固位体与根内固位体。

1．冠内固位体　冠内固位体即嵌体固位体，包括两面嵌体、三面嵌体、多面嵌体及钉高嵌体等（图5-4-3，图5-4-4）。

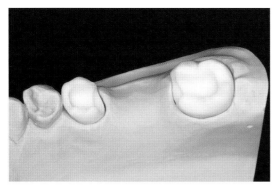 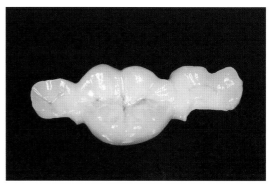

图5-4-3　嵌体做固位体的模型　　　　　　图5-4-4　嵌体做固位体的固定桥

2．冠外固位体　冠外固位体是指覆盖于基牙表面的部分冠和全冠。其固位力强，是固定桥采用最多且比较理想的一种固位体（图5-4-5）。

全冠固位体包括铸造金属全冠、金属-烤瓷全冠和金属树脂全冠、全瓷冠等。

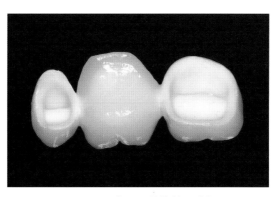

图5-4-5　全冠固位体的固定桥

3．根内固位体　根内固位体即桩核冠。它适用于牙冠已有大面积缺损，根管充填完整、根尖周围组织无病变的患牙。根内固位体其固位作用良好，能够恢复基牙牙冠外形，符合美观要求。目前，临床上常用的根内固位体设计制作分两部分进行，即用成品纤维桩粘固于根管内，制备桩核，然后在桩核上制作全冠固位体。

（三）固位体设计中应注意的问题

1．提高固位体的固位力　在固位体类型中，全冠的固位力最强。全冠固位体的固位力与基牙轴面向𬌗方聚合角度有关。若基牙轴面向𬌗方聚合角过大，固定局部义齿受到外力时容易引起固位体松脱。因此，基牙牙体预备时各轴面向𬌗方聚合度不宜超过5°，以保证固位体有足够的固位力。

2．固位体固位力大小应与殆力的大小、桥体的长度和桥体的曲度相适应 桥体长度越长，越弯曲，殆力越大，要求固位体的固位力也越大。必要时需增加基牙数目来提高固位力。

3．双端固定局部义齿两端固位体的固位力应基本相等 若两端固位体固位力相差悬殊，则固位力较弱的一端固位体与基牙之间容易松动，而固位力强的一端固位体又暂时无松动，固定局部义齿暂不会发生脱落，其后果往往是松动端的基牙产生龋坏，甚至损及牙髓，而固定端基牙的牙周组织往往也受到损害。因此，若一端固位体固位力不足时，应设法提高该端固位力，必要时增加基牙数目，以达到与另一端固位体的固位力相均衡。

4．各固位体之间应有共同就位道 在设计和预备基牙前，必须根据各个基牙的近远中和颊舌向方向，寻求各固位体之间的共同就位道。

5．基牙牙冠缺损的固位体设计 牙冠缺损面积较小，在设计固位体时，应予以一并修复。如基牙牙冠原有充填物，固位体应尽可能覆盖充填物，避免充填物边缘发生继发龋。如充填物为金属，牙髓有活力时，应该拆除充填物，采用树脂修复，以免固位体与金属充填物之间产生微电流，刺激牙髓组织。当基牙牙冠严重缺损以至于牙髓坏死，但牙根稳固，必须经过彻底的牙髓治疗和根管充填，确认无临床症状后，才可设计桩核冠固位体。

四、桥体的设计

桥体是固定桥修复缺失牙形态和功能的部分。桥体设计是否恰当，直接影响到修复效果和口颌系统的健康。

（一）桥体设计的基本要求

1．能够恢复缺失牙的形态和功能，维护牙弓的完整性。

2．形态色泽美观、舒适。

3．表面光滑，有易于清洁的外形，自洁作用良好，符合口腔卫生要求。

4．桥体殆面大小和形态应与基牙的支持力和固位力相适应。

5．选用材料应有足够的机械强度、化学性能稳定及良好的生物安全性。

6．桥体龈面大小适宜，接触式桥体应与黏膜密合而不压迫黏膜；悬空式桥体要便于清洁。

（二）桥体的类型

1．按桥体龈端与牙槽嵴黏膜接触关系分类

（1）接触式桥体：这种桥体的龈端与牙槽嵴黏膜接触。当固定局部义齿行使咀嚼功能时，桥体可随基牙的生理性动度对牙槽嵴黏膜起到按摩作用，有利于黏膜组织的健康。部分殆力经桥体龈端传递给牙槽嵴，减缓牙槽嵴的吸收。桥体龈端与牙槽嵴黏膜接触，恢复了缺失牙的颈部形态，也有利于恢复发音功能。

（2）悬空式桥体：悬空式桥体又称卫生桥。桥体的龈端与牙槽嵴黏膜不接触，留有3mm以上的间隙。此间隙便于食物通过，有较好的自洁作用。适用于后牙缺牙区牙槽嵴吸收过多的病例。

2．按桥体所用材料不同分类

（1）金属桥体：桥体由金属铸造而成，机械强度高，但不美观，只适用于后牙缺失的修复，特别适用于后牙区缺牙间隙小或基牙牙冠较短、殆龈距离小的情况。

（2）非金属桥体：非金属桥体主要包括全树脂桥体和全瓷桥体。树脂桥体硬度低、易磨损、易老化变色，仅用于制作暂时性固定桥；全瓷桥体硬度大、化学性能稳定、生物相容性好、美观，随着材料机械性能的不断改善，全瓷桥体的适用范围不断扩大，已较广泛的应用于临床。

（3）金属与非金属联合桥体：桥体由金属与树脂、金属与烤瓷联合制成。桥体的金属部分可增加桥体的机械强度，并加强桥体与固位体之间的连接，桥体的非金属部分能恢复缺失牙的形态和功能，色泽美观。此类桥体兼有金属与非金属两者的优点，故为临床广泛采用。在桥体的金属基底上熔附烤瓷，其机械强度和色泽优于金属与树脂桥体。

（三）桥体形态设计

1. 桥体的𬌗面设计　根据缺失牙的解剖形态、邻牙的磨损程度及与对颌牙的咬合关系来恢复桥体的𬌗面形态。

2. 桥体的龈面设计　桥体的龈面是桥体与缺牙区牙槽嵴黏膜接触的部分。在设计桥体龈面时，应注意以下几点：

（1）固定桥的修复时间：一般在拔牙后的 1～3 个月内，牙槽突吸收较快，以后逐渐趋于稳定。因此，固定桥修复最好在拔牙后 3 个月左右进行。

（2）桥体龈端的形式：设计桥体龈端接触形式应有利于固定桥的自洁作用。

对上下颌后牙缺牙区牙槽嵴吸收较多者可设计悬空式桥体。悬空式桥体的龈端与牙槽嵴黏膜之间应至少留出 3mm 以上的间隙，便于食物通过而不聚集，自洁作用良好，又称为卫生桥。尽管如此，其龈面仍可有牙垢和菌斑附着。

对缺牙区牙槽嵴较丰满者可设计接触式桥体。其优点是美观、有利于发音及龈组织的健康。

接触式桥体的龈端与牙槽嵴黏膜的接触形式有以下几种（图 5-4-6）：

1）盖嵴式桥体：盖嵴式桥体又称偏侧型桥体，桥体的龈端仅与唇（颊）黏膜的一小部分呈线性接触，舌侧呈三角形开放。其特点是接触面积小，但舌侧空隙大，舌感略差，多用于上颌前牙牙槽嵴吸收较多者。

2）改良盖嵴式桥体：改良盖嵴式桥体又称牙槽嵴顶型桥体或改良偏侧型桥体，桥体的唇（颊）侧龈端与牙槽嵴接触，颈缘线与邻牙一致，符合缺失牙外形的美观要求。桥体龈面向舌侧延伸的同时，逐渐缩小与牙槽嵴的接触面并尽量扩大舌侧邻间隙，使龈端与牙槽嵴呈 T 形接触，T 形的垂直部分终止在牙槽嵴顶，故又称为 T 形桥体。其特点是可以防止食物进入龈端，自洁作用好，患者感觉舒适，这种桥体应用最广泛，适用于所有的牙位。

3）鞍式桥体：鞍式桥体的龈端呈马鞍状覆盖在牙槽嵴上，与黏膜接触面积大，自洁作用差，易引起黏膜发炎，这种形式的桥体临床上不宜采用。下颌后牙缺牙区牙槽嵴顶狭窄时可用鞍式桥体。

4）改良鞍式桥体：改良鞍式桥体的唇颊侧龈端与牙槽嵴顶接触，颈缘线的位置与邻牙协调一致，向舌侧延伸时逐渐聚合，尽量扩大舌侧邻间隙，使食物残渣容易溢出。此种改良鞍式桥体接近天然牙牙冠外形，美观舒适，自洁作用好，是一种理想的桥体形式，也是临床采用较多的一种桥体形式。

5）船底式桥体：桥体龈端与牙槽嵴的接触面呈船底形，有轻微接触。特点是容易清洁，但船底式桥体颊侧和舌侧的三角形空隙容易滞留食物，用于美观要求不高的下颌牙槽嵴狭窄病例。

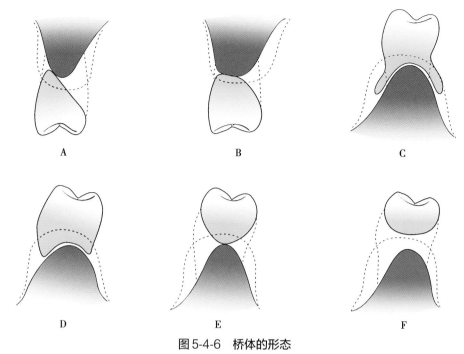

图 5-4-6　桥体的形态

A. 盖嵴式　B. 改良盖嵴式　C. 鞍式　D. 改良鞍式　E. 船底式　F. 悬空式

（3）桥体龈面与牙槽嵴黏膜接触的密合度：两者之间应保持良好接触，咀嚼时对黏膜可产生轻度按摩作用，有利于组织健康。若桥体龈面与牙槽嵴黏膜之间形成较小间隙，会出现食物残屑滞留；反之，桥体龈面过紧压迫牙槽嵴黏膜，可形成病理性刺激，加速牙槽嵴的吸收，久之桥体龈面与牙槽嵴黏膜之间也会出现间隙，引起黏膜炎症。

（4）桥体龈面应高度抛光：粗糙龈面最易吸附菌斑，导致黏膜发炎。

3. 桥体的轴面设计　桥体的轴面包括桥体的唇颊面、舌腭面和近远中面。桥体轴面应恢复缺失牙的解剖形态和生理凸度。设计要求是：

（1）唇颊面和舌腭面的外形和突度：正确恢复缺失牙唇颊侧的解剖形态，且与邻牙和同名牙相协调，符合美观要求。同时，正确恢复轴面的生理突度，在咀嚼运动中，食物的排溢流动对龈组织有生理性按摩作用。如果轴面突度恢复过小或无突度，牙龈组织会过多地受到食物的撞击；而突度过大，会失去生理性按摩作用，食物滞留，不利于自洁作用。

（2）唇颊面的排列位置：桥体的排列位置通常和缺牙间隙一致，桥体形态与同名牙相似，与邻牙协调。若缺牙间隙异常，可采用以下措施：若缺牙缺隙大于同名牙，轻者可以加大桥体近远中唇外展隙并加大桥体牙的唇面凸度，制作轴向发育沟纹等措施，利用视觉差来达到美观的目的；重者可酌情添加人工牙。若缺牙间隙小于同名牙，可适当磨除基牙的近缺隙面牙体组织以加宽间隙；还可将桥体适当扭转或与邻牙重叠或减小桥体唇面凸度，制作近远中向横沟纹，使桥体大小和形态接近同名牙。

（3）邻间隙的形态：前牙桥体唇侧邻间隙的形态应尽可能与同名牙一致。后牙颊侧的邻间隙对美观影响不大，可适当扩大，舌腭侧外展隙应扩大，以便食物溢出和清洁。

（4）唇颊面颈缘线：桥体唇颊面颈缘线位置应与邻牙协调。若缺牙区牙槽嵴吸收明显，可将桥体颈 1/3 适当内收，加大唇面龈 1/3 至中 1/3 的突度，达到桥体牙形态和美观的要求。

4. 桥体的色泽　桥体的颜色、光泽和透明度应与邻牙一致。对于前牙长桥修复，应根据患者的性别、年龄、肤色及其他余留牙等确定色泽。应注意在基牙预备之前比色。桥体的色泽受制作材料性能的影响，全瓷桥体、金属烤瓷桥体和金属树脂桥体可满足患者的要求。金属桥体一般只用于磨牙缺失。

5. 桥体的强度　桥体的强度主要指桥体的抗挠强度（抗弯强度）。桥体在承受𬌗力时会发生弯曲变形，桥基牙会产生屈矩反应，当屈矩应力大于固位体的固位力时，会使固位体松脱。当固位体固位力强大时，过大的屈矩会损伤桥基牙的健康或造成固定桥破坏。因此，需要了解影响桥体强度的因素，采取相应的措施。

（1）影响桥体弯曲变形的因素有：桥体的厚度、宽度与长度；桥体的结构形态；固定桥支架材料的机械强度；𬌗力的大小。

（2）增加桥体抗弯变形的措施

1）采用有足够机械强度的材料制作桥体。

2）铸造法制作桥体时，可增加桥体金属部分的厚度。设计铸造桥体金属部分时应设置增力桥架。增力桥架放在桥体承受𬌗力最大的部位，并完全包埋于桥体非金属当中，以增加桥体强度。

3）桥体的金属桥架或金属基底尽可能设计为抗弯曲能力的形态。各桥体之间、桥体与固位体之间的连接部分形成圆弧形，减小应力集中，以增强抗弯曲能力。

4）适当减小𬌗力。通过减小桥体𬌗面的颊舌径、扩大舌外展隙、加深颊舌沟等措施。

五、连接体的设计

连接体是连接桥体与固位体的部分。因其连接方式不同而分为固定连接体和活动连接体。

（一）固定连接体

固定连接体是将固位体与桥体连接成一个完全不活动的整体。除半固定桥的可动连接端采用可动连接体外，各种类型固定桥的连接体都是不动连接体。不动连接体的制作方法有整体铸造法和焊接法两种。

固定连接体位于邻近缺牙区的邻面，相当于天然牙的邻面接触区，其面积为 4～10mm²。前牙固定桥的连接体面积小，位于邻面的中 1/3 偏舌侧；磨牙固定桥的连接体面积较大，位于邻面的中 1/3 偏𬌗方；前磨牙固定桥的连接体面积介于磨牙与前牙之间，位于中 1/3 偏𬌗方。连接体四周外形应圆钝和高度抛光，形成正常的唇、颊、舌外展隙以及邻间隙，切忌将连接体占据整个邻间隙而压迫牙龈，影响自洁作用。焊接连接体的焊料应流布整个被焊区，焊区应高度抛光。

（二）活动连接体

活动连接体是将固位体与桥体通过活动关节相连接。活动连接体主要用于半固定桥的活动连接端，一般用于基牙倾斜、难于取得共同就位道的后牙上。

六、粘接固定桥及其设计要领

粘接固定桥（resin-bonded fixed bridge）是利用粘接技术修复个别缺失牙的固定修复体。其中金属翼板粘接桥又称马里兰桥，是由铸造金属舌面翼板固位体加烤瓷桥体组成的固定桥。

（一）粘接固定桥的特点

1. 粘接固定桥的优点

（1）基牙牙体组织磨切量少，几乎对牙髓没有影响。

（2）牙体制备和取模相对比较容易，椅旁操作时间也得以缩短。

（3）对基牙造成的损害较小，患者易于接受。

（4）粘接固定桥即使脱落了，选择其他修复方法的余地也较大。

2. 粘接固定桥的不足之处

（1）较常规固定桥脱落率高。

（2）美观性略有不足。

（3）试戴及粘接时操作相对复杂。

（二）粘接固定桥的适应证及临床注意事项

1. 适应证 原则上粘接固定桥与常规固定义齿的适应证是一致的，但以下几点需加以注意：

（1）粘接固定桥多用于单个缺失牙的修复。

（2）基牙的牙釉质健康完整。

（3）基牙牙周组织健康，无松动。

（4）粘接固定桥比较适合于髓腔较大的年轻患者。

2. 临床注意事项 以下情况应慎重，不宜使用：

（1）缺失牙超过 2 个。

（2）基牙残存的健康牙釉质少。

（3）严重的牙周病患者，基牙动度明显。

（4）严重的牙列不齐，咬合异常。

（三）粘接固定桥的设计要领

1. 固位体的设计原则 粘接固定桥的固位体比常规的冠固位体的体积更小，一般为较薄的金属翼板或带环状结构。

粘接固定桥在设计固位体时应考虑以下几点原则

（1）能提供良好的固位力。

（2）能提供良好的支持力：舌侧轴壁向殆面延伸形成斜面也有利于殆力的分担。

（3）固位体不能引起咬合障碍：上颌前牙的粘接固定桥修复，由于舌侧面为滑动引导面，如果固位体厚度不当，易引起咬合障碍。

（4）固位体不能影响牙周组织的健康：要避免固位体外形过突，边缘距龈缘在 1mm 以上，连接体部要有适当的外展隙形态，在保证有足够的粘接面积和固位体厚度的同时也要考虑到自洁作用。

2. 影响粘接固定桥固位的因素

（1）粘接固定桥的粘接面积和固位力形成：粘接固定桥的固位力与粘接面积成正比；固位体有机械固位形者比无机械固位形者固位力大。

（2）粘接面的密合性：粘接面的密合性对粘接效果有至关重要的影响，因此，对粘接固定桥固位体的铸造精度要求很高，这需要良好的制作工艺和优质的金属材料作为保证，一般来说，贵金属材料能够提供更好的密合性。

（3）粘接固定桥的受力方向和基牙的不均等动度：粘接固定桥的粘接面也受到多个方向𬌗力的作用。水平方向的力比垂直方向的力对粘接桥的破坏性更大。特别是当两个基牙松动度不同的情况下，粘接固定桥在行使功能中不断受到扭力的作用，易使粘接面粘接失败。因此，在选择适应证时，要求双端基牙均无松动。

（4）粘接材料及应用中的技术因素：在制作粘接固定桥时，除应选择良好的粘接材料外，还应对其性能和应用技术有充分的了解。进行规范的粘接界面处理后，应用粘接剂时应严格技术操作步骤，才能取得良好效果。

总之，固定局部义齿的设计是修复成功的关键，必须要严格谨慎，把保护口腔组织的健康放在第一位。

第五节　固定局部义齿的制作

因所选用材料不同，制作固定局部义齿的工艺也有所不同，目前临床上比较常用的固定局部义齿包括金属固定局部义齿、金瓷固定局部义齿、全瓷固定局部义齿和种植固定局部义齿，其中金瓷固定局部义齿和全瓷固定局部义齿临床上最常用。

一、金属固定桥

金属固定桥是采用制作熔模、包埋和铸造完成的，也可以采用 CAD/CAM 技术制作。

1. 优缺点　金属固定桥坚固、耐用、经济。缺点是不美观。

2. 临床注意事项　为了患者的牙龈健康，应选择生物相容性好的金属材料，如钛和贵金属材料；牙体预备时，可考虑羽状边缘形态，后牙牙体边缘线位于龈缘之上，避免刺激牙龈。

3. 技工制作　采用传统工艺或 CAD/CAM 技术制作。

二、金瓷固定桥

传统工艺的金瓷固定桥加工，是先用烤瓷合金铸造固定桥的桥架，再将瓷粉高温熔附于桥架上，恢复缺失牙的形态和生理功能。由于耐磨损，色泽类似于天然牙，化学性能稳定，不易腐蚀变色，生物相容性好，对口腔黏膜无刺激等优点，在牙列缺损的固定桥修复中，被临床广泛选用。缺点是长桥的桥架易发生变形，导致临床上金瓷固定桥难以就位。金瓷固定桥制作过程见图 5-5-1～图 5-5-3，注意事项如下：

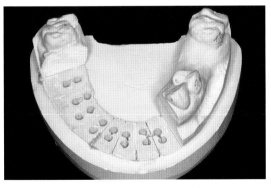

图 5-5-1　可卸代型的底座

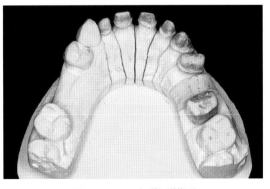

图 5-5-2　可卸代型模型

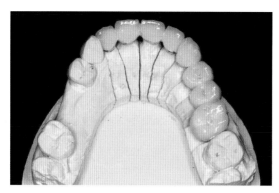

图 5-5-3 完成的金瓷固定桥

1. 临床注意事项 各基牙的固位体必须有共同就位道；应选用精密的硅橡胶印模材料取印模；选用硬度较高的人造石灌注工作模型；暂时固定桥应稳定基牙的位置；取咬合记录并上𬌗架。

2. 工艺制作中的注意事项 制作可卸代型的固位钉必须与模型结合牢固；全瓷覆盖的桥体，保证固位体和桥体表面的瓷层厚度；保证连接体强度的条件下，连接体应稍偏舌侧。

三、全瓷固定桥

现代 CAD/CAM 技术克服了铸造固定桥桥架收缩的缺陷，采用扫描技术形成的数字化模型，设计固定桥的桥架，并在数字化机床上切削加工桥架，从而大大缩短了固定桥的加工周期，提高了制作精度。CAD/CAM 技术加工的全瓷固定桥包括玻璃陶瓷固定桥、二氧化锆全瓷固定桥和氧化锆基底冠加饰面瓷固定桥。除此之外，全瓷固定桥还可以通过粉浆涂塑渗透烧结和陶瓷热压铸成型技术制作。

（一）玻璃陶瓷固定桥

1. 优缺点 玻璃陶瓷固定桥美观，主要用于前牙和前磨牙固定桥修复。其缺点是强度低，应用在后牙修复时要慎重。

2. 临床注意事项 牙体预备和印模类似于其他固定桥；先粘接，后调咬合。

3. 技工制作 以 CAD/CAM 技术修复前牙为例，可采用口内扫描或取印模扫描，形成数字化模型，设计固位体和桥体，选择颜色和大小合适的玻璃陶瓷块加工，最后烧结完成（图 5-5-4～图 5-5-11）。

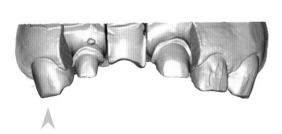

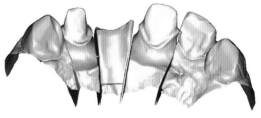

图 5-5-4 玻璃陶瓷固定桥修复牙体预备后的数字化模型（唇面观）

图 5-5-5 玻璃陶瓷固定桥修复牙体预备后的数字化模型（舌面观）

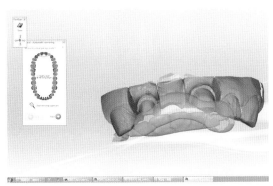

图 5-5-6 确定数字化模型的咬合关系

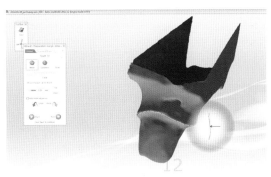

图 5-5-7 设计数字化模型上颌侧切牙的颈部边缘线

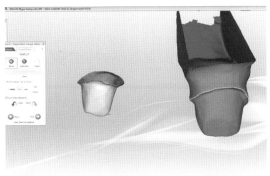

图 5-5-8 设计数字化模型上颌中切牙的颈部边缘线

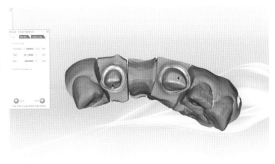

图 5-5-9 颈部边缘线设计完成（粭面观）

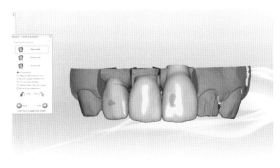

图 5-5-10 玻璃陶瓷固定桥设计完成

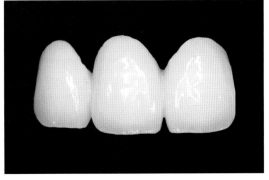

图 5-5-11 玻璃陶瓷固定桥制作完成

（二）二氧化锆全瓷固定桥

1. 优缺点 由于二氧化锆的超强度，主要用于后牙固定桥修复。尤其是当基牙的颌间距离较低时，适用于二氧化锆全瓷固定桥修复。其缺点是修复体的颜色与天然牙有一定的差距（图 5-5-12～图 5-5-14）。

2. 临床注意事项 先调咬合，后粘接；修复前需要向患者说明修复体颜色的缺陷；当基牙的颌间距离过低时，应考虑将龈缘置于龈沟内或行冠延长术。

3. 技工制作 以 CAD/CAM 技术修复后牙为例，根据临床修复计划，选择通透性较好的瓷块，并进行烧结前的染色处理，最后烧结完成（图 5-5-15～图 5-5-16）。

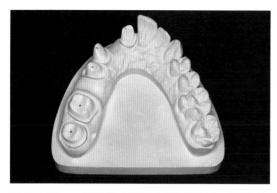

图 5-5-12　二氧化锆全瓷固定桥(后牙)和玻璃陶瓷固定桥(前牙)修复模型

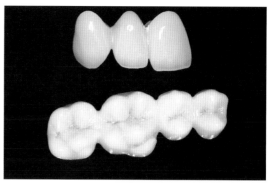

图 5-5-13　制作完成的二氧化锆全瓷固定桥(后牙)和玻璃陶瓷固定桥(前牙)

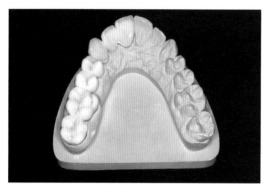

图 5-5-14　二氧化锆全瓷固定桥(后牙)和玻璃陶瓷固定桥(前牙)在模型上就位(𬌗面观)

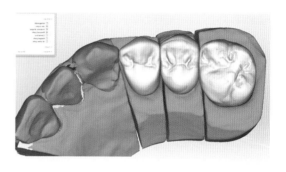

图 5-5-15　CAD 设计的二氧化锆全瓷固定桥(𬌗面观)

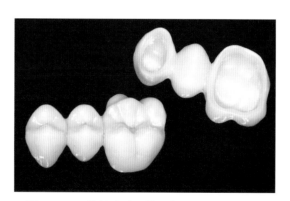

图 5-5-16　烧结完成后的二氧化锆全瓷固定桥

(三)二氧化锆基底冠加饰面瓷固定桥

1. 优缺点　从图 5-5-11 和图 5-5-13 中不难看出二氧化锆全瓷固定桥与玻璃陶瓷固定桥颜色之间的差异。为了克服颜色缺陷,可以用二氧化锆制作基底冠,然后在其表面增加饰面瓷的方法制作二氧化锆基底冠加饰面瓷固定桥。该修复体的缺点是二氧化锆与饰面瓷材料之间强度的巨大差异,导致两者的结合欠佳,易出现类似于金瓷冠桥的崩瓷现象。

2. 临床注意事项　基牙预备时,要充分考虑二氧化锆基底冠和饰面瓷的厚度要达到要求,尤其是饰面瓷咬合面的厚度要均匀(图5-5-17);避免咬合过高;桥体的跨度不宜过长;咬合力过大的患者,可考虑二氧化锆全瓷固定桥修复。

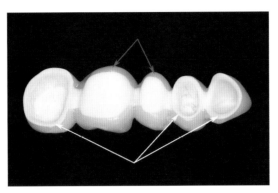

图 5-5-17　二氧化锆基底冠加饰面瓷固定桥

红色箭头指饰面瓷厚度,黄色箭头指锆基底冠厚度。

3. 技工制作　烧结前的二氧化锆基底冠行染色处理;CAD过程采用"回切"技术,即在计算机上先形成固定桥修复体的外形,再形成基底冠、桥体和饰面瓷的外形,最后去除(回切)基底冠和桥体表面的饰面瓷部分,从而最终完成基底冠和桥体的设计,该方法能够确保基底冠、桥体和饰面瓷的厚度达到设计要求(图5-5-18～图5-5-26)。

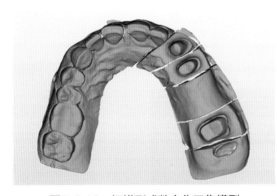

图 5-5-18　扫描形成数字化工作模型

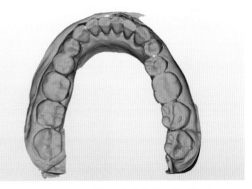

图 5-5-19　扫描形成数字化对颌模型

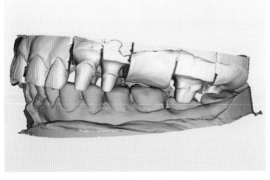

图 5-5-20　咬合模型设计

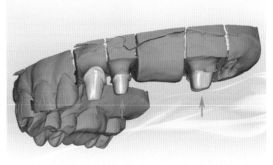

图 5-5-21　设计边缘线和就位道

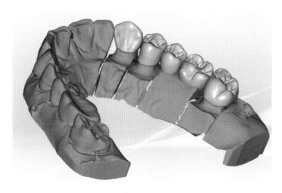

图 5-5-22　形成固定桥修复体的外形

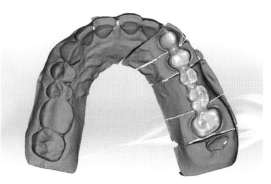

图 5-5-23　回切饰面瓷部分，形成基底冠和桥体

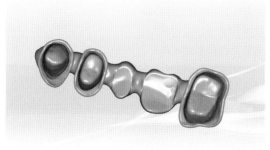

图 5-5-24　设计完成的基底冠和桥体

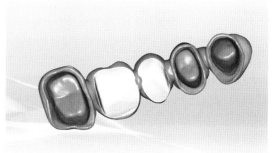

图 5-5-25　设计完成的二氧化锆基底冠加饰面瓷固定桥

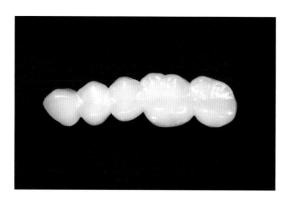

图 5-5-26　烧结完成后的二氧化锆基底冠加饰面瓷固定桥

第六节　固定局部义齿修复后可能出现的问题及处理

在固定局部义齿修复中，只要修复前的检查、诊断正确，适应证选择恰当，设计合理，材料性能良好，制作中的各个环节准确无误，一般来说都有较好的远期修复效果。但固定局部义齿是以天然牙为支持的一种人工修复体，随着患者的年龄增长，局部或全身健康情况

的变化,天然牙的代偿功能会有所下降,若超出代偿的生理限度将导致牙周组织病变,影响固定局部义齿的使用。

一、基牙疼痛

引起基牙疼痛的原因不同,临床表现也有所不同。常见的原因有以下方面:

(一)过敏性疼痛

1. 固定局部义齿在戴入和粘固过程中出现疼痛　由于就位时的机械摩擦、消毒药物以及粘固剂中游离酸等刺激暴露的牙本质,活髓牙出现疼痛,待粘固粉粘固后,疼痛可自行消失。

2. 固定局部义齿粘固后近期内遇冷热刺激疼痛　固定局部义齿基牙预备时切割过多或预备后未戴入暂时桥,牙髓常充血处于激惹状态,可先将固定局部义齿作暂时性粘固,观察一段时间,待症状消失后再做永久粘固。若基牙疼痛逐渐明显,已产生牙髓炎或根尖周炎症状时,应行根管治疗。

3. 固定局部义齿使用一段时间后出现遇冷、热刺激痛　可能是基牙产生继发龋;牙周创伤、牙龈退缩或牙颈部暴露;固位体适合性差、固位不良、桥松动;粘固剂质量差或粘固剂溶解等原因。

(二)咬合痛

1. 固定局部义齿粘固后短期内出现咬合痛　多为早接触点引起的创伤性牙周膜炎,一般经调磨去除早接触点,疼痛即可消失。

2. 固定局部义齿使用一段时期后出现咬合痛　检查叩痛和牙松动度,并用 X 线片做参考,确定是否是创伤性牙周炎或根尖周炎等。处理原则为调𬌗,行牙周治疗,对于患根尖周炎的基牙,可在固位体上钻孔或拆除固定桥做根管治疗。严重的根尖周炎合并牙周炎时,可能需拔除患牙,重新设计,修复缺失牙。

(三)自发性疼痛

固定局部义齿粘固后若出现自发性疼痛,应根据疼痛特征进行检查,结合 X 线片,确诊其引起自发痛的原因。

1. 牙髓炎　疼痛可发生在修复后的近期或远期,初期可为冷、热、酸、甜刺激性疼痛,逐步发展为自发痛,根据其牙髓炎的特殊症状不难作出诊断。一旦牙髓炎发生,应该在确定患牙后从固位体的舌面(前牙)或𬌗面(后牙)立即开髓,缓解症状。

2. 根尖周炎　疼痛可表现为自发痛、叩痛或咬合痛,一旦确诊,通常需要做根管治疗,部分已做过根管治疗的患牙,可采用根尖切除和倒充填术。

3. 嵌塞性疼痛　要明确导致食物嵌塞的原因,首先接触点接触不良可导致食物嵌塞,进而引起牙周组织的炎症,需要拆除修复体重新制作,恢复良好的邻接关系;其次对颌牙的楔状牙尖也可导致食物嵌塞,可通过调磨对颌牙缓解症状;另外对于接触点良好的水平型食物嵌塞,则需要考虑其他的方法来解决食物嵌塞的问题。

二、龈炎

固定局部义齿粘固后引起牙龈充血、水肿,患者刷牙、咀嚼食物时可引起牙龈出血。常见的原因有:

1. 多余粘固剂未去净,刺激龈组织引起炎症。

2. 固位体、桥体颊舌侧轴面外形恢复不良，不利于自洁和对牙龈的按摩作用。

3. 固位体边缘过长，直接压迫和刺激牙龈或边缘不贴合、有悬突，食物残渣和菌斑集聚。

4. 固位体与邻牙接触点恢复不良，导致食物嵌塞，压迫刺激牙龈。

5. 桥体龈端过长对牙槽嵴黏膜的压迫以及桥体龈端与牙槽嵴黏膜间存在间隙，均可导致黏膜发炎。

上述除可通过去除粘固剂消除龈炎外，其余各种原因在口内修整效果不佳，应拆除后重新制作固定局部义齿。

三、基牙松动

基牙松动可能有局部和全身的原因。

1. 基牙本身的条件差，或设计不合理、桥体跨度大、基牙数量相对不足。

2. 桥体𬌗面过宽或牙尖过陡，恢复的𬌗力过大。

3. 咬合不良，使基牙遭受𬌗创伤。

4. 全身健康或局部健康状况下降，机体的代偿能力不足，基牙牙周组织的耐受力降低。

一旦出现基牙松动，可通过调𬌗以减轻基牙负担。如果疗效不佳，且牙周组织损伤严重，应拆除固定桥，治疗患牙，重新设计制作。

四、固定局部义齿松脱

引起固定局部义齿松动或脱落的原因很多。可能是单一原因，也可能是多种原因的集中表现。

1. 两端固位体的固位力相差悬殊，受到两端基牙运动的相互影响，很容易引起固位力小的一端松动，从而导致固定桥松动、脱落。

2. 基牙牙体预备不当，固位体固位形差。如轴面聚合角过大、𬌗龈距太短等。

3. 固定局部义齿制作过程中造成的固位体与基牙不密合，可降低固位体的固位力；同时由于固位体边缘不密合，粘固剂溶解使固定桥松动。

4. 金属材料机械性能差、不耐磨，易引起固位体穿孔、粘固剂溶解，或桥架设计不当，引起桥体弯曲变形。

5. 粘固剂质量差或粘固时操作不当。

6. 基牙产生继发龋，可导致牙体组织软化或缺损，导致固定桥松动或脱落。

任何原因引起的固定义齿松动，一般都需拆除，然后分析原因，重新制订修复方案。

五、固定局部义齿破损

1. 金属固位体磨损穿孔　多因基牙𬌗面预备空间不足，选用材料易磨损、腐蚀。

2. 连接体脱焊或折断　脱焊多因焊接技术或焊料有问题。若为整铸桥架，多因连接体的设计不当，应注意连接体的厚度及形态。

3. 桥体弯曲下沉　选用材料机械性能差或设计不当，如桥体跨度大、𬌗力大时，未采用增强桥架强度的措施。

4. 瓷层折裂　金属桥架设计制作不当、选用金属桥架的材料与瓷粉不匹配，技工操作欠规范、戴入后咬合不平衡有𬌗干扰等原因都可能引起瓷层折裂。

小　结

　　本章对固定局部义齿的定义、组成、类型、适应证、固定局部义齿的固位稳定、固定局部义齿的设计及可能出现的问题等进行了详细的阐述。固定义齿的组成与类型是基本概念，固定局部义齿的适应证、禁忌证及固位是设计的依据。本章的重点是固定义齿设计一节。

思考题

1. 固定局部义齿的定义和特点是什么？
2. 固定局部义齿的组成和各部分的功能是什么？
3. 固定局部义齿有哪些类型？不同类型修复分别适用于什么情况？
4. 固定局部义齿修复的生理基础是什么？
5. 固定局部义齿修复的适应证有哪些？
6. 何谓"牙周储备力"？牙周储备力的大小与哪些因素有关？
7. 如何确定固定义齿的基牙数目？
8. 固定桥的固位及影响因素是什么？
9. 固定局部义齿桥体设计中基牙的设计要求有哪些？
10. 减小固定局部义齿桥体骀力的措施有哪些？
11. 固定局部义齿固位体的类型有哪些？各有何优缺点？
12. 固定局部义齿桥体龈端的类型有哪几种？分别适用于什么情况？
13. 固定局部义齿粘接后几天内出现基牙疼痛，应如何诊断和处理？
14. 固定局部义齿松动但未完全脱落可能有哪些原因？会产生什么后果？如何处理？

（王艳华）

参考文献

1. 马轩祥. 口腔修复学. 2 版. 北京：人民卫生出版社，2003
2. 赵铱民. 口腔修复学. 6 版. 北京：人民卫生出版社，2008
3. 赵铱民. 口腔修复学. 7 版. 北京：人民卫生出版社，2012
4. 姚江武，麻健丰. 口腔修复学. 3 版. 北京：人民卫生出版社，2015

第六章 牙列缺损的可摘局部义齿修复

 学习目标

1. 掌握：可摘局部义齿的适应证、类型及支持方式、组成和作用；Kennedy 牙列缺损的分类；可摘局部义齿的设计原则及修复前的准备；确定颌位关系；模型设计；可摘局部义齿的初戴及戴入后常见问题及处理。

2. 熟悉：模型预备、制作支架和卡环、排牙、完成基托蜡型、装盒、填塑、磨光等可摘局部义齿制作工艺。

3. 了解：可摘局部义齿的修理。

第一节 概 述

可摘局部义齿（removable partial denture，RPD）是利用天然牙、基托下黏膜和骨组织作支持，依靠义齿的固位体和基托等部件装置获得固位和稳定，用人工牙和基托恢复缺失牙及相邻软硬组织的形态和功能，且患者能够自行摘戴的一种修复体。目前可摘局部义齿仍然是我国牙列缺损常用的修复方法。

牙列缺损的修复方法有可摘局部义齿、固定义齿以及固定 - 可摘联合修复体等三大类。与固定义齿相比，可摘局部义齿具有许多优点：牙体预备时磨除基牙牙体组织较少；对基牙的要求不高、适应范围广，可修复牙列中任何部位的缺损；患者能自行摘戴，便于清洗，夜间摘除义齿后，基牙及支持组织可得到休息；制作简单、费用低、易修理。

但可摘局部义齿体积较大、部件较多，初戴时异物感明显，有时会影响发音，甚至引起恶心；其稳定性和咀嚼效率均不如固定义齿；卡环对美观有一定影响，且卡环覆盖处基牙可能会龋坏；此外，若义齿设计和基牙预备不当可导致基牙负荷过重。近年来固定 - 可摘联合修复体的应用将可摘局部义齿和固定义齿的优点结合在一起，获得了良好的效果。

一、可摘局部义齿的适应证及临床注意事项

1. 各种牙列缺损。
2. 过渡性义齿修复。

3. 即刻义齿修复。

4. 牙缺失伴有牙槽骨、颌骨和软组织缺损者。

5. 修复缺失牙的同时需要升高垂直距离者。

6. 牙周病需活动夹板固定松动牙者。

7. 不能耐受固定义齿修复，牙体预备时过敏不适或不能接受麻醉，或者主动要求做可摘局部义齿修复者。

可摘局部义齿的使用范围虽广，但也有临床注意事项，有以下情况不宜采用：

1. 缺牙间隙过小或𬌗龈距过低，造成义齿强度不足者。

2. 基牙牙冠形态异常，不能为义齿提供足够固位力者。

3. 对可摘局部义齿不能方便摘戴、保管、清洁，甚至有误吞义齿危险的患者，如精神病、上肢功能障碍等生活不能自理者。

4. 严重的牙体、牙周或黏膜病变未得到有效治疗控制者。

5. 对义齿材料过敏或对义齿异物感明显而又无法克服者。

二、可摘局部义齿的类型及支持方式

（一）按义齿承受力的方式分类

可摘局部义齿按义齿承受力的方式分为三种类型，即牙支持式可摘局部义齿、黏膜支持式可摘局部义齿和混合支持式可摘局部义齿（图6-1-1～图6-1-3）。

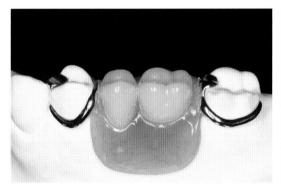

图6-1-1　牙支持式可摘局部义齿

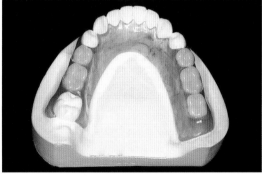

图6-1-2　黏膜支持式可摘局部义齿

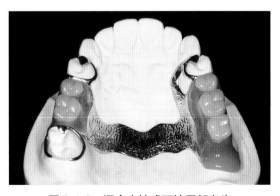

图6-1-3　混合支持式可摘局部义齿

1．牙支持式义齿 牙支持式义齿是指缺隙两端均有余留天然牙，两端基牙上均设置支托，义齿所承受的𬌗力主要由天然牙承担。

2．黏膜支持式义齿 黏膜支持式义齿所承受的𬌗力主要由黏膜及其下的牙槽骨负担，适用于缺牙多，余留牙条件差或咬合关系差的病例。

3．混合支持式义齿 混合支持式义齿所承受的𬌗力由天然牙、黏膜和牙槽嵴共同承担，基牙上设支托，基托适当伸展，其修复效果介于前两者之间。

（二）按义齿制作方法和材料分类

可摘局部义齿按其制作方法和材料可分为树脂胶联式可摘局部义齿和金属铸造支架式可摘局部义齿。

1．树脂胶联式可摘局部义齿 用树脂基托将义齿各部分连接在一起。

2．铸造支架式可摘局部义齿 用金属大连接体取代部分树脂基托，义齿体积明显减小，强度较高，稳定性较好，增加了美观和舒适感。

第二节 牙列缺损及可摘局部义齿的分类

由于牙列缺损的部位和缺牙数目各有不同，必须加以归纳、分类，使之条理化、简易化，以便于临床记录、病例书写以及收费、统计等。不同学者提出多种不同分类方法，有 Kennedy 分类法、Cummer 分类法、王征寿六类分类法以及 Kratochvil 分类法，各有特点。本节仅就目前国内外公认并常用的分类法，介绍 Kennedy 分类法。

Kennedy 根据牙列缺损的情况，即根据缺牙所在部位及其与存留天然牙的关系，将牙列缺损分为四类。

第一类：牙弓两侧后牙缺失，远中无天然牙存在，即双侧游离缺牙（图 6-2-1）。

第二类：牙弓一侧后牙缺失，远中无天然牙存在，即单侧游离缺牙（图 6-2-2）。

第三类：牙弓一侧牙缺失，缺牙区两端都有天然牙存在（图 6-2-3）。

第四类：牙弓前部牙连续缺失并跨过中线，天然牙在缺牙的远中（图 6-2-4）。

除第四类为单缺失，无亚类外，其余三类都有亚类。亚类为除主要缺隙外，另存的缺隙数。即除主要缺隙外尚有另外一个缺隙，则为第一亚类，有两个缺隙为第二亚类，依此类推。若前后都有缺牙，则以最后的缺牙间隙决定分类。若牙弓两侧后牙都有缺失，且一侧

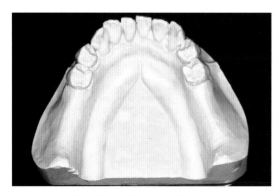

图 6-2-1 Kennedy 第一类

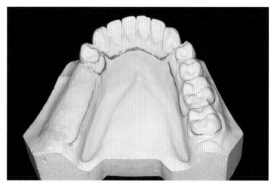

图 6-2-2 Kennedy 第二类

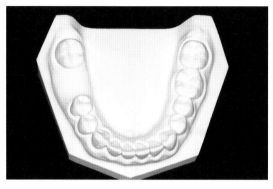

图6-2-3　Kennedy第三类

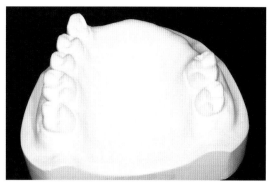

图6-2-4　Kennedy第四类

为非游离端缺牙,另一侧为游离端缺牙,则以游离端缺牙为基准,归入第二类。若牙弓的最远端牙(如第三磨牙或第二磨牙)缺失但不修复,则不在分类之列。

　　Kennedy分类法表达了缺牙间隙所在的部位,表明了义齿基托与基牙间的关系,简单、易掌握,但它只能表明缺牙部位及缺隙的数目,不能表明缺牙的数目及前牙复杂的缺失情况,也不能表明亚类的位置,因而不能反映缺牙对患者生理、心理以及功能的影响。尽管存在上述问题,该分类法仍是目前国内外应用最普遍的一种分类方法。

第三节　可摘局部义齿的组成

　　可摘局部义齿一般由人工牙、基托、固位体和连接体等部件组成(图6-3-1)。按其各部件所起的作用,可归纳为三个部分,即修复缺损部分(人工牙、基托)、固位稳定部分(固位体、基托、𬌗支托)及连接传力部分(连接体、基托、𬌗支托)。

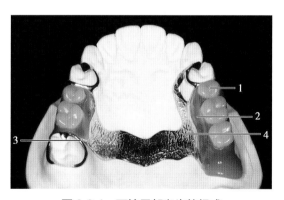

图6-3-1　可摘局部义齿的组成
1. 人工牙;2. 基托;3. 固位体;4. 连接体。

一、人工牙

人工牙是义齿结构上替代缺失的天然牙,以恢复牙冠外形、咀嚼和发音等功能的部分。

(一)人工牙的作用

1. 替代缺失牙,恢复牙弓的完整性。

2．建立正常咬合、排列和邻接关系,恢复咀嚼功能。

3．辅助发音。

4．恢复牙列外形与面型、改善美观。

5．防止余留牙伸长、移位、倾斜及殆关系紊乱。

（二）人工牙的种类

1．按制作材料分类　可分为树脂牙、瓷牙和金属牙三种。

2．按人工牙殆面形态不同分类　可分为解剖式牙、半解剖式牙和非解剖式牙三种。解剖式牙:牙尖斜度为30°～33°;半解剖式牙:牙尖斜度为20°左右;非解剖式牙:又称为无尖牙,其殆面无牙尖和斜面。

3．按制作方法分类　可分为成品牙与个别制作牙。

4．按人工牙与基托的连接方式分类　可分为化学连接(树脂牙)、机械连接(钉、孔瓷牙)以及混合连接(金属殆/舌面牙)等方式。

（三）人工牙选择

1．人工前牙选择的原则

(1)尽量满足美观和发音的要求,并有一定的切割功能。

(2)形态、大小和色泽应与同名牙对称,和邻牙协调,并与面型、性别等相适应。

(3)要在自然光线下进行比色,多个前牙缺失,人工牙颜色应与患者的肤色、年龄相适应,达到自然、逼真的美观效果。

(4)尽量选用成品树脂牙,所选前牙应在与患者充分沟通的基础上,取得患者的同意和认可。

2．人工后牙选择的原则

(1)后牙的功能以咀嚼为主,即以压碎、研磨食物为主,因而尽量选用硬度大、耐磨耗的硬质树脂牙或铸造金属牙。

(2)减少人工后牙的颊、舌径、加大食物排溢沟,以减小基牙及支持组织的殆力负荷。

(3)外形、颜色应与同名牙和邻牙对称、协调,与对颌牙有适当的超覆殆及咬合接触关系。

二、基托

基托是可摘局部义齿主要组成部分之一,它覆盖在缺牙区牙槽嵴顶及其唇颊舌侧及硬腭区上,供人工牙排列和附着,传导和分散殆力,将义齿各部分连接成一个整体。位于缺隙部分的基托又称为鞍基。

（一）基托的功能

1．连接作用　基托能将义齿各组成部分连接成为一整体。

2．修复缺损　基托能修复牙槽骨、颌骨和软组织的缺损。

3．传递殆力　在基托上排列人工牙,承担、传递和分散殆力。

4．固位及稳定作用　基托借助吸附力、摩擦力、约束反力,以增加义齿的固位及稳定,防止义齿旋转和翘动。

（二）基托的种类

基托按材料的不同,可分为金属基托、树脂基托和金属网加强树脂基托三种。

（三）基托的要求

1. **基托的伸展范围**　基托的伸展范围应根据缺牙部位、数目、基牙健康状况、牙槽嵴吸收程度和邻近软组织缺损情况、秴力的大小等决定，原则上在保证义齿固位、支持和稳定的条件下，基托应适当缩小，让患者舒适美观。远中游离缺失时，上颌基托后缘的两侧应盖过上颌结节，伸展到翼上颌切迹，后缘中部最大可达软、硬腭交界处稍后的软腭处；下颌基托的后缘应伸展至磨牙后垫的 1/3～1/2。上下颌基托的唇、颊侧及下颌基托的舌侧边缘应伸展至黏膜转折处；在系带区，基托局部应形成切迹，以不妨碍唇颊组织及舌的活动。基托的边缘形态要圆钝，与局部黏膜密贴，以获得良好的边缘封闭。

2. **基托厚度**　一般金属基托厚度为 0.5mm，边缘可稍厚而圆钝，达 1mm 左右；树脂基托的厚度不少于 2mm。上颌腭侧基托的前 1/3 区应尽可能薄些，以减少对发音的影响。唇颊侧基托一般以能恢复面部丰满度，并不妨碍唇颊肌和黏膜的活动为度，若唇侧牙槽嵴丰满，也可不要唇基托，美观效果更好。舌侧基托的厚度，应保证义齿的坚固和戴用舒适为准。除人工牙颈部、基托边缘的封闭区及需要缓冲的部位（如上颌硬区、下颌隆突和下颌舌骨线区）稍厚外，其他部位均应厚薄均匀。

3. **基托与基牙的接触关系**　缺牙区基托不应进入基牙邻面倒凹区，舌（腭）侧基托应位于基牙及相关牙舌（腭）侧非倒凹区，边缘与牙密贴，但又对牙齿无压力。这样既可防止食物嵌塞，又可起到对抗颊侧卡环臂的作用。龈缘区基托组织面应做缓冲，以免损伤牙龈组织，且又便于义齿摘戴。余留前牙若为深覆秴，其舌侧基托可离开龈缘 4～6mm，以免影响咬合。

4. **基托与黏膜的关系**　基托组织面应与黏膜密合，无小瘤、毛刺等缺陷，除局部缓冲区外，一般不打磨或抛光。在上颌结节颊侧、上颌硬区、下颌隆突、下颌内斜嵴，以及一些骨尖、骨嵴等相应部位基托的组织面应做适当缓冲。有时在切牙乳头区和颏孔区也要做缓冲，以免基托压迫组织产生疼痛。

5. **基托的形态和美学要求**　基托磨光面需高度磨光，边缘曲线应圆钝；基托的颊、舌（腭）侧应形成凹型磨光面，以适应颊肌、舌肌的运动，有利于义齿的固位和稳定；上下颌唇颊侧基托相当于牙根的位置，可设计成隐约可见的牙根长度和突度外形，使牙根立体感强，自然逼真；在腭面形成腭隆突、龈乳头及腭皱形态；人工牙颈缘应有清晰的颈缘曲线，并与相邻天然牙颈缘曲线相协调，有较好的连续性和对称性；对未设计唇基托的前牙缺失患者，可将人工牙盖嵴部接触部位的石膏，均匀地刮除 0.5mm，义齿戴入后对黏膜有轻微压迫，使其更加密合、形态自然；对于前牙区牙槽骨缺损、唇裂术后等患者，可应用基托恢复缺损的外形。

三、固位体

固位体是可摘局部义齿用以抵抗脱位力作用，获得固位、支持与稳定的重要部件。

（一）固位体的功能

固位体主要有固位、支持、稳定三种作用。

（二）固位体的要求

1. 固位体有一定固位力，保证义齿在行使功能时不致脱位。

2. 非功能状态时，固位体对基牙不应产生静压力（移位力）。

3．摘戴义齿时，固位体对基牙应无侧向压力，不损伤基牙。

4．固位体符合美观要求，尽量减少金属的显露，尤其前牙区。

5．固位体设计合理，不应对口内的软硬组织造成损伤。

6．固位体与基牙密合，外形圆钝光滑，不易存积食物，以免菌斑堆积，造成牙龋坏和牙周病变。

7．制作固位体的材料应具有良好的生物学性能，对口腔组织无致敏、致癌作用并尽量避免在口内使用异种金属，以免产生电流刺激，影响健康。

（三）固位体的种类

固位体按作用不同分为直接固位体和间接固位体。

1．直接固位体　直接固位体是防止义齿𬌗向脱位，起主要固位作用的固位部件。一般位于邻近缺牙间隙的天然牙上，按固位形式不同，分为冠外固位体和冠内固位体。

（1）冠内固位体：主要是冠内附着体，最常用的是栓体 - 栓道式附着体（图6-3-2）。

（2）冠外固位体：包括卡环型固位体、套筒冠固位体和冠外附着体。其中卡环型固位体为目前临床上最广泛应用的固位体。

2．间接固位体　间接固位体是辅助直接固位体起固位作用，主要是增强义齿的稳定性，防止义齿翘起、摆动、旋转、下沉而设计的一些固位装置，常用于游离端义齿。

（1）间接固位体的作用

1）主要是防止游离端义齿𬌗向脱位（翘起），减少因义齿转动而造成对基牙的损伤。

2）对抗侧向力，防止义齿旋转和摆动。

3）分散𬌗力，减轻基牙及基托下组织承受的力。

（2）间接固位体的种类：常用的间接固位体有前牙舌隆突上放置的舌支托；前牙切缘处放置的切支托；第一前磨牙近中舌侧𬌗边缘嵴处的𬌗支托，以及前牙多数牙缺失时后牙特定部位的𬌗支托，如下颌磨牙舌沟处的𬌗支托或最后磨牙处的远中𬌗支托；下颌前牙舌隆突上的舌隆突杆；Kennedy 杆，即舌杆和舌隆突杆合并使用，亦称双舌杆（图6-3-3）。另外，特定部位的附加卡环、前牙邻间钩、金属舌板、金属腭板、延伸基托等，除发挥本身的作用外，还具有间接固位作用。如后牙游离缺失时，支点线前部的金属舌板、金属腭板或安置在前磨牙上的隙卡；后牙游离缺失合并有前牙缺失，此时前牙区的义齿鞍基等都有间接固位作用，也可把它们称为间接固位装置。

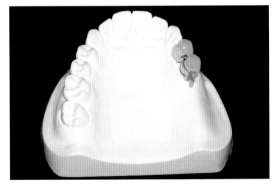

图6-3-2　栓体 - 栓道式附着体

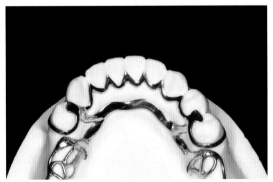

图6-3-3　双舌杆

（3）间接固位体的设计：间接固位体作用力的大小一般与其放置的位置有关系，而设计的位置又与支点线密切相关。支点线是指起支点作用的𬌗支托的连线，分四类（图6-3-4～图6-3-7）。

一般来说，远中游离端义齿的间接固位体多放置于第一前磨牙的近中、尖牙的舌隆突或近中切端，间接固位体距支点线的距离愈远，则平衡距越大，对抗转动的力越强。力×力臂＝力矩，力臂越长则很小的间接固位力就能起到抗衡作用。故从间接固位体到支点线的垂直距离最好能等于或大于从人造牙列远端到支点线的垂直距离。

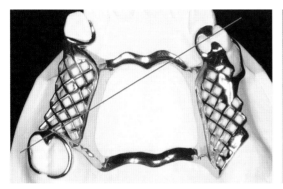

图6-3-4　支点线：第一类斜线式

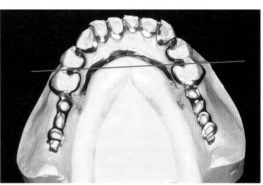

图6-3-5　支点线：第二类横线式

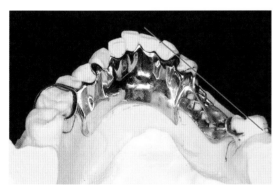

图6-3-6　支点线：第三类纵线式

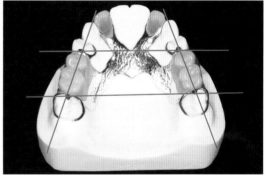

图6-3-7　支点线：第四类平面式

（四）直接固位体——卡环

传统可摘局部义齿的直接固位体主要是卡环，是直接卡抱在基牙上的金属部分。其主要作用为防止义齿𬌗向脱位，亦能防止义齿下沉、旋转和移位，也能起一定的支撑和稳定作用。卡环的连接体还有加强义齿基托的作用。

1. 卡环的结构、作用和要求　以铸造三臂卡环为例，卡环由卡环臂、卡环体、𬌗支托和小连接体组成（图6-3-8）。

（1）卡环臂：卡环臂为卡环的游离部，卡环臂由比较坚硬的起始部分和富有弹性的卡环臂尖组成。卡环臂尖位于倒凹区，起固位作用，防止义齿𬌗向脱位。卡环臂的起始部分应较坚硬，位于非倒凹区，起稳定作用，防止义齿侧向移位。根据材料与制作方法不同，卡环臂的形态常用的有圆形、半圆形和扁平形。

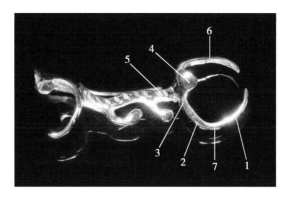

图 6-3-8 卡环的组成

1.卡环臂的固位部；2.卡环臂的卡抱部；3.卡环体；
4.支托；5.小连接体；6.对抗臂；7.固位臂。

（2）卡环体：卡环体又称卡环肩，为连接卡环臂，𬌗支托和小连接体的坚硬部分，环抱于基牙的非倒凹区，从邻面包过颊舌轴面角，防止义齿侧向和龈向移位，起稳定与支持作用。

（3）𬌗支托：𬌗支托是卡环体伸向基牙𬌗面产生支持作用的部分，无弹性，具有较高的强度。

1）𬌗支托的功能

①支承、传递𬌗力：𬌗支托可将义齿承受的𬌗力传递到天然牙上，义齿受力时不会导致龈向下沉。

②稳定义齿：𬌗支托与卡环整铸连用时可保持卡环在基牙上的位置。除防止下沉外，还可阻止义齿游离端翘起或摆动，起到稳定义齿的作用。

③防止食物嵌塞：若余留牙之间有间隙，放置𬌗支托可防止食物嵌塞。

④恢复关系：基牙因倾斜或低位等原因，与对颌牙无接触或接触不良者，还可以扩大支托，以恢复咬合关系并起到防嵌塞作用（图 6-3-9）。

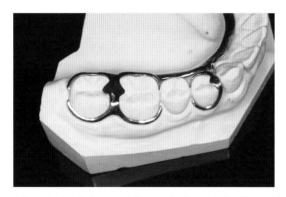

图 6-3-9 防止食物嵌塞的牙间卡环、联合卡环等卡环

2）𬌗支托的设计要求

①𬌗支托的位置：支托应位于天然牙面的近远中边缘嵴上，尤其是基牙近缺隙侧的边缘嵴上。如果磨牙因咬合过紧，不易获得支托位置，可设计在下颌磨牙的舌沟或上颌磨牙的颊沟处。支托连接体不应进入基牙倒凹区，以免影响义齿就位，且与牙龈保持一定距离，

以免压迫牙龈。

②殆支托与基牙长轴的关系：支托传导到基牙的作用力应与牙体长轴一致或接近。当支托长度为基牙近远中径的 1/4，支托或支托凹底与基牙长轴成 110°（磨牙）（图 6-3-10）或 100°（前磨牙）夹角，以便殆支托所承受的作用力方向恰好通过基牙的转动中心，避免基牙受到向缺隙侧的扭力作用。

③殆支托的大小、形态和厚度：最理想的铸造金属支托应呈圆三角形或勺形，其宽度应为磨牙颊舌径的 1/3 或前磨牙颊舌径的 1/2，长度约为磨牙近远中径的 1/4 或前磨牙近远中径的 1/3。铸造支托的厚度应为 1～1.5mm。

（4）小连接体：小连接体为卡环、支托等与大连接体或基托相连的部分，主要起连接作用，使卡环与义齿其他部分连成一整体。连接体不能进入基牙和软组织倒凹区，以免影响义齿就位。

2. 卡环与观测线的关系

（1）模型观测仪：模型观测仪是用来确定基牙的倒凹区、非倒凹区和义齿共同就位道的一种仪器。

（2）观测线：将观测仪分析杆绕基牙牙冠轴面转动一周，铅笔在牙冠轴面最突点所画出的连线称为观测线。观测线殆方是基牙非倒凹区，观测线龈方是倒凹区（图 6-3-11）。观测线的作用是确定基牙的倒凹区与非倒凹区，确定卡环的位置与类型，确定义齿的共同就位道。

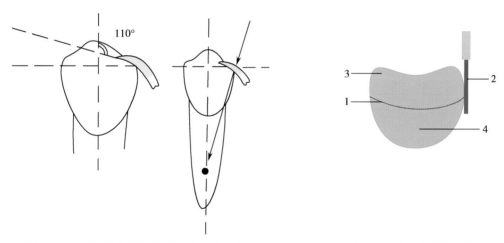

图 6-3-10　磨牙殆支托与基牙长轴夹角成 110°

图 6-3-11　观测线的绘制
1. 观测线；2. 分析杆；3. 非倒凹区；4. 倒凹区。

（3）观测线类型：由于各个基牙倾斜的程度和方向不同，所画出的观测线也不同，归纳起来一般可有以下三种基本类型（图 6-3-12）：

1）Ⅰ型观测线：为基牙向缺隙相反方向倾斜时所画出的观测线。主要倒凹区位于基牙的远缺隙侧。

2）Ⅱ型观测线：为基牙向缺隙方向倾斜时所画出的观测线。主要倒凹区位于基牙的近缺隙侧。

3）Ⅲ型观测线：为基牙向颊侧或舌侧倾斜时所画出的观测线，基牙的近、远缺隙侧均有明显倒凹。此线在近、远缺隙侧距殆面都近，倒凹区都较大，非倒凹区都较小。

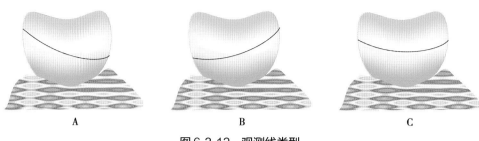

图 6-3-12 观测线类型

A. Ⅰ型观测线　B. Ⅱ型观测线　C. Ⅲ型观测线

（4）卡环与观测线的关系：三种类型的观测线可选择与之相应的卡环类型（图 6-3-13），使卡环更好地发挥固位、稳定作用。

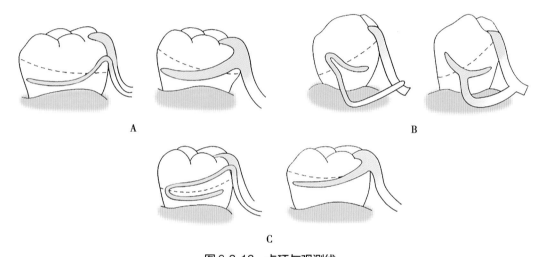

图 6-3-13 卡环与观测线

A. Ⅰ型观测线卡环　B. Ⅱ型观测线卡环　C. Ⅲ型观测线卡环

1）Ⅰ型观测线卡环：一般为简单圆环型，铸造、锻造（弯制）卡环均为正型卡环，卡环臂在倒凹区，卡环体在非倒凹区，具有良好的固位、卡抱稳定作用。

2）Ⅱ型观测线卡环：铸造卡环为分臂卡环，锻造卡环为上返卡环。分臂卡环有两个水平向的臂，一个臂进入近缺隙侧的倒凹区，另一端置于远缺隙侧的非倒凹区，起对抗平衡作用。此类卡环有一定的固位作用，因无卡环体，故稳定作用较差。

3）Ⅲ型观测线卡环：因导线较高，为靠近𬌗缘的高臂卡环，或用下返卡环臂，卡环臂端在倒凹区，有一定的卡抱和稳定固位作用，但不如Ⅰ型卡环理想。卡环臂常用弹性大的合金丝或牙用不锈钢丝弯制而成。卡环臂端不能进入倒凹过深，因基牙舌侧倒凹区大，否则在摘戴卡环通过突点时，超过金属的弹性限度，卡环臂会产生永久变形。因非倒凹区小，应注意卡环体不能影响咬合。Ⅲ型观测线卡环也可以铸造而成，但弹性较小。

（5）卡环臂与倒凹深度的关系：倒凹深度是指观测线以下分析杆垂直至倒凹区表面某一点的水平距离，又称水平倒凹。倒凹区部位不同，倒凹深度也不同。倒凹深度通常由观测器的倒凹计来测量。

（6）共同就位道：共同就位道是指可摘局部义齿各组成部分在口内戴入时的共同方向和角度。

（7）卡环的对抗：为了防止摘戴时卡环固位臂产生水平向力造成对基牙牙周的损害，需要在此力发生过程中始终在基牙的另一侧轴面产生一个与此力大小相等，方向相反的力作用到基牙上，以抵消此力，这种作用称为对抗。

3. 卡环的种类　按照制作方法分类介绍如下：

（1）铸造卡环：一般临床常用钴铬或镍铬合金以及纯钛、钛合金、金合金等通过制作熔模、包埋、失蜡铸造而成，其优点是可根据基牙条件及基牙上观测线的位置，充分利用基牙上的有利倒凹，设计制作成各种所需形式的卡环臂（包括卡环臂的形状、宽度和走向等），精度高，其固位、支持、卡抱作用都较好。

1）圆环形卡环：圆环形卡环又称 Aker 卡环。圆环形卡环包绕基牙 3 个面和 4 个轴面角，环绕基牙牙冠的 3/4 以上。

常用的圆环形卡环的种类有：

①三臂卡环：三臂卡环由颊侧固位臂、舌侧对抗臂和𬌗支托组成，为标准的圆环形卡环（图 6-3-14）适用于牙冠外形好、牙周健康、无明显倾斜的基牙。

②圈形卡环：适用于远中孤立的磨牙，基牙向近中舌侧（多为下颌）或近中颊侧（多为上颌）倾斜（图 6-3-15）。

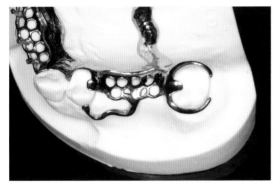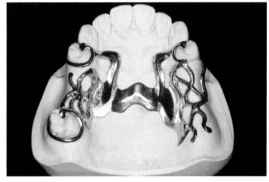

图 6-3-14　三臂卡环　　　　　　　　图 6-3-15　圈形卡环

③对半卡环：由颊、舌侧两个相对的卡环臂和近、远中两个𬌗支托及两个小连接体组成。颊侧卡环臂为固位臂，舌侧卡环臂为对抗臂，临床上常用舌侧基托代替舌侧卡环臂，起对抗臂作用。主要用于前后有缺隙、孤立的前磨牙或磨牙。

④回力卡环和反回力卡环：多用于后牙游离缺失，基牙为前磨牙或尖牙，牙冠较短或呈锥形。卡环臂尖位于基牙颊（唇）面的倒凹区，绕过基牙的远中面并与𬌗支托相连，再转向基牙舌侧非倒凹区形成对抗臂，在基牙舌侧近中通过小连接体与支架相连。在基牙向舌侧严重倾斜，颊面无倒凹时，此时常设计反回力卡环，其结构和回力卡环相同，仅方向相反，卡臂尖位于舌侧倒凹区，颊侧对抗臂位于颊侧非倒凹区，在颊侧近中与小连接体相连接。

⑤联合卡环：两个卡环通过共同的卡环体相连。卡环体位于相邻两基牙的𬌗外展隙并与𬌗面的𬌗支托相连。适用于基牙牙冠短而稳固，需要增加固位力、相邻两牙之间有间隙或防止食物嵌塞者（图 6-3-16）。

⑥尖牙卡环：用于尖牙上，卡环由近中切嵴的切支托，沿尖牙舌面近中边缘嵴向下到舌隆突，再向上经过远中边缘嵴至远中切角，下降到唇面，卡环臂进入近中倒凹区。

⑦延伸卡环：延伸卡环亦称长臂卡环，适用于邻近缺隙的基牙有松动或外形无倒凹，无法获得足够固位力者。卡环臂延伸至相邻基牙颊面倒凹区以获得固位，并对松动基牙起固定夹板的作用，此卡环的任何部件不应该进入近缺隙松动基牙的倒凹区。

⑧倒钩卡环：适用于倒凹区在支托同侧下方的基牙，当组织倒凹较大无法设计杆形卡环时使用，又称下返卡环。卡环固位臂由卡环体水平向远离缺隙的颊面延伸，再龈向转折，然后再向缺隙侧延伸至倒凹区。

⑨间隙卡环：间隙卡环也称牙间卡环，主要放置在远离缺隙的后牙基牙上，具有分散𬌗力，辅助固位以及稳定义齿的作用，特定部位的间隙卡环还具有间接固位的作用（图6-3-17）。

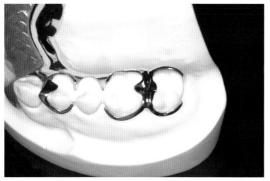 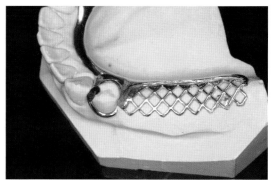

图6-3-16 联合卡环   图6-3-17 间隙卡环

2）杆形卡环：杆形卡环可根据基牙的外形、倒凹位置和大小，设计成不同形状。常用的杆形卡环的种类有：

①I型卡环：卡环的固位臂成杆形，较隐蔽，暴露金属少，较美观，与基牙接触面积小，且接触点在基牙轴线上或在近缺隙侧倒凹区，固位力产生向前推力，设置在游离缺失的末端基牙上，对基牙损伤小，不对基牙产生远中扭力（图6-3-18）。

②T型卡环：根据导线的情况，固位臂的两个卡臂尖可以一侧进入倒凹区，也可以两侧都进入倒凹区（图6-3-19）。

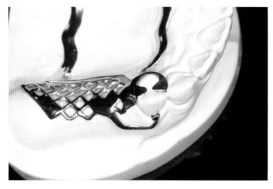 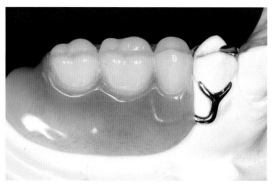

图6-3-18 I型卡环   图6-3-19 T型卡环

③U型卡环：当导线形成的倒凹区主要位于基牙颊面近远中轴面角区时，常设计U型卡环。它相当于两个杆形卡环，并分别位于基牙颊面近中和远中倒凹区，适用于牙冠长大、近远中均有倒凹，导线又偏低的基牙和孤立磨牙。

④L型卡环和C型卡环：基牙倒凹区偏远中颈部时可选用。有明显推型固位作用，与基牙呈点状接触，弹性好，较美观，舌侧需要对抗臂。

3）组合式的铸造卡环

①RPI卡环组：由近中𬌗支托、远中邻面板和颊侧I杆三部分组成（图6-3-20），常用于远中游离端义齿。Kratochvil（1963）根据远中游离端义齿存在的问题，提出了在邻近缺隙侧基牙上放置近中𬌗支托、远中邻面板和颊侧I杆；Krol（1973）进一步作了说明，并将此卡环组称为RPI卡环，指出了其适应证、优缺点，强调设计近中𬌗支托的合理性，有利于基牙和基托下组织的健康。

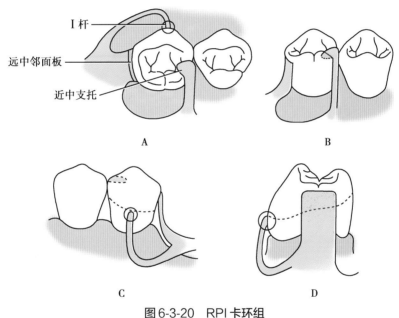

图6-3-20　RPI卡环组
A.𬌗面观　B.舌面观　C.颊面观　D.远中面观

近中𬌗支托：近中𬌗支托位于远中游离端义齿邻缺隙基牙的𬌗面近中边缘嵴上，𬌗支托小连接体位于两邻牙的舌外展隙处，但不能与近中邻牙接触，有防止义齿向远中移位的作用。当远中游离端义齿受到垂直向𬌗力，近缺隙基牙若选用远中𬌗支托，基牙受到向远中的扭力，可损伤基牙；若使用近中𬌗支托，义齿受力时，基牙向近中倾斜，但由于有邻牙的支持，基牙所受扭力减小或被抵消。由于使用近中𬌗支托，将支点从远中移到了近中，使基牙上的卡环臂和游离端位于支点同侧，𬌗力作用下，卡环臂与基托同时下沉，卡环和基牙不接触，基牙所受扭力减小。同时，支点前移，加大了转动半径，使基托下的组织受力方向接近于垂直，且较均匀。使用近中𬌗支托虽然可以减少基牙所受的扭力，但加大了牙槽嵴的负担，因此，在选择近远中𬌗支托时，应根据患者口腔的状况，若基牙条件好，牙槽嵴条件较差时，宜选用远中𬌗支托，反之则选用近中𬌗支托。

远中邻面板：邻面板是卡环组中与基牙紧密贴合的金属板，相接触的基牙邻面称导平面，与义齿的就位道平行，通过基牙预备形成。邻面板与导平面接触的主要作用是控制义齿就位道方向、防止义齿脱位，导平面面积越大，固位力越好。其次邻面板可向舌侧伸展至远舌轴面角，对颊侧卡环臂起对抗作用，确保卡环的稳定和卡抱作用，故基牙舌侧可省去对抗臂。另外，预备导平面可减小基牙邻面倒凹，防止食物积存，也利于美观。邻面板常用于下颌牙的邻面和舌面，因上颌牙向颊侧倾斜，不易预备导平面，故不宜使用邻面板。

I杆：I杆位于基牙颊面倒凹区，与基牙接触面积小，较美观，对基牙的扭力和损伤小。

② RPA卡环组：RPA卡环组是在RPI卡环组的基础上提出来的，它由近中𬌗支托、远中邻面板和圆环形卡环固位臂三部分组成（图6-3-21）。圆环形卡环也称为Aker卡环，故此组合卡环称为RPA卡环组。当患者口腔前庭深度不足或基牙下有软组织倒凹时，不宜使用RPI卡环组，可选用RPA卡环组以克服RPI卡环组的某些不足。RPA卡环组要求基牙排列正常，调节共同就位道后，使观测线位于牙冠中部，以便获得基牙颊面近、远中两个倒凹区。设计时，不得使卡环臂的坚硬部分位于观测线以上非倒凹区，造成支点后移至卡环体部，当基托受力时，𬌗支托抬高，基牙向远中旋转。正确的设计为卡环臂的坚硬部分应准确地位于牙齿颊面的观测线上缘，即与观测线重合（图6-3-22）。

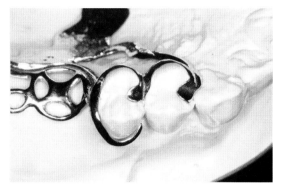

图6-3-21　RPA卡环组

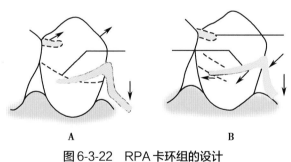

图6-3-22　RPA卡环组的设计

A.错误　B.正确

（2）锻丝弯制卡环：锻丝弯制卡环是用圆形不锈钢丝弯制而成。主要的锻丝卡环介绍如下：

1）单臂卡环：单臂卡环只有一个弹性卡环臂，位于基牙颊侧，基牙的舌侧用高基托对抗。单臂卡环无𬌗支托，所以无支持作用，多用于黏膜支持式可摘局部义齿。

2）牙间卡环：牙间卡环也称隙卡，只有一个安置在基牙颊面的固位臂，经过颊外展隙转向𬌗外展隙，再经过舌外展隙延伸成卡环的小连接体进入基托，舌侧需用基托对抗。

3）双臂卡环：双臂卡环由颊侧固位臂和舌侧对抗臂组成，无𬌗支托，故无支持作用。主要用于牙周组织条件差，有一定松动或倾斜的基牙上，或因咬合过紧，不易获得𬌗支托凹预备空间的基牙上。常设计在黏膜支持式义齿的基牙上。

4）其他卡环：三臂卡环、圈形卡环、尖牙卡环、倒钩卡环、对半卡环、连续卡环等，其形态、功能均同铸造同类型卡环。

（3）铸造锻丝混合卡环：为了满足设计需要还常将铸造卡环和锻丝卡环的卡环臂混合应用。混合卡环常用于游离端缺失中近缺隙处的基牙，当基牙上只有近中倒凹，或基牙的颊侧有较大的组织倒凹不能采用杆形卡环时，锻丝固位臂能够提供比铸造卡环臂更大的弹性，以缓解可摘局部义齿承受殆力时对基牙产生的扭力。

四、连接体

连接体是可摘局部义齿的组成部分之一，它可将义齿各部分连接在一起。连接体分大连接体和小连接体两类。

（一）大连接体

大连接体亦称连接杆，主要有腭杆、舌杆、腭板、舌板及唇（颊）杆等。连接杆仅用于牙支持式和混合支持式双侧设计。

1. 大连接体的作用

（1）连接义齿各部分成一整体。

（2）传导并分散殆力至基牙及邻近的支持组织。

（3）缩小义齿体积，增加义齿强度，减轻异物感。

2. 大连接体的种类

（1）腭杆：腭杆根据在腭部的位置不同，可分为前腭杆、后腭杆和侧腭杆（图6-3-23）。

1）前腭杆：位于腭皱襞之后，硬区之前，大概位于上颌双侧第一前磨牙之间。离开龈缘至少4～6mm，形态薄而宽，厚约1mm，宽约6～8mm，与黏膜组织密合而无压力。

2）后腭杆：位于上颌硬区之后，颤动线之前，其两端弯向前至第一、第二磨牙之间，厚约1.5～2mm，宽约3.5mm，游离端义齿可适当加宽。后腭杆与黏膜的关系是两端密合，与腭中缝不接触。

3）侧腭杆：位于上颌硬区两侧，离开龈缘4～6mm，与牙弓平行，厚约1～1.5mm，宽约3～3.5mm，用于连接前、后腭杆。

（2）腭板：常用的腭板有前腭板、马蹄状腭板、关闭型马蹄状腭板、全腭板和变异腭板五种（图6-3-24～图6-3-26）。

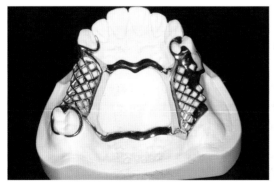

图6-3-23　前腭杆和后腭杆

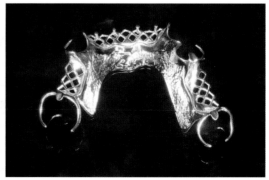

图6-3-24　马蹄状腭板

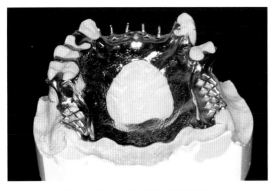
图 6-3-25 关闭型马蹄状腭板

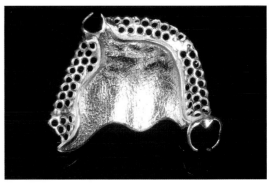
图 6-3-26 全腭板

（3）舌杆、双舌杆（图 6-3-27～图 6-3-28）和舌隆突杆。

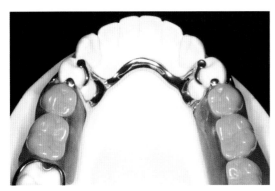
图 6-3-27 舌杆

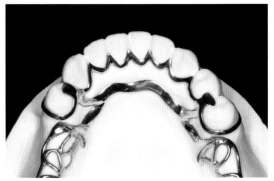
图 6-3-28 双舌杆

1）舌杆：舌杆位于下颌舌侧龈缘与舌系带和口底黏膜皱襞之间，通常距离牙龈缘 3～4mm。厚约 1～1.5mm，剖面呈半梨形，边缘薄而圆钝。

舌杆与黏膜的接触关系，应根据下颌舌侧牙槽嵴的形态而定。舌侧牙槽嵴的形态可分为垂直型、斜坡型和倒凹型三种（图 6-3-29）。垂直型者舌杆应与黏膜平行接触；倒凹型者舌杆应置于倒凹上，并与黏膜接触，如果口底较浅必须放在倒凹区，制作时应填好组织倒凹，以免影响就位；斜坡型者舌杆与黏膜略为分离，缓冲量为 0.3～0.5mm。混合支持式义齿的舌杆，应离开黏膜 0.5mm。总之，舌杆的位置应尽可能降低，但不能妨碍系带和口底的功能运动。

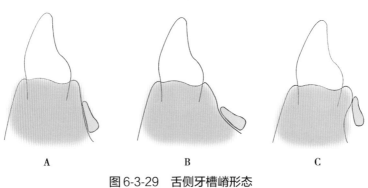
图 6-3-29 舌侧牙槽嵴形态
A. 垂直型 B. 斜坡型 C. 倒凹型

　　2）双舌杆：舌杆和舌隆突杆联合应用形成双舌杆，又称 Kennedy 杆。双舌杆的支持力强，稳定性好，但舒适度稍差。

　　3）舌隆突杆：远中游离缺失的义齿，为了间接固位，通常在下颌前牙舌隆突上作连续的舌支托，形成连续杆，即舌隆突杆，在下颌尖牙远中处与支架相连。由于其位置高，不影响龈缘和口底，但异物感较强。

　　（4）舌板：舌板是由金属铸造而成的舌侧高基托，覆盖于下颌前牙舌隆突之上，并进入下颌前牙舌侧外展隙，上缘薄呈扇形波纹状，下缘厚呈半梨形（图 6-3-30）。舌板常用于口底浅，舌侧软组织附着高（口底到龈缘的距离在 7mm 以下），舌隆突明显者；特别适用于前牙松动需牙周夹板固定者；舌侧倒凹大用舌杆不易取得就位道者；舌系带附着过高不能容纳舌杆者。

（二）小连接体

　　小连接体的作用是把义齿上的各个部件与大连接体相连接。这些部件包括直接固位体和间接固位体，如卡环、支托、增力网等。小连接体应坚硬无弹性，具有足够的强度和硬度。小连接体与大连接体呈垂直相连，需离开牙龈少许，不能进入倒凹区，以免影响义齿就位。

（三）弹性连接体

　　弹性连接体是一种用于游离缺失的可摘局部义齿设计时使用的有应力中断作用的连接体，亦称应力中断连接体（图 6-3-31）。它将安置在牙弓末端基牙上的固位体和舌杆间，用较长的有弹性的连接体连接，可使基托传导的𬌗力，经过网架和舌杆传到弹性连接体，再传到基牙的固位体上，使𬌗力得到减缓，减轻，使基牙与黏膜共同承受𬌗力。这种连接体多用弹性好的金属铸造而成。

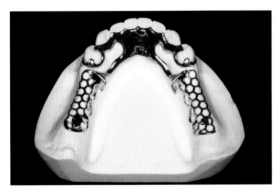
图 6-3-30　舌板

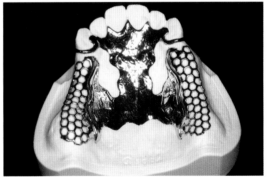
图 6-3-31　弹性连接体

第四节　可摘局部义齿的设计

　　一个理想的可摘局部义齿，既要有美观外形，又要能发挥良好的功能；既坚固耐用，又不会对患者造成不良后果。由于患者的口腔情况各不相同，缺牙部位和数目、余留牙的情况、使用的修复材料等也不相同，使义齿的设计十分复杂，因此，合理的义齿设计必须遵循一定的设计原则和要求。

一、基本设计原则

（一）义齿应能保护口腔软硬组织的健康

设计良好的可摘局部义齿应正确恢复上、下颌位置关系和𬌗关系以及缺牙牙弓及相邻组织的外形。义齿的形态、范围不应妨碍周围组织、器官的正常功能活动。而设计不正确会造成对口腔余留牙的牙体组织、牙周组织、缺牙区的牙槽嵴、口腔黏膜、咀嚼肌、颞下颌关节等组织器官的损伤和功能紊乱，所以义齿设计必须要保护口腔软硬组织的健康。

（二）义齿应有良好固位和稳定

可摘局部义齿良好的固位和稳定状况，是能否发挥良好功能的前提。如果义齿的固位和稳定性能差，不但不能达到修复形态和恢复功能的目的，还会导致基牙及基托下支持组织的损伤和其他口腔疾患。

（三）义齿应能恢复有效的咀嚼功能

义齿修复应以维护口腔组织健康为前提，义齿的咀嚼功能应根据基牙的情况、咬合关系、缺牙区牙槽嵴的状况，恢复到一个合适的程度。

（四）坚固耐用经济方便

可摘局部义齿应有足够强度，不因𬌗力作用而变形、折断或磨损。义齿设计要符合生物力学原则，选用合适的材料，使义齿坚固耐用。

（五）美观

美观即是恢复面容的自然状态。人工牙的大小、形态、颜色及排列应与相邻天然牙相协调，表现自然；基托颜色应尽量与牙龈、黏膜的色泽一致，必要时利用基托恢复邻近缺损软硬组织的自然形态；卡环等金属部件应尽量不显露或少显露。一般前牙区偏重美观和发音，后牙区偏重咀嚼功能的恢复。

（六）摘戴方便，使用舒适

患者应能方便摘戴义齿，以便清洁口腔和义齿。设计时应尽量减小义齿体积，合理安置义齿各个部件，使患者减少异物感，易于适应，感觉舒适。

二、基牙的选择

基牙的选择对可摘局部义齿的固位、支持和稳定起重要的作用。基牙的选择从以下几方面加以考虑：

1. 选择健康的基牙　牙冠长短合适、有一定倒凹、牙周膜面积大、牙根及周围支持组织健康，牙支持力强者为首选基牙。切牙牙周膜面积小，又与美观有关，除特殊情况外，一般不选作基牙。

2. 患牙经治疗后作基牙　在缺牙多、余留牙健康条件差的情况下，对有牙体、牙髓病但可保留的牙必须经牙体、牙髓治疗后选用。轻度牙周病、经治疗炎症得到控制的天然牙，可选作基牙。支持力不足的牙，如松动Ⅱ度或牙槽骨吸收Ⅱ度的牙不宜单独选作基牙。

3. 选择固位形好的牙作基牙　基牙应具有适宜的固位形态，其倒凹深度不超过 1mm，坡度应大于 20°。

4. 基牙数目恰当　一般情况下基牙数目 2~4 个为宜。基牙选择过多，不但磨切牙体组织过多，就位道也不好确定，造成义齿摘戴困难。缺牙间隙较多时，可适当减少基牙数目。

5. 基牙的位置合适　首选近缺牙间隙两端的天然牙作基牙。选用多个基牙时，彼此越分散越好，使在基牙上的义齿固位体呈面支承状态，有利于增强固位。越靠近缺隙的牙作基牙，其固位、支持作用越好。另外，基牙的位置还要考虑患者的要求，从美观、舒适、摘戴方便等方面加以考虑。

三、义齿的固位和稳定

（一）义齿的固位

义齿的固位力主要由直接固位体提供，包括摩擦力、吸附力、表面张力、大气压力。其中最主要的是摩擦力。

1. 固位力及其影响因素

（1）摩擦力：义齿的各部件和天然牙摩擦产生的力称为摩擦力。可摘局部义齿和天然牙产生的摩擦力有三种：弹性卡抱状态下产生的力、制锁状态产生的力以及相互制约状态产生的力。

1）弹性卡抱力及其影响因素：影响卡环与基牙表面间摩擦力的因素有：

①基牙倒凹的深度和坡度：基牙倒凹的深度是指观测器的分析杆至基牙倒凹区牙面间的垂直距离，常用倒凹计来测量。在卡环臂的弹性限度内，倒凹深度越大，在义齿就位或脱位时作用于基牙的正压力就越大。倒凹坡度是指倒凹区牙面与基牙长轴间构成的角。倒凹深度相同时，倒凹坡度大，固位力就越大，固位就越好。

②脱位力的大小和方向：义齿脱位力指使义齿从就位道相反方向脱出的力，如食物的黏着力等。义齿就位后，正常情况下所有部件只与基牙贴合而无任何压力施加于基牙上，只有在侧向力或黏着力的作用下，才使卡环臂对基牙产生摩擦力。在脱位力相等的条件下，脱位力的方向与牙面间构成的角度越大，对牙面的正压力越大，所能获得的起固位作用的摩擦力也越大。

③卡环的弹性：卡环的弹性越大，所产生的正压力就越小，故摩擦力就越小。

④卡环系统的稳定平衡设计：义齿戴入口内就位后卡环臂对基牙并无作用力，而当义齿在外力作用下具有弹性的卡环固位臂经基牙就位道方向外形高点进出倒凹区的过程中，相应设计的卡环对抗臂、小连接体或导平面板等应同时与基牙牙体的导平面接触，从而抵消掉卡环固位臂对基牙产生的水平分力、避免侧向力对基牙的损伤，同时产生弹性卡抱作用、阻止义齿在𬌗向脱位力作用下脱位。为此，卡环固位系统应环绕基牙超过180°或包绕基牙至少三个面，并与基牙至少有3点以上接触，以保证良好的稳定平衡作用。

⑤卡环材料的刚度和弹性限度：卡环材料的刚度是指使材料位移的力与位移程度之比。弹性限度是指材料从弹性到发生永久变形的临界点。材料受到超过其弹性限度的力的作用后，会发生永久形变。因此，相同刚度的卡环材料，弹性限度大者，所产生的正压力也较大。卡环的刚度越大，在相同位移下所产生的正压力越大，所能获得的固位力也越大。在卡环臂的长度范围内，任何方向位移超过1mm，则可能会超出材料的弹性限度而发生永久变形。

2）制锁状态所产生的摩擦力及其影响因素：制锁状态是指义齿由于设计的就位道与功能状态下义齿实际的脱位方向不一致而造成的约束状态。利用义齿就位方向和脱位方向不一致而获得的摩擦固位作用称为制锁作用，义齿受相邻牙约束的部分称为制锁区。义齿就位道与脱位道之间的夹角称为制锁角。进入制锁角内的义齿部件（主要为基托）与阻止其脱位的牙体之间产生的摩擦力称为制锁力。若制锁角越大，越能维持制锁状态，则固位力越大。若弹性卡抱力较小，可采用多制锁区，以便取得更多的制锁力，使义齿获得更好的固位。

3）相互制约状态下产生的摩擦力及其影响因素：当义齿有多个固位体或存在多个缺牙间隙时，在行使功能中脱位力不同，表现出相互牵制的作用，产生摩擦力，有利于固位。

（2）吸附力、表面张力和大气压力：可摘局部义齿修复较多缺失牙，尤其是游离端缺牙时，往往可利用的基牙较少，甚至只有个别牙，此时与全口义齿类似，必须充分利用基托、黏膜和唾液间的吸附力、表面张力和所产生的大气压力来增强义齿的固位作用，这就要求基托必须有足够的伸展范围，与黏膜组织密合，边缘封闭作用良好。

2. 固位力的调节　义齿的固位力需适当，过大容易损伤基牙，摘戴困难；固位力过小，又容易使义齿脱落。调节固位力的具体措施如下：

（1）增减直接固位体的数目：一般情况下，2～4 个固位体足以达到固位要求。

（2）基牙固位形的调改：基牙牙冠应该有一定的倒凹，但深度应在卡臂的弹性限度之内，而且坡度较大。基牙的倒凹深度过大或过小，倒凹的坡度过小，都不利于义齿的固位。为此可以调整就位道方向，以达到要求。

（3）基牙间的分散度调整：基牙在牙弓中越分散，各固位体间相互制约作用越强。

（4）调整就位道的方向：改变就位道的方向，使基牙的倒凹深度和坡度及制锁角的大小变化处于最佳状态。

（5）调节卡环臂进入倒凹区的深度和部位：可通过将卡环固位臂设置在不同倒凹深度的位置上，以调节固位力的大小。

（6）选用刚性及弹性限度较大的卡环材料：刚性及弹性限度越大的材料，固位体的固位作用越强，但不能过大，否则会损伤基牙。

（7）选择不同类型的卡环：需纵向固位者，选用铸造卡环；需横向固位者，选用锻丝卡环。

（8）尽量利用制锁作用来增加义齿固位：当就位道和脱位道不一致时可通过制锁作用获得更大的固位力，适用于缺牙少、基牙颊侧倒凹小的病例。

（9）充分利用吸附力、表面张力和大气压力来协同固位：当缺牙多，基托面积大时，应充分利用吸附力、表面张力和大气压力来增强固位。

（二）义齿的稳定

义齿的稳定是指义齿在行使功能时，不会发生翘起、摆动、旋转、下沉等现象。义齿的稳定与义齿有良好的固位是分不开的，固位良好的义齿，其稳定性不一定也好，但稳定性良好则有利于义齿的固位和咀嚼功能的发挥。

1. 义齿不稳定的原因　义齿不稳定的原因有以下几个方面：

（1）支持组织的可让性：如远中游离端义齿，由于黏膜的可让性使义齿末端发生向黏膜方向的移位，此不稳定现象称为下沉。

（2）支持组织之间可让性的差异：由于基牙与牙槽嵴黏膜间可让性不同，腭部硬区与非硬区之间，以及牙槽嵴不同部位黏膜组织的可让性（厚度）存在差异，造成义齿以卡环、支托或上颌硬区等为支点产生翘动等不稳定现象。

（3）可摘局部义齿结构上形成转动中心或转动轴：如双侧远中游离端义齿，两侧邻缺隙侧基牙𬌗支托的连线形成转动轴，在𬌗力不均匀的情况下易使义齿沿转动轴发生转动。

（4）作用力与平衡力之间的不协调：对于游离端义齿，如果后牙缺失多，余留牙少，设计时作用力与平衡力力矩之间有时会造成不平衡，致使义齿发生下沉或转动等现象。

2．义齿不稳定的临床表现　义齿不稳定在临床上有翘起、摆动、旋转和下沉等现象。

3．义齿不稳定的消除方法　从力矩平衡和消除支点两方面着手消除义齿不稳定。

（1）设置平衡力：临床上常通过加大平衡力矩以增加平衡力，如在设计游离端义齿时，除选用近缺牙间隙的天然牙为基牙外，还应选择增加离支点或支点线较远的天然牙作平衡基牙，设置间接固位体以增强抵抗义齿黏着力的平衡力量。

（2）增加支持力：在义齿的支点或支点线同侧增加支持力，如增加义齿游离端基托面积以获得更大的牙槽嵴黏膜支持力，以及利用覆盖基牙、种植体等来增加支持力。

（3）减少不稳定作用力：通过适当减少游离端人工牙的数目如不排第二磨牙以减小游离距，降低人工牙的牙尖高度以减小侧向力等，达到减少造成义齿不稳定作用力的目的。

（4）消除或减弱支点作用：可摘局部义齿的某些部件与口腔组织间形成支点，造成义齿转动性不稳定。义齿存在的支点有两种，一种是𬌗支托、卡环等在余留牙上形成的支点；另一种是义齿的基托或连接体与其下组织形成支点，如上颌硬区、颧突区、下颌隆突区等，通常由人工牙排列在牙槽嵴顶之颊侧和咬合关系不当等原因造成。

4．义齿不稳定现象的临床处理方法

（1）翘起：在支点的平衡侧放置间接固位体或增加基牙；利用基牙远中倒凹固位或远中邻面的制锁作用来阻止义齿游离端翘起。

（2）摆动：在支点对侧加设直接固位体或间接固位体；减小人工牙牙尖斜度，以减小侧向𬌗力；双侧连接形式；缩短游离距；加大基托面积。

（3）旋转：沿支点线发生，可通过缩短游离距，增加平衡距来解决。

（4）下沉：常见于游离端义齿的设计中，是最常见突出的问题，经常会造成基牙及牙槽嵴黏膜的损伤。其处理措施主要有：游离端缺牙区取功能印模；尽量伸展义齿游离端区的基托面积，充分利用牙槽嵴区的对抗作用；游离端缺牙区保留牙根或植入种植体作覆盖基牙以增加对义齿的支持力；人工牙排列时在近远中方向减径减数，以减小游离端的𬌗力。

5．义齿稳定的设计原则

（1）应用对角线二等分原理：在支点线的二等分处，作垂直平分线，在此垂直线所通过的牙齿上安放间接固位体。临床上可根据此牙是否适合安置间接固位体，在局部选择合适的牙齿和部位。

（2）应用三角形原理：按三角形放置固位体。

（3）应用四边形原理：按四边形放置固位体。四边形面式结构形成的稳定优于三角形结构。

（4）尽量使义齿固位体连线形成的平面的中心与整个义齿的中心一致或接近，将会使义齿获得最佳的稳定。支点呈纵线式时，支点线的中心应与义齿中心基本一致。

四、义齿就位道的设计

就位道是指可摘局部义齿戴入口内的方向和角度。义齿的固位体和其他组成部分，必须从同一方向戴入就位。由于患者的缺牙部位和缺牙数目不同，各个基牙的位置、形态、倾斜度、倒凹状况、牙周健康情况和缺隙情况不同,确定义齿就位道的方式就有所不同。通常确定就位道的方法有平均倒凹法和调节倒凹法两种情况。

（一）选择就位道原则

1. 应方便患者摘戴义齿。

2. 根据义齿的固位需要选择就位道。

3. 根据义齿的稳定需要选择就位道。如果固位和稳定有矛盾时,应首先考虑义齿的稳定。

4. 所选择的就位道不应导致义齿与邻牙间出现过大的空隙而影响美观。

5. 在口腔牙体预备时,应根据所设计的就位道,对基牙外形进行必要的修整,既要满足固位、稳定的需要,又不出现过大间隙。较复杂病例,应先取研究模型,经观测仪仔细观察后再决定就位道方向。

（二）确定就位道的方式

1. 平均倒凹法（均凹式、垂直戴入） 把模型固定在观测台上,将模型方向调节在各基牙的近远中向和颊舌向倒凹比较平均的位置,然后画出基牙的观测线,并根据观测线设计卡环的位置和类型。这样制作的义齿,其共同就位道的方向为两端基牙长轴交角的平分线方向。适用于缺隙多、复杂型义齿。

2. 调节倒凹法（调凹式、旋转与斜向戴入） 调节倒凹法是使缺隙两侧基牙的倒凹适当地集中在一侧基牙端,义齿斜向就位,适用于基牙牙冠短、基牙长轴彼此平行者。

（三）就位道选择的一般规律

1. 前牙缺失,一侧后牙非游离端缺失,或前后牙同时缺失（有两个缺隙） 一般采用由前向后倾斜的就位道。

2. 后牙游离端缺失 采用由后向前倾斜的就位道。

3. 缺牙间隙多、倒凹大 采用均凹式垂直向就位道。

五、可摘局部义齿的分类设计

分类设计按照牙列缺损的 Kennedy 分类法进行。义齿的设计着重考虑四个方面:牙列缺损特点、义齿支持方式、基牙的选择与连接方式及固位、稳定措施。

（一）Kennedy 第一类牙列缺损的设计

此类缺损一般第三磨牙可不修复,下面主要介绍以第二磨牙为末端牙的设计。

1. 特点 双侧后牙游离端缺失,义齿设计主要是混合支持式或黏膜支持式,面支承型为主,部分为线支承型。

2. 连接形式 一般用腭杆、舌杆或基托将两侧连接。双侧后牙游离缺失较多或兼有前部缺牙间隙者,可采用前后腭杆、前基板后腭杆、双舌杆或舌板等连接。

3. 设计要点

（1）双侧第二磨牙游离缺失

1）基牙选择:常规选择 2 个基牙。

2）𬌗支托设计:近缺隙基牙设计远中𬌗支托,基牙条件差者可设置近中𬌗支托。

3）间隙卡环位置:间隙卡环置于第一前磨牙以增加平衡距,防止义齿产生转动性不稳定现象。

4）缺牙区牙槽嵴黏膜支持力差者，可减小人工牙颊舌径。

（2）双侧多个后牙游离缺失

1）基牙选择：一般选择 3～4 个基牙，双侧相连。

2）𬌗支托设计、间隙卡环位置：同上，近缺隙基牙可设计 RPI、RPA 卡环组及回力卡环。

3）间接固位体设计：在支点线对侧（平衡侧）设置间接固位体（舌隆突支托、切钩、𬌗支托等）。

4）人工牙排列：人工牙减径或减数以减轻𬌗力，加大基托面积，增加基托与黏膜组织的密合性。

（3）双侧后牙全部缺失，余留牙条件差

1）设计黏膜支持式义齿：排牙、基托范围、功能性印模与全口义齿要求类似。

2）具体要求：上颌不设𬌗支托，尖牙放置低位卡环；下颌尖牙上尽量设舌支托及唇侧低位卡。

（4）Kennedy 第一类及各亚类的设计见图 6-4-1～图 6-4-3。

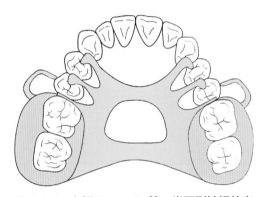

图 6-4-1　上颌 Kennedy 第一类牙列缺损的义齿设计

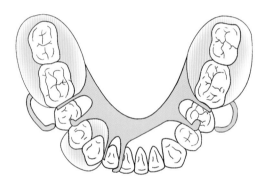

图 6-4-2　下颌 Kennedy 第一类牙列缺损的义齿设计

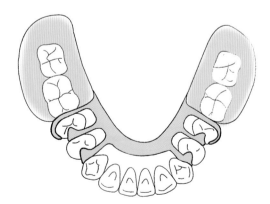

图 6-4-3　下颌 Kennedy 第一类牙列缺损的义齿设计

（二）Kennedy 第二类牙列缺损的设计

此类缺损一般第三磨牙可不修复，下面主要介绍以第二磨牙为末端牙的设计。

1. 特点　单侧后牙游离端缺失，设计为混合支持式义齿，𬌗面支承型为主。

2．连接形式　除单侧一个后牙游离缺失可单侧设计外，多个后牙游离缺失原则上都采用双侧设计，与对侧牙弓相连。

3．设计要点　具体要点同 Kennedy 第一类牙列缺损。

（1）单侧一个后牙游离缺失：常规选择 2 个基牙，条件是第一磨牙健康、稳固且咬合关系正常。

（2）单侧 2 个以上后牙游离缺失，对侧无缺牙

1）在牙弓对侧设置直接固位体，两侧用腭杆、舌杆、舌板或基托相连。

2）按固位、稳定设计原则设计间接固位体和选择基牙位置。

（3）牙弓一侧全部牙缺失

1）尽量利用牙弓对侧基牙。

2）若余留牙条件差，用树脂基托相连，加强固位、稳定。

3）若口内仅余留个别牙且有松动时，可不设计𬌗支托，设计无卡环的黏膜支持式义齿。

（4）Kennedy 第二类及各亚类的设计见图 6-4-4～图 6-4-6。

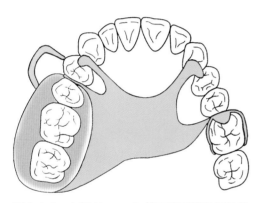

图 6-4-4　上颌 Kennedy 第二类牙列缺损的义齿设计

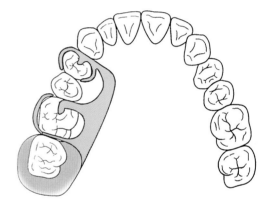

图 6-4-5　上颌 Kennedy 第二类牙列缺损的义齿设计

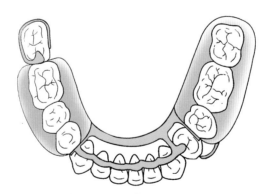

图 6-4-6　下颌 Kennedy 第二类牙列缺损的义齿设计

（三）Kennedy 第三类牙列缺损的设计

1．特点　一侧后牙缺失，缺隙两侧都有天然牙存在，设计牙支持式义齿。缺牙少者采用线支承型义齿，缺牙多者采用面支承型义齿。

2．连接形式 个别牙缺失采用单侧设计；缺牙多时可在牙弓对侧设置固位体，双侧大连接体相连。

3．设计要点

（1）个别牙缺失

1）选择 2 个基牙，基牙条件差时可增加基牙，设计纵线支承式。

2）如果缺牙间隙小、对颌牙伸长，可设计将人工牙、卡环、𬌗支托整体铸造，防止义齿折裂。

3）对于纵线式义齿，主要是防止义齿旋转，具体措施是减小人工牙颊舌径，加宽𬌗支托；改变就位方向，利用制锁作用固位；舌侧设置高基托等。

4）如第一前磨牙缺失，常将固位体安放在第二前磨牙和第二磨牙上，这样尖牙可不安放卡环，不显露金属，保证美观。

5）第二磨牙缺失，第三磨牙存在，如果第三磨牙位置不正或固位形差，则不适合作为基牙，常在第三磨牙上设置𬌗支托，以防止义齿下沉，基牙为第一磨牙和第一前磨牙。

（2）单侧多个后牙缺失

1）应双侧设计，在对侧牙弓上设置固位体，使支点线呈面支承式。

2）若基牙条件好，用连接杆相连，否则用基托相连。

3）若对侧牙弓也有牙缺失为第三类亚类，支点线多成面支承式，多为双侧设计。

4．Kennedy 第三类及各亚类的设计 见图 6-4-7 和图 6-4-8。

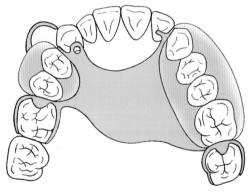

图 6-4-7 上颌 Kennedy 第三类牙列缺损的义齿设计

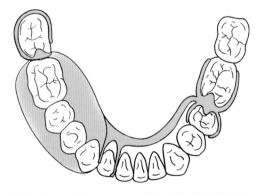

图 6-4-8 下颌 Kennedy 第三类牙列缺损的义齿设计

（四）Kennedy 第四类牙列缺损的设计

1．特点 缺失牙在牙弓的前端，余留牙在缺隙的远中，常设计为混合支持式义齿。缺牙少者采用线支承型义齿，缺牙多者采用面支承型义齿（图 6-4-9，图 6-4-10）。

2．连接形式 基托与前部人工牙相连。

3．设计要点

（1）个别前牙缺失时，一般选择 2 个基牙，常在第一前磨牙上设计间隙卡环。为防止翘动，基托应伸展到第一磨牙近中。有时患者美观要求高，可不设卡环，利用基托与天然牙舌腭侧的制锁作用或借助弹性树脂的弹性卡抱作用来固位。

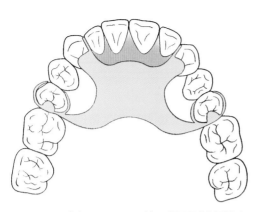

图 6-4-9　上颌 Kennedy 第四类牙列缺损的义齿设计

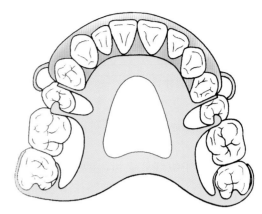

图 6-4-10　上颌 Kennedy 第四类牙列缺损的义齿设计

（2）多个上颌前牙缺失，应增加基牙，防止因间隙大义齿发生唇舌向转动，增加的基牙一般位于缺牙较多的一侧。缺牙多，邻近基牙固位不足时，可向远中延长基托，增加基牙数目。

（3）前牙深覆𬌗会影响上颌前牙缺失时基托的安置。有条件者先行正畸矫治再修复；或调磨下颌前牙切缘，设计金属基托；如伴有后牙重度磨损，垂直距离变低，可设计𬌗垫式义齿，升高𬌗高度，不仅有利于前牙修复，而且恢复了正常的垂直距离，改善了口腔生理功能。

（4）前牙缺失美观要求高，选择人工牙的形态、大小、颜色要和邻牙匹配协调。如果牙槽嵴萎缩吸收多，要用基托恢复其丰满度。如果牙槽嵴丰满，为了美观，唇侧可以不设计基托。

第五节　可摘局部义齿的临床技术

一、修复前的准备

（一）口腔检查

牙列缺损可摘局部义齿修复前，除了对患者的全身健康状况有所了解外，还需对口腔局部情况进行详细检查和做好修复前的准备。口腔检查主要包括以下内容：

1．了解患者的主诉和要求，对缺牙原因和时间，曾接受过的修复治疗及效果，以及现在对修复治疗的要求，都应有详细的了解和记录。

2．详细检查患者缺牙部位和数目，缺牙间隙的大小和高度、缺牙区伤口愈合情况，剩余牙槽嵴的形态和丰满度，牙槽嵴有无骨尖、骨嵴、倒凹、有无压痛等。

3．检查余留牙的数目和部位，牙体和牙周健康状况，排列位置和咬合情况。对拟选作基牙者要特别注意其牙冠形态、牙稳固程度和牙周及支持组织的健康状况等情况。

4．必要时应对某些部位拍 X 线片检查，以查明病变情况。

5．口腔黏膜检查，尤其是缺牙区软组织黏膜的形态、色泽、弹性、厚薄、移动性。黏膜较厚弹性较好的，有利于义齿的支持、稳定；否则，则应行修复前外科手术予以纠正。

6．患者如患有颞下颌关节紊乱病，出现关节弹响、张口受限、疼痛、头晕、耳鸣等症状，需进一步进行专科检查和治疗。根据需要也可在修复治疗时先采用𬌗垫或临时修复体治疗，待症状解除后再进行永久修复。

7. 对口腔情况比较复杂的患者,应先取研究模型并上𬌗架,了解上下颌牙齿的𬌗关系、牙齿的磨损、倾斜、移位和伸长情况;了解咬合接触情况是否过紧,有无安放𬌗支托和卡环的间隙,上下颌牙槽嵴的相互关系,颌间距离的大小,边缘伸展程度,覆𬌗、覆盖情况等。

(二)修复前的口腔处理

经过口腔检查,了解患者的具体口腔情况之后,需根据检查结果作出诊断和治疗计划。为了提高修复效果,在牙体预备前,应进行必要的口腔处理,为可摘局部义齿设计和制作创造必备的条件。

1. 余留牙的准备

(1)可以保留的余留牙:包括有利于可摘局部义齿修复的牙,如拟选作基牙的牙或有利固位的牙;经过治疗后,不妨碍义齿固位的牙,如残冠、残根,可经过相应治疗后予以保留或做人造冠修复及覆盖基牙等。

(2)无法保留的余留牙:主要有滞留乳牙,妨碍义齿设计的畸形牙、错位牙;根尖有严重病变的残冠、残根,牙周病变严重超过Ⅱ度以上松动牙或被疑为心、肾疾病病灶的残根、残冠等应尽快拔除,以免影响修复。

2. 缺牙间隙的准备

(1)缺隙两端牙齿倾斜移位,邻面倒凹过大,应减小其倒凹以利义齿就位和避免修复后义齿与天然牙之间出现间隙,导致食物嵌塞和影响外观。

(2)唇、颊、舌系带附着接近牙槽嵴顶,影响基托伸展和排牙者,应手术矫正。

3. 颌骨的准备　牙槽嵴有骨尖、骨突形成组织倒凹者,骨突及上颌结节较大形成倒凹者,上颌结节下垂及前牙牙槽嵴丰满者,下颌隆突形成明显倒凹者,均应做牙槽骨修整术。如牙槽嵴呈刀状或吸收变平者,可做牙槽嵴加高术。

4. 口腔黏膜的准备　口腔有炎症、糜烂、溃疡、增生物、肿瘤或其他黏膜病变,应经过治疗后再考虑行义齿修复。

(三)牙体预备

1. 基牙和余留牙的调磨　牙列缺损后若未及时修复,常出现缺隙两侧的邻牙倾斜、移位、对颌牙伸长等现象,造成余留牙倒凹加大,咬合关系紊乱,时间越长这些现象越明显,直接影响义齿的修复。因此在修复前必须进行调磨,以利于义齿就位,同时获得正常的人工牙龈高度,恢复正常的𬌗平面和𬌗曲线。

(1)磨除伸长的牙尖以及尖锐牙尖,使之恢复正常的𬌗平面和𬌗曲线。对低𬌗牙则应用人造全冠恢复牙冠高度。

(2)磨改基牙轴面过大倒凹,调整基牙倒凹的坡度和深度。

(3)必要时适当调磨基牙的邻颊或邻舌线角,以避免卡环肩部的位置过高影响咬合。

(4)前牙缺失伴深覆𬌗者,没有足够放置基托的间隙,可调改下颌前牙切缘,以留出间隙放置基托。

2. 支托凹的预备　为了使支托不妨碍上下颌牙的咬合,使𬌗力能顺着牙体长轴方向传送,需在基牙𬌗面的相应部位预备安置支托的支托凹。

(1)预备原则

1)支托凹一般预备在缺隙两侧基牙𬌗面的近、远中边缘嵴处,尖牙的舌隆突和切牙的切缘也可设置。

2）若上下颌牙咬合过紧，或对颌牙伸长，或牙齿𬌗面磨损而牙本质过敏时，则不要勉强磨出支托凹，可以改变支托的常规位置，放置在不妨碍咬合接触的面如上颌牙的颊沟区、下颌牙的舌沟区等。

3）支托凹的位置应尽量利用上下颌牙咬合状态的天然间隙，或不妨碍咬合的接触处。

4）支托凹可放在牙釉质上，也可放在修复体上，支托凹的底与邻面相交的线角应磨圆钝。

5）必要时可调磨对颌牙，但不应磨除过多牙体组织。

（2）预备方法

1）后牙支托凹的预备：用球形或轮状砂石在基牙的牙釉质上按支托的要求磨出支托凹的外形和深度。预备后，应在牙尖交错咬合关系下，用口镜和探针观察和探测，也可用咬蜡片的方法观察支托凹的外形和深度是否达到要求。支托凹预备合乎要求后，所磨牙面或边缘嵴要用橡皮轮或纸砂片磨光，以防龋坏。

2）前牙支托凹的预备：前牙舌隆突支托一般放在尖牙的舌隆突上，支托凹的位置在近颈 1/3 和中 1/3 交界处，呈 V 形，近远中长度为 2.5~3mm，唇舌径宽为 1.5mm，切龈径深为 1.5mm，用刃状或倒锥石预备，最后磨光。前牙的切支托放置于尖牙或切牙的近中切缘上，宽约 2.5mm，深约 1~1.5mm，线角圆钝。

3. 隙卡沟的预备

（1）预备原则

1）隙卡沟位于相邻两牙的𬌗外展隙处。

2）通过加深和加宽𬌗外展隙，并圆钝，保证隙卡通过外展隙时不妨碍咬合接触。

3）沟的深度和宽度应根据牙的大小和选用卡环材料铸造、锻造的粗细形状而定。铸造卡环的间隙一般不少于 1.5mm，弯制卡环的间隙一般为 1mm，要注意侧方𬌗时，隙卡沟是否足够。

4）隙卡沟底部呈 U 形，与钢丝圆弧度一致。不要预备成楔形，以免使两邻牙遭受侧向挤压力而移位。在颊、舌外展隙转角处应磨圆钝，以方便卡环弯制，避免成为应力集中区域。

5）设计时尽量利用天然牙间隙，减少牙体组织的磨除量，必要时可调磨对颌牙牙尖以获得足够的间隙。

（2）预备方法：用锥形或细柱状车针沿相邻两牙颊、舌方向和近远中方向移动磨切两牙的牙釉质，注意不能破坏接触点，然后用刃状橡皮轮或砂纸片磨光隙卡沟和对颌牙被磨牙尖。若上下牙之间有自然间隙，也必须修整沟底，使之与卡环丝外形一致，最后用刃状橡皮轮磨光。最后将调磨处清洗干净，吹干，用防龋窝沟封闭剂涂擦并光敏固化。

二、制取印模和模型

制取印模和模型详见第三章"第三节 印模与模型"。

三、确定颌位关系和上𬌗架

（一）确定颌位关系

因缺牙的部位和数量不同，确定颌位关系的难易程度和操作方法也不一样，但必须在模型和𬌗架上，准确地反映出上下颌牙的𬌗关系，此为可摘局部义齿制作中不可缺少而又十分重要的步骤。确定正中咬合关系的方法有以下几种：

1. 利用模型上余留牙确定上下颌的𬌗关系 此法适用于缺牙少，余留牙的上下颌牙𬌗关系正常者。只要将上、下颌模型按咬合关系相对咬合，即能确定上、下颌牙的正确位置。然后用有色铅笔在模型的颊面画出对位线，以便于制作义齿时反复校对拾关系。

2．利用蜡拾记录确定上下颌的拾关系　此法适用于口内仍有可以保持上、下颌垂直关系的后牙，但在模型上却不能准确确定拾关系者。方法是将两层约 10mm 宽的蜡条烤软后，放置于口内下颌余留牙的拾面上，嘱患者做正中咬合，待蜡条变硬后从口内取出放回模型上，根据蜡拾记录，对好上下颌模型，即可得到正确的颌位关系。

3．用拾堤记录上下颌关系　此法适用于单侧、双侧后牙游离缺失两个以上或上下颌后牙交错缺失而无接触者。先在模型上制作蜡基托和拾堤，放入口内嘱患者做正中咬合，待蜡堤变硬后从口内取出，放回模型上，根据拾堤的咬合印迹，准确对准上下颌模型，即可取得正确的颌位关系。如果后牙缺失，前牙形成深覆拾，导致垂直距离降低时，必须在口内重新确定垂直距离和正中关系。详见第七章第三节中颌位关系记录的相关内容。

（二）上拾架

将上下颌模型与蜡拾记录固定在一起，用水浸泡模型，调拌石膏将模型固定在拾架上，先固定下颌模型，再固定上颌模型，要求中线对准切导针，拾平面对准下刻线，前后正对拾架的架环，固定好有关螺丝，上拾架即完成。

四、模型设计

模型设计是指在制作可摘局部义齿支架和蜡型之前，对工作模型上的基牙、余留牙以及邻近组织的外形、倾斜度和倒凹大小等进行全面的观测分析，并制订出义齿的最终设计。

（一）观测模型

观测模型是使用观测仪对模型进行测量分析。

1．方法　将模型安放并固定于观测仪的观测平台上，用观测仪的分析杆检查各基牙以及和义齿有关的余留牙轴面、黏膜组织与分析杆的关系，判断其倒凹情况。

2．目的　确定义齿的就位道，画出基牙的观测线，结合临床检查情况，在模型上确定基牙的数目和分布，卡环和大连接体的位置和类型；确定基牙倒凹的大小和可供利用的有利固位倒凹；检查软组织倒凹，设计基托伸展范围，进一步确定修复体的最终设计方案。

（二）确定义齿的就位道

由于倒凹是由观测线确定的，而观测线又是根据就位道绘出的，所以，观测模型首先就是要确定义齿的就位道。

1．就位道　义齿的就位道是指义齿在口内戴入的方向和角度。就位和摘出的方向相反，但角度相同。摘出时的方向和角度称为脱位道。

2．确定义齿就位道的必要性　因各个基牙的位置、形态、倾斜度的大小、倾斜方向、倒凹大小、缺牙部位以及骨组织倒凹都不相同，会影响义齿就位。所以，在制作义齿前，必须用观测仪观测基牙和组织倒凹的大小，并在基牙上画出其观测线，以确定义齿各部分的共同就位道。

3．确定就位道的方法　确定就位道的方法有均凹法和调凹法。详见本章第四节中的相关内容。

4．义齿的就位方向与模型倾斜的关系

（1）模型平放：在上颌者，共同就位道由下向上；在下颌者，共同就位道由上向下。就位道为平行式就位,采用均凹法。

（2）模型向后倾斜:共同就位道由前向后,为斜向平行就位,采用调凹法。

（3）模型向前倾斜:共同就位道由后向前,为斜向平行就位,采用调凹法。

（4）模型向左或右侧倾斜:模型向左倾斜时,共同就位道由右向左;模型向右倾斜时,共同就位道由左向右,即为斜向平行就位。

5. 就位道设计举例

（1）前牙缺失

1）牙槽嵴丰满,唇侧倒凹大,模型向后倾斜,义齿由前向后就位,使唇侧倒凹减小,有利于美观。

2）唇侧无倒凹或倒凹小时,如果基牙倒凹不大,可将模型向前倾斜,使倒凹集中在基牙的近中侧,有利于固位,义齿由后向前就位。如果基牙倒凹较大,则模型还是向后倾斜。

（2）后牙非游离缺失:应根据基牙的健康状况和缺牙区靠前还是靠后来决定模型的倾斜方向。

1）如果缺隙后端的基牙不健康,而缺隙前端的基牙较好,可将模型向前倾斜,将固位作用好的Ⅰ型卡环放在缺隙前端的基牙上,Ⅱ型卡环放在缺隙后端的基牙上,义齿由后向前倾斜就位。

2）如果缺隙后端的基牙牙体、牙周情况良好,基牙稳固,可将模型向后倾斜,将固位作用好的Ⅰ型或Ⅲ型卡环放在缺隙后端的基牙上,义齿由前向后倾斜就位。

3）如果缺隙前后基牙都没有显著倒凹,可采用均凹法,缩小基牙与义齿之间的缝隙。

（3）后牙游离缺失:可将模型向后倾斜,增加基牙远中倒凹,利用Ⅱ型或T型卡环固位,可防止义齿翘起,减轻基牙负担,义齿由前向后倾斜就位。

（4）前后牙均有缺失

1）模型可向后倾斜,使前部倒凹减小,则前牙与人工牙间的缝隙减小,义齿由前向后就位。

2）如果前牙区倒凹小,则将模型平放,不做任何倾斜,义齿的就位方向与𬌗力方向一致。

3）前牙全部缺失兼后牙缺失,模型应该向易脱位的一侧倾斜,如后部基托易脱位,模型应向后倾斜,利用Ⅱ型卡环固位。

（5）一侧牙缺失,另一侧牙舌侧倒凹明显者:模型应向有牙侧倾斜,以减小舌侧倒凹,义齿由缺牙侧向有牙侧就位。

（三）义齿设计方案的最终确定

根据上述原则和方法,确定就位道方向,并按此方向选择好模型的倾斜角度,画出基牙的观测线,然后用有色笔画出固位体的位置和形态、卡环臂的走向、𬌗支托的位置和大小等。由观测线确定大连接体、小连接体、网状支架等义齿各部件的位置,并确定组织倒凹大小,以便以后缓冲。最后,画出基托伸展范围的边缘线。

五、模型预备

（一）去除不利倒凹

在完成模型设计后,应对基牙和组织的不利倒凹进行处理,同时又要保留有利于义齿固位的倒凹。

1. 目的　使义齿顺利就位，提高戴牙效率，消除基托对牙龈的压迫。

2. 方法　去除不利倒凹的方法有填凹法和磨托法两种。

（1）填凹法：填凹法就是填补模型上妨碍义齿就位的不利倒凹，包括基牙倒凹和组织倒凹。填凹法是目前临床上最常用的去除不利倒凹的方法。

1）填凹材料：可选择石膏、人造石、磷酸锌粘固剂、蜡或其他填凹材料。若用石膏或人造石来进行填凹，最好加少许色素，使之与石膏模型材料有所区别。若制作整体铸造支架，则可选用蜡来填补模型上的倒凹。

2）填塞的部位

①近缺隙侧基牙邻面的倒凹。

②基托覆盖区内余留牙舌、腭面倒凹区及龈缘区。

③妨碍义齿就位的组织倒凹。

④义齿覆盖区内的小气泡或缺损。

⑤骨尖处、硬区和未愈合的拔牙创。

3）填凹方法：若选择有色石膏或人造石填塞倒凹，在填塞前应浸湿模型，用小调拌刀取调和好的填凹材料涂布于需填塞的倒凹区内，把模型放回到观测仪的平台上，保持其原有的就位道方向，用带刃的分析杆去除多余的填倒凹材料，如有不足处再添加材料。最后用小排笔从龈方向𬌗方将其表面抹光。若选择磷酸锌粘固剂、蜡等材料，应在干燥的模型上进行。

4）注意事项

①填凹材料不宜过多或过少。若填凹材料过多，义齿虽戴入容易，但与天然牙之间留有间隙而易造成食物嵌塞，在前牙区影响美观；过少则达不到填倒凹的目的。填凹材料的多少可使用观测仪的分析杆进行检查确定。

②填凹材料应止于观测线之下，这样才能使义齿就位后，支架、基托与天然牙牙冠之间保持接触。尤其是𬌗支托窝、隙卡沟等不能填塞，若有填塞石膏进入，则应清理干净。

③卡环固位臂进入基牙倒凹区处不能填塞，因为该处为有利倒凹，填补后会影响固位。

（2）磨托法：在树脂基托将要覆盖的组织倒凹部分，用小刀刻画出不利倒凹的范围，这样在义齿完成后，树脂基托的组织面就会形成突起的线条，其范围即为不利倒凹的所在，在戴牙前将基托进入不利倒凹的部分磨除即可。

（二）缓冲模型

在义齿基托覆盖区内的骨突、骨嵴或骨尖、未愈合的伤口等，即为义齿的缓冲区，如上颌隆突、上颌结节、下颌隆突、下颌舌骨嵴等，因其表面覆盖的黏膜很薄，义齿受力时会产生压痛，故可在模型上的骨突区薄薄地涂一层磷酸锌粘固剂予以缓冲，也可采用磨托法来达到缓冲的目的。

（三）边缘封闭

当缺牙较多，余留牙较少，主要依靠腭板的边缘封闭作用来加强固位时，应在模型的后缘刮去少许石膏形成后堤区，也可在边缘区轻轻刻线。

六、制作支架和卡环

（一）铸造支架

可摘局部义齿的支架（framework）包括卡环、间接固位体、连接体、网状结构等。铸造支架需先按照设计制作支架熔模,再经包埋、去蜡、熔铸金属、打磨抛光等工艺流程最终完成。支架通常采用整体铸造法,亦可以采用先分段铸造,再用高熔合金焊接连成一整体。利用熔模精密铸造法制作修复体的方法有带模铸造法、脱模铸造法两种。

(二)弯制法制作支架和卡环

弯制法制作支架和卡环是指根据义齿支架设计的要求,利用各种手工器械对成品不锈钢丝和金属材料进行冷加工,形成各种卡环、支托、连接体的制作方法。

1. 不锈钢丝卡环和连接体的弯制

(1)器械准备

1)常用器械:常用的技工钳有弯丝钳、梯形钳、平头钳、三叉钳、切断钳和杆钳等。

2)常用材料:各种规格或直径的不锈钢丝和不同型号的连接杆。

(2)弯制方法及注意事项:一般磨牙及前磨牙卡环常用直径为 0.9mm 的钢丝,前牙多选用直径为 0.8mm 的钢丝。方法如下:

1)根据设计要求,在模型上画出设计线,再按设计线逐段弯制。

2)一手拿不锈钢丝,一手握技工钳,一般从右侧开始逐段弯向左侧,或从颊侧开始依次弯向舌侧。

3)弯制的不锈钢丝都应呈圆弧形,切忌弯制成尖形直角或锐角,避免钳痕和反复弯制以防折断。

4)卡环体部要低于𬌗平面至少 1mm,以免影响咬合关系。

5)当前一段钢丝弯好后,应尽量保持此段的正确性,再弯下面一段,并逐步往后弯制,且避免来回改动,而浪费时间。

6)卡环弯好后,按所需长度将钢丝切断。再放回模型上检查有无不适,并作适当修改调整。

7)圈形卡环臂较长,易于变形,最好采用直径为 1mm 的钢丝。

2. 锤造𬌗支托的弯制 在无铸造条件时,选用成品𬌗支托扁钢丝弯制𬌗支托。支托尖端部分要圆钝,支托各个折角大于 90°。小连接体进入邻面非倒凹区,其水平段离开牙槽嵴 0.5～1.0mm。

七、排牙

可摘局部义齿排牙的特点是口腔内有余留牙存在,一方面给排牙提供了依据,另一方面由于邻牙、对颌牙的存在,限制、妨碍了人工牙的排列,因此应根据缺牙部位及余留邻牙、对颌牙的关系进行排牙。

(一)选择人工牙

人工牙应根据人工牙的种类、颜色、形态和大小四个方面来进行选择。

1. 人工牙的种类 根据缺牙的部位和数目来选择相应种类的人工牙。如前牙缺失,覆𬌗关系正常,可选用成品树脂牙或瓷牙;若后牙缺失,缺隙正常,𬌗龈距离较大,最好选用树脂牙,也可选用瓷牙;若𬌗龈高度或近远中距离小,可选用金属𬌗面牙;若缺隙不便排列人工牙,可根据咬合关系雕刻蜡牙,再填胶置换成树脂牙。

2. 人工牙的颜色 人工牙的颜色应与邻牙或对颌牙相协调,否则会影响美观。

3. 人工牙的形态 人工牙在形态上应与邻牙或对颌牙协调一致,尤其是上颌中切牙。

若上下颌前牙均有缺失,应参照患者的面型、颌弓形态,尽可能与之协调一致。

4．人工牙的大小　人工牙的大小取决于缺隙的大小。人工后牙应选择𬌗面较天然牙颊舌径稍小的人工牙,游离端人工牙更应如此。人工牙的长度应与天然牙长度协调;若前牙全部缺失,可按全口义齿选牙原则来选牙。

(二)前牙的排列

1．排牙的要求

(1)前牙排列应满足恢复美观、切割和发音三大主要功能的要求。

(2)个别前牙缺失,可参照同名牙或邻牙的唇舌向、近远中向倾斜度及与𬌗平面的关系,以求协调和对称。

(3)多数前牙缺失,或上下颌前牙全部缺失时,人工牙排列的中线应与面部中线一致,尤其是上颌中切牙的中线,更应居中,以免影响美观。

(4)前牙应有正常的覆𬌗、覆盖关系。若覆𬌗过大,会妨碍下颌的前伸运动;若覆盖过小,会影响美观、发音以及切割功能。

(5)前牙应尽量排在牙槽嵴顶上,不要过分偏向唇、舌侧,以免形成不利的杠杆作用或妨碍唇舌的功能活动,从而影响发音和切割功能。

(6)前牙排列应因人而异,应能体现患者的性别、年龄、肤色、面型甚至性格特征,给人以逼真的感觉。

2．排牙方法

(1)个别前牙缺失:个别前牙缺失的排牙一般不需要在口内进行试戴。将选好的人工前牙在模型上比试,若人工牙略宽,主要磨改人工牙的邻面和舌侧轴面角,应尽量保留其唇面形态。若人工牙略长,则主要磨改人工牙颈部的盖嵴部,并注意与牙槽嵴的贴合,必要时可磨改人工牙的切缘。若人工牙唇舌向过厚,则主要磨改人工牙的舌面。若人工牙唇面突度不协调,也可磨改其唇面,但要边磨边调整人工牙的形态。若缺牙区牙槽嵴丰满,可不作唇基托,排牙前用小刀将模型上缺隙区唇侧的石膏刮去一薄层,可使完成后的人工牙颈部与唇侧黏膜紧密贴合。若缺牙区牙槽嵴吸收较多,则应作唇侧基托。最后,将预备好的人工牙用蜡固定在模型的缺牙区,并按上下颌的咬合关系及与邻牙的相邻关系,调整人工牙至合适的位置。

(2)多数前牙缺失:排牙前先将模型在水中浸湿,以便排牙后可将人工牙连同蜡基托取下后在患者口内试戴,同时也不会损坏模型。然后,取一小块基托蜡片,烤软后铺于缺牙区,修去蜡片多余部分,用热蜡刀烫软基托蜡,再将选好的人工牙经过调磨固定在上面,以中线为准,分别对称排列左右中切牙、侧切牙和尖牙,并按上下颌的咬合关系及与邻牙的关系,调整人工牙至合适的位置。注意蜡刀不宜过热,以免将蜡过度熔化而粘于模型上,使蜡基托不易取下而损坏模型。最后,在患者口内试戴排好的人工牙后,再继续完成义齿制作。

3．几种异常情况的排牙

(1)缺隙小于原天然牙:此时人工牙不能按正常位置和数目排列。若缺隙稍窄,可考虑将人工牙减径、扭转、改变倾斜度、选择略小于原天然牙的人工牙或者在排牙时略与邻牙重叠,以弥补间隙的不足;若缺隙过窄,除采取减径、选择较窄的人工牙外,亦可采用减数排牙的方法,但应注意与中线的协调。采用何种方法排牙,还应征求患者的意见。

（2）缺隙大于原天然牙：若缺隙稍大，多为原天然牙间存在间隙。可选择略大于对侧天然牙的人工牙进行修复，且应将其近远中邻面唇侧的轴面角稍稍磨改；切角稍磨圆钝，使其看起来显得略窄；或增加人工牙近远中向倾斜度；或使牙齿间保留小的间隙，但注意间隙要留在人工牙的远中。若缺隙过大，可采用加数排牙的方法加以解决，同样，也应注意中线的位置，特别是上颌，一般增牙的位置应在对中线偏移影响较小的一侧。

（3）前牙为反𬌗关系：前牙轻度反𬌗者，可排成浅覆𬌗；中度者，可排成对刃𬌗；严重者，可排成反𬌗。但应注意在人工牙与相邻天然牙相接处，排成自然的弧形，使之协调一致。

（4）上颌前突下颌后缩：此类情况若是个别上颌前牙缺失，人工牙排列应与邻牙和对侧牙协调；若为深覆𬌗关系，则可采用适当磨除下颌前牙切缘或使用金属基托等方法解决。若是上颌前牙多数或全部缺失，可将上颌前牙适当向腭侧排列，甚至唇侧不设基托，以减小覆盖又不至于过多影响面容；也可加厚人工牙的舌面或腭侧基托，以保证上下颌前牙的正中咬合与非正中咬合的恢复。如上颌前突严重，可建议患者作牙槽骨修整术后再进行修复。

（5）咬合关系异常或患者有特殊要求：在模型上排好前牙后，在患者口内试戴，检查人工牙的位置、形状、颜色及咬合关系是否符合功能及美观的要求，并征求患者的意见，然后，再进行适当的调整。

（三）后牙的排列

1. 排牙的要求

（1）后牙排列的主要目的在于恢复咀嚼功能，要求不论排列成品牙还是雕刻蜡牙，均应与对颌牙有正常的𬌗接触关系。

（2）后牙应尽量排列在牙槽嵴顶上，使𬌗力直接传递到牙槽嵴顶，有利于义齿的稳定和减少牙槽嵴的吸收。

（3）适当减小人工后牙的颊舌径和牙尖斜度，以减轻𬌗力，保护牙槽嵴。

（4）前磨牙的排列应兼顾到美观的要求。如第一前磨牙缺失时，人工牙牙冠的𬌗龈高度应与尖牙牙冠的𬌗龈高度协调一致，以利于美观。

（5）人工后牙应尽可能排成正常的覆𬌗、覆盖关系，不能排成对刃𬌗，以免出现咬颊或咬舌现象。

（6）上下颌双侧后牙均有缺失，应按照全口义齿的排牙原则进行排牙，𬌗平面要平分颌间距离，有适当的纵𬌗曲线和横𬌗曲线，达到前伸𬌗与侧方𬌗平衡。

（7）若缺隙不便排列人工牙，可雕刻蜡牙，再填胶置换成树脂牙。若𬌗力较大者，可选用金属𬌗面牙。

2. 排牙方法

（1）单个后牙缺失：取一小块蜡片烤软后，铺置于模型上的缺隙区形成基托，也可用滴蜡法形成基托。如采用雕牙的方法，则根据缺隙的大小，取一段软蜡块放入缺隙内，趁蜡软时与对颌模型做正中咬合。蜡块硬固后，用雕刻刀雕刻出缺失牙的轴面外形和外展隙，并形成与邻牙协调的颈缘线，最后，根据缺失牙的解剖形态，按照蜡牙𬌗面的咬合印迹，适当加深沟窝并雕刻出牙尖形态即可。亦可根据缺隙的大小，选择一合适的成品树脂牙，经适当的磨改，以避开𬌗支托和卡环连接体，并与对颌牙建立良好的𬌗关系，最后用蜡固定于缺隙内，不足之处用蜡填补并雕刻成型。

若缺隙的𬌗龈径或近远中径较小时，可连同𬌗支托一起先制作金属𬌗面，然后将其连接体部分与卡环的连接体用焊接法固定。再用滴蜡法封闭金属殆面之下的牙冠部分，并雕刻出颊、舌面和颈缘线的外形。

（2）单颌多数后牙缺失：若缺牙间隙正常，对颌天然牙位置也正常，可选用型号合适的成品树脂牙来排列后牙。为获得良好的咬合接触，在排牙过程中应适当磨改树脂牙的殆面和盖嵴部。若对颌天然牙伸长或排列不整齐，排列成品牙有困难，则可雕刻蜡牙，再置换成树脂牙。如前后牙都有缺失，只有很少的余留牙，殆关系也不正常，则应在殆架上排好牙后，再在患者口内试戴，并进行必要的修改。

（3）上下颌多数后牙缺失：一侧或双侧上、下颌多数后牙缺失，可排列成品树脂牙，按全口义齿的排牙原则进行。

3. 雕刻蜡牙的注意事项　雕刻的顺序按照牙冠的颊面→舌面→咬合面进行；雕刻颊、舌面应注意轴面凸度、颈缘线和外展隙与邻牙协调一致；咬合面的雕刻应抓住各个后牙殆面的基本特征与对颌牙的咬合关系来进行雕刻，而非完全按照解剖形态雕刻。

4. 排列成品牙与雕刻蜡牙的比较　成品牙型号多、硬度大、耐磨、色泽好、排牙操作简单，因此，应尽量选择成品牙。雕刻蜡牙的优点是适应范围广、咬合关系好，能在各种不同情况下雕刻出良好的形态。缺点是硬度差、不耐磨，色泽差，不能满足患者的美观要求，而且操作复杂。

5. 几种异常情况的排牙

（1）缺隙小于或大于原天然牙：缺隙过窄或过宽的排牙，原则上与前牙的排列类似。

缺隙小于原天然牙时，可将人工牙减径，选择略小于原天然牙的人工牙或减数排牙的方法。还可考虑用解剖形态较小的牙代替较大的牙来排牙，如磨牙缺失时使用前磨牙替。亦可采用雕刻蜡牙，但要注意增大人工后牙的外展隙。

缺隙大于原天然牙时，可选择略大于原天然牙的人工牙，甚至采取增加人工牙的方法来进行排牙，也可考虑用解剖形态较大的牙来代替较小的牙进行排列，如前磨牙缺失用磨牙代替，排牙时应注意美观，特别是靠近前牙处的牙缺失。当然还可采用雕刻蜡牙的方法。

（2）反殆关系：轻度者，可将上颌后牙稍排向颊侧或下颌后牙稍排向舌侧，以建立正常的咬合关系；中度者，可适当磨改下颌后牙的颊面，或将上颌后牙颊面加蜡，以建立一定的覆殆、覆盖关系，避免排成对刃殆而发生咬颊、舌的现象；严重者，可排列成反殆，但应保证后牙排列在牙槽嵴顶上。

八、完成

（一）完成基托蜡型

基托是可摘局部义齿的重要组成部分，是排列人工牙的基底。在人工牙排好后，根据模型设计要求确定基托伸展范围，完成基托蜡型。

1. 基托蜡型的要求　详见本章第三节中基托要求的相关内容。

2. 完成基托蜡型

（1）根据基托的范围，将2～3mm厚的基托蜡烤软贴压在模型相应部位上，使基托大小、厚薄符合要求，磨光面初具外形。

（2）用热蜡勺将基托蜡型的边缘和牙颈缘封牢，以免装盒时石膏流入蜡基托和模型之间，影响基托边缘的形态和密合度。

（3）用雕刻刀修整基托的厚薄与外形，雕刻出颈缘线。在两牙之间雕出龈乳突和略微凹陷的外展隙，雕出各牙根部外形。

（4）修整蜡基托边缘的位置和形状，并避开系带，然后用喷灯喷光蜡型表面。

（5）最后检查咬合关系，将模型从𬌗架上取下，准备装盒。

3．注意事项

（1）在制作蜡型过程中，不能移动金属支架和人工牙的位置。

（2）正确使用酒精喷灯，掌握好火焰的大小、距离和方向。火焰尖端应细而尖，注意移动火焰，让蜡基托表面呈熔而不流的状态。火焰距离蜡型不能过近，以免将人工牙烧焦或变色。火焰方向在牙间隙处可垂直走向，边缘和舌侧可水平走向。

（3）将模型从𬌗架上取下时避免损坏蜡型和模型。

（二）装盒

蜡型完成后通过装盒在型盒内形成蜡型的阴模，便于填塞树脂，经热处理后用树脂代替蜡型。

装盒方法有正装法、反装法和混装法三种。

（1）正装法：正装法又称整装法。将模型、支架及人工牙的唇面用石膏包埋固定于下层型盒内，只暴露蜡基托和人工前牙的腭（舌）侧磨光面。石膏硬固后，在其表面涂分离剂，再装上层型盒。

（2）反装法：反装法又称分装法。修整模型时将石膏基牙修除，使卡环悬空在下层型盒内，并暴露人工牙和基托，只将模型包埋固定于下层型盒内，支架、人工牙和蜡基托全部暴露。涂分离剂，后装上层型盒，开盒去蜡，支架、人工牙和基托都被翻置于上层型盒内，填塞树脂是在上层型盒内进行。

（3）混装法：混装法又称混合法。装下层型盒时将模型和支架包埋固定在下层型盒内，而暴露人工牙及蜡基托。开盒去蜡后，人工牙被翻置于上层型盒内。混装法是可摘局部义齿最常用的一种装盒方法。

（三）去蜡

待型盒内的石膏完全硬固后，将型盒浸泡于80℃以上热水中数分钟，使蜡型加热软化。然后取出型盒，用石膏调刀轻轻撬开上下型盒，使之分开，用雕刻刀去除软化蜡质，并修去石膏型腔周围锐薄的边缘，以免填胶时石膏锐边破碎压入树脂内。烫盒完成后，将上、下型盒放在漏网上，用沸水彻底冲净型盒中的余蜡和石膏碎屑。趁型盒还未完全冷却时，立即在石膏型腔表面涂以分离剂，为填塞树脂准备好阴模。

（四）填塞树脂

根据义齿蜡型的大小，取适量的造牙粉（白色树脂）和牙托粉（红色树脂）分别置于调拌杯中，可先调白色树脂，数分钟后再调红色树脂。树脂进入填塞期后，即可将牙冠树脂和基托树脂分别填入上下型盒内。上下型盒的边缘压紧密合后用型盒夹固定，准备热处理。

（五）热处理

热处理要求填塞后的树脂在一定的温度和压力下逐渐完成聚合反应，变成坚硬的固体，使义齿成形。方法是将固定好的型盒置于盛有冷水或温水50℃的锅内，水面淹没型盒，慢慢加热至65～74℃，恒温0.5～1.0小时，然后加热至沸点维持0.5～1.0小时，待其自然冷却后开盒。

（六）开盒

开盒是指经热处理树脂硬固并冷却后，将义齿从型盒内取出的过程。开盒时应注意了解义齿在型盒中的位置，细心操作，避免损伤义齿；剪石膏时应先剪模型外围石膏，再剪模型石膏；注意石膏剪分力方向，防止基托折断和义齿变形，切忌在下颌义齿的舌侧剪石膏，可采用少量多次的方法进行。

（七）磨光

义齿需要仔细磨光，使其磨光面平滑、光亮，并有合理的形态，边缘要圆钝，组织面无黏附的石膏和树脂小瘤。

第六节　可摘局部义齿的初戴

戴义齿前应对义齿进行检查，如有问题应处理后再戴牙。检查内容包括：核对义齿设计是否正确；支架和基托的伸展范围是否合理；基托组织面有无多余的凸起；卡环臂尖端是否已磨光等。戴义齿时应按义齿设计的就位道方向试戴，轻轻施以压力，观察其能否顺利就位，如有阻力或患者有疼痛表情，应分析原因予以修改，不能强行戴入，以免损伤口腔组织。

一、义齿就位困难的原因及处理

（一）卡环不能就位

卡环体区域有多余突出的树脂阻挡时，可将多余的树脂磨除。倒凹填塞不够，制作支架时磨损模型，以致卡环体部进入倒凹区。如因卡环体坚硬部分进入倒凹区，则不能磨改卡环，只能磨改与卡环体相应部位对应的牙体组织。间隙卡环在𬌗面部分与基牙不密合而形成支点，轻者可磨改基牙与卡环间隙处的牙体组织，重者需重做卡环。如卡环臂过紧，可稍将之放松，这种情况多系在制作卡环时磨损了模型所致。

（二）𬌗支托移位

在义齿制作过程中因模型受损，或装盒、填胶时发生𬌗支托移位，导致义齿不能就位。若轻微移位，可修改𬌗支托或磨改𬌗支托凹；严重者，则需去除𬌗支托修理或取模重做。

（三）义齿非弹性部分进入倒凹区

基托和人工牙进入软、硬组织倒凹区明显的突起部分，可以直接磨除。若阻挡部位不明显，可用脱色笔涂色于基牙邻面、余留牙舌侧或衬以脱色纸检查。将义齿试戴后摘下，检查着色点，用钢钻或小轮状石磨除代表阻碍处的着色点，即可磨去进入倒凹区的树脂基托，经如此反复试戴和调改，直至完全就位。但每次磨改量不宜过多，以免使义齿与基牙间形成间隙而造成食物嵌塞。

（四）义齿变形

义齿变形常见原因有：印模和模型不准确；装盒和充填树脂时支架移位；开盒和磨光时支架、基托变形。轻度变形可以通过修改支架或基托加衬等措施来解决，明显变形者应取模重做义齿。

（五）铸造支架变形

1. 琼脂印模材料质量不好，由于含水量高，强度和韧性差，在翻制模型过程中失水过多，造成阴模收缩变形。

2. 高温包埋料质量差,热膨胀系数不够,不能补偿铸造后金属的收缩而使支架变形。

3. 脱模铸造过程中,未能很好地控制熔模的变形因素。

4. 铸道设置不合理,铸件未避开热中心区,造成支架各部分不均匀收缩。

5. 模型有缺损,特别是𬌗支托窝,牙冠轴面外形等部位有缺损,或在铸造过程中𬌗支托、卡环体部有粘砂、瘤块,都会影响义齿就位。

6. 开盒去除包埋石膏时,用力过大或方向不当也会造成义齿变形。

7. 打磨过程中支架被磨损,甚至被甩出均会造成变形。

(六)设计不当

模型设计时共同就位道选择不当;不利倒凹填补不够或缓冲区未作处理等,致使卡环体、连接体进入倒凹区,造成义齿就位困难。

若义齿变形,使之不能完全就位时,可根据造成义齿变形原因和变形程度做不同的处理。一般可用目测、脱色纸检查或指示剂(弹性印模料、氧化锌糊剂)作衬垫检查,将问题排除。若仍不能完全就位者,常需要对义齿做大的修理直至取模重做。

二、义齿初戴后的检查及处理

(一)卡环

卡环与牙面密合,卡环臂尖端在倒凹内,卡环体在非倒凹区,𬌗支托与𬌗支托凹应密合,𬌗支托、卡环体不影响咬合。若卡环在基牙上的位置不合适,可用技工钳加以调整;𬌗支托过高时,可磨改早接触点,但不能磨改过多,以免造成支托折断,必要时还可少量磨改对𬌗牙。

(二)基托

基托边缘不能妨碍唇、颊、舌的功能性活动,基托边缘过长者应予以磨除。基托组织面应与黏膜贴合、平稳、无翘动,若有翘动现象,应查出支点予以消除。基托组织面有压痛者应采用义齿压力指示剂检查。将指示剂均匀涂在基托的组织面,患者戴上义齿,嘱患者做正中、前伸及侧向咬合动作后,取下义齿,观察基托组织面,有指示剂被粘掉的部分即基托的早接触部分,需进行磨改。而上颌结节、腭隆突、下颌舌隆突和内外斜嵴区,应做缓冲。

(三)连接杆

连接杆与黏膜接触应适当,若接触过紧,则会压迫黏膜产生疼痛;若两者之间有较大间隙,可能造成食物嵌塞,唾液滞留而引起不适,并影响舌的运动和正常的发音。

(四)颌位及咬合

缺牙过多,上下颌牙无正常𬌗接触,需要确定颌位关系的可摘局部义齿,检查其垂直距离是否过高或过低,正中关系是否正常。若颌位正常亦应检查人工牙有无早接触或无接触,对早接触者需调𬌗,使人工牙和天然牙都有均匀接触;若个别牙无接触,可用自凝树脂加高恢复咬合关系。

三、戴牙指导

1. 初戴义齿时,口内可能暂时会有异物感、恶心或呕吐等不良反应,有时发音亦可能受到影响,同时也会感到咀嚼不便。一般经耐心戴用1~2周后即可改善。

2. 摘戴义齿不熟练,需要耐心练习。不要用力过大,戴义齿时不要用牙咬合就位,以防止卡环变形或义齿折断。

3. 初戴义齿，一般不宜吃硬食。若是前牙义齿，也不应咬切食物，暂用后牙咀嚼食物，最好先吃软的小块食物。

4. 初戴义齿后，有时可能有黏膜压痛，可暂时取下义齿泡在冷水中，复诊前 2～3 小时戴上义齿，以便能准确地找到压痛点，以利于对义齿进行修改。

5. 饭后和睡前应取下义齿刷洗干净，用清水蘸牙膏刷洗即可。

6. 为减轻支持组织负担，使之有一定时间休息，最好夜间不戴义齿，取下义齿浸泡在冷水中或义齿清洁液中，但切忌放在开水或酒精溶液中。

7. 如感觉戴义齿有不适的地方，应及时复诊，不要自己动手修改。

8. 若义齿发生损坏或折断，应将折断的部分带来复诊，及时修理。

9. 除了给予患者正确的维护义齿指导外，还必须建议患者今后对口腔进行维护，以确保余留牙及牙槽骨的健康持久。义齿戴多长时间应该再次复诊，取决于患者的口腔和身体状况。易患龋者、牙周病患者及牙槽嵴萎缩患者检查频率应更高。如果条件正常，最好每半年至一年复诊一次。

第七节　可摘局部义齿戴入后的常见问题及处理

一、基牙疼痛

基牙疼痛的常见原因及处理方法有：

1. 咬合早接触，卡环过紧或人工牙与基牙接触过紧，义齿设计不当，对基牙产生的力量过大，导致基牙负担过重。可通过调𬌗，调整卡环、人工牙与基牙的关系，减轻基牙负担。

2. 牙体预备时造成牙本质过敏者可通过牙本质脱敏治疗解决。

3. 长期戴用义齿使基牙发生牙体、牙髓、牙周病变。应查明原因并进行牙体、牙髓、牙周病的治疗，以消除患者基牙的疼痛。

二、软组织疼痛

软组织疼痛的常见原因及处理方法有：

1. 基托边缘过长、过锐；基托组织面有多余的树脂突起；基托进入牙槽嵴倒凹区或牙槽嵴上有骨尖和骨性隆起，对软组织造成刺激、压迫和擦伤，黏膜发生炎症和溃疡。应磨改基托边缘，缓冲基托组织面，同时辅以药物治疗。

2. 上颌硬区缓冲不够，当义齿下沉，基托挤压上颌硬区黏膜出现疼痛，应对疼痛区域的基托组织面进行缓冲。

3. 义齿的𬌗支托未起到支持作用。𬌗支托折断引起义齿下沉所致的疼痛，应重新放置𬌗支托。

4. 咬合压力过大或过于集中，尤其是游离端义齿，造成黏膜负担过重引起疼痛，应调整咬合减小𬌗力，加大基托面积以分散𬌗力。

5. 牙槽嵴狭窄，特别是下颌，黏膜较薄，耐受力较低，可引起较大面积黏膜压痛及黏膜红肿，可采用软衬材料加衬，以减轻黏膜负担。

6. 咬合时义齿发生移动，致使基托摩擦软组织而发生疼痛，应找出义齿不稳定的原因，改进义齿的稳定性。

7. 卡环臂过低刺激牙龈，舌侧卡环臂过高或过于突出而刺激舌缘引起疼痛，应调整卡环臂的位置或改变卡环设计。

三、固位不良

义齿在咀嚼食物过程中有松脱、摆动等现象，其常见原因及处理方法有：

1. 卡环问题

（1）卡环不密合，未合理利用倒凹，导致不能充分发挥卡环的卡抱作用，应调整卡环改善固位；基牙固位形差，应增加基牙或另行设计固位力强的固位体。

（2）卡环数量和分布不当，对抗义齿转动移位的间接固位体设计不当，应改善义齿的设计形式和加强抗转动、移位的措施。

（3）卡环弹跳，卡环臂尖未进入基牙倒凹区，而是抵住了邻牙，咬合时基托与黏膜密合，开口时卡环的弹力使基托又离开黏膜，只要修改卡环臂即可纠正。

2. 基托问题

（1）基托不密合，边缘密封性差，未能充分利用基托的吸附力和大气压力的作用而影响义齿的固位、稳定，可通过衬垫解决。

（2）基托面积过小，可通过增大基托面积解决。

（3）基托边缘伸展过长，影响唇（颊）、舌系带及周围肌的活动，也可导致义齿固位不好，可将基托边缘磨短，使基托让开各系带处。

3. 存在支点

（1）义齿某个区域或部件与基牙、牙槽嵴之间存在支点，使义齿发生翘动等不稳定现象，如𬌗支托、间隙卡环的体部与基牙有早接触点。

（2）上颌硬区基托缓冲不够，除了容易造成义齿固位、稳定不良外，还易导致义齿的折裂。

（3）人工牙排列不当，如覆𬌗过深，在前伸运动时上颌义齿前后翘动；后牙若排在牙槽嵴顶颊侧，咬合时则以牙槽嵴顶为支点发生翘动；若排在牙槽嵴顶舌侧，当咀嚼食物时，影响舌的正常活动，致使义齿松动。

找出原因后，通过消除支点，缓冲硬区，调整人工牙的排列等措施，对义齿加以修改，达到改善义齿稳定性的目的。

4. 基牙固位形差　如牙冠短小、畸形牙等，影响义齿固位，应增加基牙或改变卡环类型。

四、义齿咀嚼功能差

造成义齿咀嚼功能差的原因和处理方法有：咬合关系不正确，人工牙𬌗面过低过小与对颌牙接触不良，𬌗面平坦，无适当的牙尖斜度或沟窝不明显，或义齿恢复的垂直距离过低，都可能降低咀嚼效能。可升高咬合，加大𬌗面面积，改变𬌗面形态，在𬌗面增加食物排溢道，增加牙尖斜度。如基牙和牙槽嵴支持不够造成的，可增加基牙和加大基托面积，以提高基牙及牙槽嵴的支持力。

五、人工牙咬颊黏膜、咬舌

义齿戴用一段时间后，如果出现人工牙咬颊黏膜、咬舌现象，主要原因和处理方法有：

由于上下颌后牙的覆盖过小,或由于缺牙后,颊部软组织向内凹陷,天然牙的牙尖锐利都会造成咬颊黏膜现象。应加大后牙覆盖,调磨过锐的牙尖,加厚基托推开颊肌。咬舌多因下颌后牙排列偏向舌侧或因殆面过低而造成的。可适当升高下颌殆平面,磨改人工牙的舌面或重排后牙。

六、食物嵌塞

义齿戴入后出现食物嵌塞和滞留,主要是由于基托和黏膜组织不密合,卡环和基牙不贴合,基托与天然牙之间有间隙等原因所造成的。改善方法是应选择适当的义齿就位道,尽量减小不利倒凹,嘱患者加强口腔卫生保健和义齿的清洗,防止天然牙发生龋病和牙周病。如倒凹填补过多或磨除基托过多造成不应有的空隙,应用自凝树脂局部衬垫处理。

七、发音障碍

1. 暂时性发音障碍　戴义齿后由于口腔空间变小,舌运动受限,加上有暂时性的不适应与异物感,常造成发音障碍,经过一段时间适应与练习,多能自行适应与改善。

2. 义齿缺陷性发音障碍　由于基托过厚、过大或人工牙排列过于偏向舌侧引起的发音障碍,应将基托磨薄、磨小或调磨人工牙的舌面,以改善发音,必要时重新排列人工牙。

八、咀嚼肌和颞下颌关节不适

由于垂直距离恢复过低或过高,改变了咀嚼肌张力和颞下颌关节的正常状态,患者常感到肌疲劳、酸痛和张口受限等颞下颌关节病症状,可通过增高或降低垂直距离以及调殆来解决。

九、恶心和唾液增多

恶心多见于戴上颌可摘局部义齿者,由于基托后缘伸展过多、过厚,或基托后缘与黏膜不贴合,两者之间有唾液刺激而引起恶心。应适当磨改基托后缘或进行重衬,使基托密合。如唾液分泌过多、口内味觉降低,只要坚持戴用义齿,逐渐习惯后,这些现象会自然消失。

十、戴义齿后的美观问题

有的患者戴义齿后提出唇部过突或过凹陷,人工牙大小、颜色不满意,影响美观,可酌情进行修改。对合理的要求,尽量修改,必要时重做,但对过分、不切实际的要求,则应向患者耐心解释。

第八节　可摘局部义齿的修理

可摘局部义齿戴用一段时间后,患者可因基托、卡环、殆支托折断,人工牙折断或脱落,义齿基托与黏膜组织不密合等原因前来复诊。如果义齿没有变形,可经修理后继续使用。如果多次折断、树脂老化、义齿基托翘动以及余留牙拔除过多等无法再修理,则义齿需重做。

一、人工牙、殆支托及固位体的修理

(一)原因

1. 因技工操作不当或铸造的瑕疵,导致人工牙与基托结合不牢,卡环、殆支托受力后折断与脱落。

2. 卡环、殆支托间隙预备不足,戴牙、调殆后使其过于薄弱而折断。

3. 深覆殆,咬合紧、患者咀嚼不当,使卡环、殆支托被咬断。

4. 不慎将卡环、殆支托摔断。

5. 基牙因牙体、牙周疾患自行脱落或拔除,而患者认为原修复体使用良好,不愿重作新义齿,要求在旧义齿的基础上增加人工牙、卡环和殆支托。

(二)方法

1. 人工牙的修理

(1)直接法:不需取模,用自凝树脂在口内直接完成的加牙方法。

1)磨除义齿上的残留牙冠以及舌侧基托,并注意保持唇、颊侧龈缘形态,切勿磨除过多,以免自凝树脂与原基托颜色不一致的部分暴露过多而影响美观。选择与同名牙的形态、大小及颜色近似的人工牙或利用脱落的原人工牙,将其盖嵴面及邻面打磨粗糙。

2)人工牙与基托的连接区应清洁干燥,并涂适量单体溶胀表面,以利与自凝树脂结合。根据咬合关系,用自凝树脂固定,待其完全固化修形磨光。有条件者,在自凝树脂固化之前放入气压锅内,在一定压力的作用下固化,能减少气泡,提高硬度。

(2)间接法:即制取口内戴着义齿的印模,将其转移至口外,在模型上完成人工牙脱落的修理。磨除加牙部位的支托、卡环,以利于人工牙的排列,选牙原则及人工牙与基托相关部位的处理方法参阅直接法加牙的有关内容。

2. 殆支托及固位体的修理

(1)更换殆支托或卡环时,应检查原间隙卡环及殆支托的间隙是否符合要求,必要时在原基础上再作预备,再去除原殆支托或卡环的连接体部分,磨除其残端,在人工牙或基托相应的部位磨出沟槽,磨除部分用蜡暂封。

(2)做好以上预备后,将义齿戴入口内取模,待印模材料凝固后与义齿一起取出,将义齿翻至在模型上,在模型上重新制作殆支托和卡环,将连接体部分准确地置入预备好的沟槽内。

(3)用自凝树脂或热凝树脂修补平。

添加的殆支托、卡环为铸造者,应按要求在模型上制作熔模,完成铸造后再按上述方法修理。

二、基托折裂、折断的修理

(一)原因

1. 修复较小缺隙 由于缺隙的近远中径过小或由于对颌牙伸长、前牙深覆殆等原因造成殆龈距过小,义齿在这些部位只能做得很窄或很薄。此外,缺隙较小,用钢丝加固树脂结构的义齿,在较小的缺牙间隙中埋入较多的支架,致使包裹支架的树脂很少,也很易造成基托折裂或折断。

2. 应力集中 破坏力剧增在以下区域较易发生:与基托内的应力相交的支架处及应力

集中的剪切力区；前后牙均有较多缺失，余留牙的舌、腭侧基托区；游离端下颌义齿的前部舌侧基托区；上颌牙大部分缺失的腭中部基托区。

3. 其他原因　人工牙的磨损；树脂部件的老化；金属构件的疲劳；患者使用不当等。

（二）方法

修理时应首先查出原因，才能取得好的修理效果，修理步骤如下：

1. 断端吻合　基托折断如无残缺，对接位置准确，可在折裂缝处用烧红蜡刀烫接，再用火柴梗数根，横跨裂缝并用蜡固定，使折断义齿成一整体。也可先将义齿的断端吻合，用502胶粘接固定。

2. 灌石膏　在基托组织面灌石膏，待其结固后，将裂缝两侧基托磨光面磨去一层，注意保护石膏模型组织面。

3. 放置金属丝。

4. 最后用自凝树脂或热凝树脂加以修理。

5. 完成修理　为保证后加的树脂与原来基托树脂颜色的一致性，应使用与原基托相同的树脂填胶。

若基托折断且伴有较大的缺损而不能对接复位者，应将折断的义齿戴入口中，并用自凝树脂在口内将义齿作暂时粘接固定，然后取模、修理。若义齿仅为裂缝而不需对接，可直接在义齿组织面灌注石膏后进行修理。修理完成后戴入口内，还应检查咬合以及基托与黏膜组织密合等情况，必要时给予调整和修理。

三、义齿殆面磨耗或咬合过低的处理

义齿在使用过程中，由于人工牙不断磨耗或牙槽嵴吸收萎缩致义齿下沉，使上下颌牙无咬合接触或接触得不紧，致使咀嚼效率降低。若个别后牙咬合低，可用自凝树脂在口内直接加高恢复正常咬合关系。若人工牙较多且磨耗严重，则应在殆面上咬蜡殆记录，利用蜡殆记录上殆架，在模型的人工牙上雕刻外形，常规装盒，用热凝树脂恢复正常咬合或重新排牙，按常规完成义齿制作。

四、重衬

义齿戴用一段时间后，由于牙槽嵴的吸收，使基托组织面与黏膜组织不密合，嵌塞食物，基托翘动，咬合不平衡，甚至造成基托折断。此外，对修复游离端缺失的义齿，为使基托组织面稍加压于黏膜，亦采用重衬处理。重衬的方法有以下两种：

（一）直接法重衬

将义齿刷洗干净并擦干，将组织面均匀磨除一层，使之粗糙。用小棉球蘸单体涂在组织面上。调拌自凝树脂，在粘丝早期时涂布于基托组织面上，用棉球蘸液状石蜡或藻酸钠分离剂涂于患者需做重衬区的黏膜上。将义齿戴入口内并使其就位，嘱患者自然咬合，同时检查卡环及殆支托是否与隙卡沟和殆支托凹密合。让患者做功能性整塑，使多余的树脂从基托边缘溢出，形成良好的边缘封闭。在树脂尚未硬化之前，从口内取出义齿，置于温水中浸泡，以便加速完成聚合过程，待树脂完全硬固后，去除倒凹区树脂，磨光即可。必须注意的是在树脂未硬固之前，必须将义齿从口内取出，否则树脂进入倒凹区的部分变硬后，义齿便无法从口内取出。

（二）间接法重衬

间接法重衬适用于需要重衬的范围较大的义齿或不能接受自凝树脂对黏膜刺激的患者。此法是先将基托组织面磨去较厚的一层，然后在基托组织面放入适量的印模材料，在口内取咬合印模，即先做印模材料重衬，取出后修去多余的印模材料，然后装盒，去除印模材料，按常规进行填塞树脂、热处理、打磨、抛光，完成重衬制作。

小　结

可摘局部义齿是牙列缺损修复治疗的方法之一，尽管牙列缺损的固定修复、种植修复迅速发展，并得到医师和患者的青睐，但可摘局部义齿修复治疗方法仍有其重要地位。尤其随着近代口腔医学设备、材料、工艺和修复观念的迅速发展，同时也赋予了可摘局部义齿修复治疗更多新的内容，因此，此修复方法在牙列缺损修复治疗中起着重要作用，不能被其他修复方法所替代。本章节介绍了可摘局部义齿的概念、适应证和临床注意事项、分类、组成、设计原则、制作过程、义齿的初戴以及义齿戴入后出现的问题及解决方法。

思考题

1. 简述可摘局部义齿的适应证及临床注意事项。
2. 论述 Kennedy 牙列缺损分类，其优点及局限性。
3. 简述可摘局部义齿的组成及其主要作用。
4. 简述观测线的类型，简述卡环与观测线的关系。
5. 基牙的选择应从哪几个方面考虑？
6. 论述调节可摘局部义齿固位力的具体措施。
7. 论述可摘局部义齿不稳定的原因及处理方法。
8. 简述确定就位道的必要性，举例说明就位道设计。
9. 简述支托凹和隙卡沟的预备原则。
10. 论述确定颌位关系的方法及适用情况。
11. 论述可摘局部义齿就位困难的原因及处理。
12. 论述可摘局部义齿戴入后常见问题及处理。

（丁存善）

参考文献

1. 赵铱民. 口腔修复学. 8 版. 北京：人民卫生出版社，2020
2. 巢永烈，梁星，高卫民. 我国复杂可摘局部义齿修复的发展现状与问题. 中华口腔医学杂志，2001（03）：4-5

3. 肖茂春. RPI 卡环的改良设计. 华西口腔医学杂志, 1997（02）: 45-47

4. 赵铱民. 我国口腔修复工艺学的现状及问题浅析. 中华口腔医学杂志, 2002（03）: 74-76

5. 吴琳, 吕培军, 王勇, 等. 可摘局部义齿支架铸型的计算机辅助设计与制作. 中华口腔医学杂志, 2006（07）: 432-435

第七章 全 口 义 齿

为上下颌牙列缺失患者制作的义齿称全口义齿（complete denture）。全口义齿是黏膜支持式义齿，由基托和人工牙两部分组成。从义齿支持、固位与稳定的原理分类，全口义齿可分为常规全口义齿、覆盖全口义齿和种植全口义齿，本章主要讲述常规全口义齿的制作。

第一节 全口义齿修复相关的基本知识

一、无牙颌的解剖标志

牙列缺失患者的上下颌称为无牙颌，无牙颌的解剖标志（图 7-1-1，图 7-1-2）与全口义齿的修复效果有密切关系。

（一）无牙上颌的解剖标志

1. 上颌牙槽嵴　上颌牙槽嵴呈弓形，为上牙列缺失后牙槽骨逐渐吸收改建而形成。表面覆盖着较厚且致密的黏膜，黏膜表层为高度角化的鳞状上皮，黏膜下层与骨膜紧密相连，是承受义齿咀嚼压力的主要区域。承受能力的大小与牙槽嵴的丰满度及覆盖其表面的黏膜弹性、厚度和可移动性等相关。

2. 上颌唇系带　上颌唇系带是位于口腔前庭内牙槽嵴唇侧中线上的一扇形或线形黏膜皱襞，是口轮匝肌在颌骨上的附着处。唇系带随着唇的功能活动而有较大的活动范围，对上颌全口义齿的固位有影响。因此，无牙颌取印模时上唇需做适当的肌功能修整，反映出上颌唇系带的活动范围；相应的义齿基托边缘在此形成 V 形切迹，以免妨碍系带的运动而影响义齿固位。

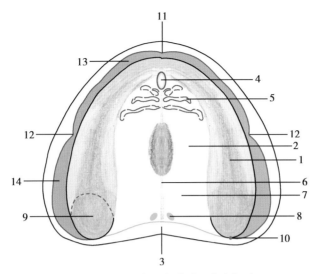

图 7-1-1　无牙颌上颌的主要解剖标志

1. 上颌牙槽嵴；2. 腭穹窿；3. 软腭；4. 切牙乳突；5. 腭皱；6. 腭中缝；
7. 腭部硬区；8. 腭小凹；9. 上颌结节；10. 翼上颌切迹；11. 上颌唇系带；
12. 上颌颊系带；13. 唇前庭沟；14. 颊前庭沟。

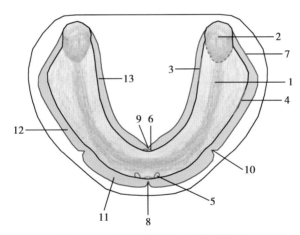

图 7-1-2　无牙颌下颌的主要解剖标志

1. 下颌牙槽嵴；2. 磨牙后垫；3. 内斜线；4. 外斜线；5. 颏结节；
6. 颏棘；7. 咬肌切迹；8. 下颌唇系带；9. 舌系带；10. 下颌颊系带；
11. 唇前庭沟；12. 颊前庭沟；13. 舌沟。

　　3. 上颌颊系带　上颌颊系带位于前磨牙牙根处，呈扇形附着在牙槽嵴顶的颊侧黏膜皱襞，数目不定，是提口角肌的附丽处。义齿基托边缘在此处应作切迹，以适应颊系带的活动，有利于义齿固位（图 7-1-3，图 7-1-4）。上颌颊系带将口腔前庭分为前弓区和后弓区。唇、颊系带之间为前弓区，颊系带以后为后弓区。前弓区的结缔组织疏松，无肌肉直接附着。在不影响上唇活动的情况下，应尽量将义齿唇侧基托伸展至黏膜反折皱襞处，以获得良好的边缘封闭作用，有利于义齿固位。

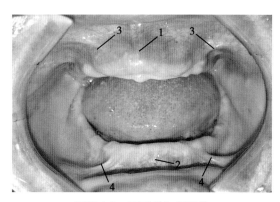

图 7-1-3　唇系带与颊系带
1. 上唇系带；2. 下唇系带；3. 上颌颊系带；4. 下颌颊系带。

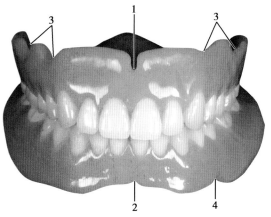

图 7-1-4　全口义齿基托边缘形成的系带切迹
1. 上唇系带切迹；2. 下唇系带切迹；3. 上颊系带切迹；4. 下颊系带切迹。

4. **颧牙槽嵴**　颧牙槽嵴为颧突下端向口腔内突出的骨嵴，位于后弓区内相当于上颌第一磨牙的根部。此区黏膜较薄，为避免患者戴义齿后出现疼痛，避免义齿以此为支点前后翘动，相应的基托组织面应做缓冲（图 7-1-5）。

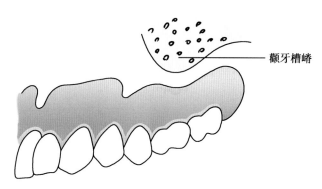

颧牙槽嵴

图 7-1-5　颧牙槽嵴，基托在此形成避让和缓冲

5. **上颌结节**　上颌结节是两侧上颌牙槽嵴远端的圆形骨突，表面覆盖黏膜。其颊侧多有明显倒凹，与颊黏膜间形成颊间隙。上颌义齿基托的颊侧翼缘应充满此间隙，有利于义齿的固位和稳定（图 7-1-6）。

6. **切牙乳突**　切牙乳突位于腭中缝的前端，上颌中切牙的腭侧，为一梨形或卵圆形的软组织突起。其深层为切牙孔，有鼻腭神经和血管通过。该处的义齿基托组织面应做适当缓冲，以免压迫切牙乳突产生疼痛。切牙乳突与上颌中切牙之间的距离相对稳定，所以切牙乳突是上颌重要且稳定的解剖标志，可作为排列上颌中切牙的参考标志（图 7-1-7）：①切牙乳突中点可作为排列上颌前牙时中线的参考点；②上颌中切牙唇面约在切牙乳突中点前 8~10mm 范围内；③上颌两侧尖牙牙尖顶的连线通过切牙乳突中点前后 1mm 范围内；④如果唇侧骨板吸收明显，切牙乳突的位置相对前移，两侧尖牙牙尖顶的连线通过切牙乳突后缘。

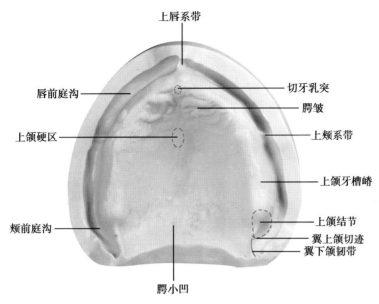

图 7-1-6　上颌腭部的解剖标志

7. 腭皱　腭皱位于腭中缝前部的两侧,为几组不规则的波浪形软组织横嵴,有辅助发音的功能(见图7-1-6)。

8. 上颌硬区　上颌硬区位于腭穹窿中部的前份,骨组织呈嵴状隆起,又称上颌隆突或腭隆突。硬区表面黏膜薄,受压易产生疼痛。上颌硬区可能成为义齿的支点,造成义齿左右翘动或折裂,因此覆盖该区的基托组织面应适当缓冲。

9. 腭小凹　腭小凹是口内黏液腺导管的开口,位于腭中缝两侧、软硬腭连接的区域,为并列的两个小凹(见图7-1-6)。上颌全口义齿的后缘在腭小凹前后2mm范围内。

10. 颤动线　当患者发"啊"音时,位于软腭、硬腭交界的软腭区域发生颤动,故又称为"啊"线。颤动线分为前颤动线和后颤动线。硬腭与软腭腱膜结合的部位称为前颤动线,是一条假想线,从一侧翼上颌切迹延伸至对侧的翼上颌切迹。后颤动线大致位于软腭腱膜和软腭肌的结合部位(图7-1-8)。前后颤动线之间的区域宽约2~12mm,平均8.2mm,有一定的弹性。

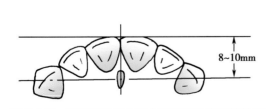

图 7-1-7　切牙乳突与上颌中切牙以及尖牙的关系

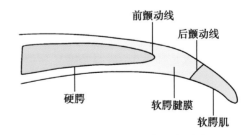

图 7-1-8　前颤动线与后颤动线

11. 后堤区　前后颤动线之间可以稍加压力,作为上颌全口义齿后缘的封闭区,义齿基托组织面在此区域向黏膜方向略微突起形成后堤封闭区。当取无牙颌上颌印模时此区需加压。加压不足时，可以刮除前颤动线略后方模型表面的石膏，使完成后的上颌全口义齿基托后缘组织面形成轻微的隆起，对前后颤动线之间的黏膜产生轻微压迫，起到边缘封闭作用，使义齿获得良好的固位，此操作称为后堤区的处理。后堤区的前后向宽度因腭部的形态不同可分为以下三种类型（图 7-1-9）。

（1）高拱形：腭穹窿高拱，软腭向下弯曲明显，与水平面的角度接近 70°，后堤区宽度小于 3mm，不利于固位。

（2）中间形：腭穹窿形状介于上述两者之间，硬软腭成弧线连接，与水平面的角度接近 45°，后堤区宽度 3～5mm，固位效果介于上述两者之间。

（3）平坦形：腭穹窿平坦，向后延伸进入软腭后稍下垂，硬软腭成近似水平连接，后堤区宽度可达 5～10mm，对固位最为有利。

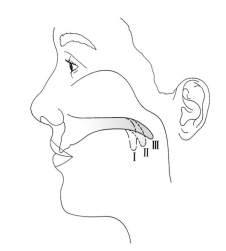

图 7-1-9　腭部形态与后堤封闭区的关系
Ⅰ. 高拱形；Ⅱ. 中间形；Ⅲ. 平坦形。

（二）无牙下颌的解剖标志

1. 下颌牙槽嵴　下颌牙槽嵴呈弓形，其结构与上颌牙槽嵴相似，但由于下颌支持咀嚼压力的面积较上颌小，单位面积所承受的𬌗力较上颌大，故下颌牙槽骨较易发生严重吸收，使牙槽嵴变成刃状或低平。相对于上颌而言，下颌全口义齿支持力较差，较易出现疼痛（见图 7-1-3）。

2. 下颌唇系带　下颌唇系带是位于口腔前庭内下颌牙槽嵴唇侧中线处的黏膜皱襞，与上颌唇系带遥遥相对（见图 7-1-3）。义齿基托边缘应在此处形成切迹（见图 7-1-4）。

3. 下颌颊系带　位于无牙颌相当于下颌前磨牙牙根部的颊侧黏膜皱襞（图 7-1-3）。下颌全口义齿基托边缘在此处应形成切迹（见图 7-1-4）。

4. 下颌前弓区　下颌前弓区是位于下颌唇、颊系带之间的区域。在不影响下唇活动的情况下，义齿基托边缘应伸展至黏膜反折皱襞。

5. 外斜线　外斜线是由双侧下颌骨升支前缘向前下延伸至颏结节的骨嵴（图 7-1-10）。因其骨质致密，变化较小，是制作全口义齿时判断颊侧边缘的重要解剖标志。

6. 颊侧翼缘区　位于下颌后弓区，颊系带与咬肌下段前缘之间。当下颌后部牙槽嵴严重吸收呈平坦状时，又称颊棚区。颊棚区外界是下颌骨外缘，内侧是牙槽嵴的颊侧斜坡，前缘是颊系带，后缘是磨牙后垫前缘。此区骨质致密，义齿基托可做充分伸展，有利于义齿的支持和稳定。

7. 远中颊角区　位于咬肌前缘、颊侧翼缘区的后方。因受咬肌前缘活动的影响，义齿基托边缘不能伸展过多，否则会引起义齿脱位或压痛。义齿边缘在此处形成咬肌切迹（见图 7-1-2）。

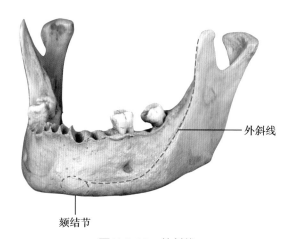

外斜线

颏结节

图 7-1-10　外斜线

8.**磨牙后垫** 磨牙后垫是位于下颌第三磨牙牙槽嵴远端的黏膜软垫，呈圆形、梨形或卵圆形，覆盖在磨牙后三角上，是下颌全口义齿的后界封闭区（图7-1-11）。下颌全口义齿后缘应覆盖整个磨牙后垫。磨牙后垫是排列人工牙的参考标志：①从冠状向观，磨牙后垫可作为确定𬌗平面高度的参考，后牙区𬌗平面与磨牙后垫的 1/2 等高；②从𬌗面观，磨牙后垫的颊面、舌面，与下颌尖牙的近中面连接而成的三角形，称为 Pound 三角，下颌后牙的舌尖应位于此三角形内（图7-1-12）。

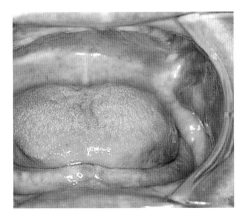

图 7-1-11 **磨牙后垫**

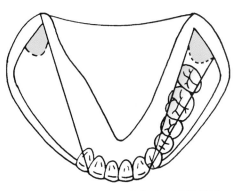

图 7-1-12 Pound 三角与人工牙的排列

9.**舌系带** 位于口底的中线部，是连接口底和舌腹的黏膜皱襞，呈扇形，活动度较大。下颌全口义齿舌侧基托边缘应在此处形成切迹，以免影响和限制舌活动，造成义齿脱位或压伤舌系带。

10.**下颌隆突** 下颌隆突又称为舌侧隆突，位于下颌相当于前磨牙根部的舌侧。该骨突可见于单侧或双侧，形状和大小不等，其上黏膜较薄，受压易产生疼痛，与之相应的基托组织面应做缓冲。骨突显著者在其下方形成倒凹，需手术铲除后再制作全口义齿。

11.**下颌舌骨嵴** 由颏棘下方向上至下颌升支内侧，与外斜线相应又称内斜线（图7-1-13），是下颌舌骨肌颌骨的附丽。其骨质致密，变化较小。随牙槽嵴吸收，在临床检查时触诊越明显。若骨嵴突出，表面黏膜薄而活动者，需做适当缓冲，以免产生压痛。内斜线是判断下颌义齿舌侧基托边缘的重要解剖标志，下颌义齿边缘应盖过内斜线并向下延伸 2mm 左右，可以获得更好的稳定与固位。

12.**下颌舌骨后窝** 位于下颌舌骨嵴的后方，下颌义齿基托的舌侧后缘可越过下颌舌骨嵴（见图7-1-13），在此向外侧弯曲伸展成 S 形，有利于义齿的固位和稳定（图7-1-14）。

13.**舌下襞与舌下肉阜** 位于双侧舌前区，舌下襞为舌下腺表面的黏膜皱褶，舌下肉阜为舌下腺导管的开口。下颌全口义齿的舌侧基托前部边缘位于舌下肉阜、舌下襞与下颌牙槽嵴舌侧黏膜间。舌下肉阜与舌下襞丰隆者，边缘封闭好，义齿固位佳；反之固位差。

14.**舌侧翼缘区** 舌侧翼缘区是下颌全口义齿舌侧基托与口底黏膜接触的部位。此区的后部位于下颌舌骨后窝，下颌舌骨后窝位于下颌舌骨嵴的后方，下颌全口义齿舌侧基托向后越过下颌舌骨嵴，向外侧弯曲，伸展至下颌舌骨后窝，可抵抗义齿向前脱位。舌侧翼缘区是全口义齿舌侧封闭的重要结构，舌侧翼在此处的伸展能使义齿获得更加良好的固位和稳定。

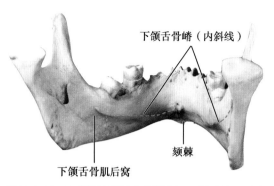 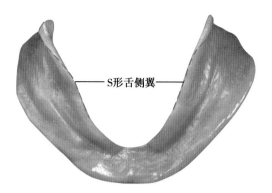

图 7-1-13　下颌舌骨嵴（内斜线）与下颌舌骨肌后窝　　　图 7-1-14　S 形舌侧翼

二、无牙颌的组织结构与全口义齿修复的关系

无牙颌各部分的组织结构不同，对全口义齿的支持、稳定和固位的作用也不相同。根据无牙颌的组织结构特点与全口义齿的关系，将无牙颌分为主承托区、副承托区、边缘封闭区和缓冲区（图 7-1-15）。

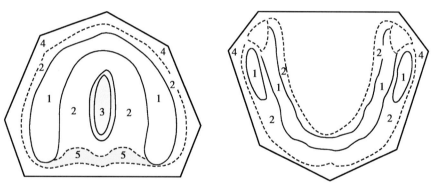

图 7-1-15　无牙颌的功能分区
1. 主承托区；2. 副承托区；3. 缓冲区；4. 边缘封闭区；5. 后堤区。

（一）无牙颌的分区

1. **主承托区**　包括上下颌牙槽嵴顶、除上颌硬区之外的硬腭水平部，下颌牙槽嵴吸收严重骨面低平者，颊棚区也是主承托区。其特点是骨面与𬌗力方向垂直，是承受𬌗力的主要部位。牙槽嵴宽且高者利于义齿固位，窄小低平者不利于义齿固位。义齿基托与主承托区黏膜应紧密贴合。

2. **副承托区**　指牙槽嵴的唇颊侧和舌腭侧，唇颊侧界限在口腔前庭黏膜反折线处，舌侧界限在口底黏膜反折线处。其特点是骨面与𬌗力方向呈一定角度，不能承受较大𬌗力，只能协助主承托区分担部分𬌗力，抵抗义齿受到的水平向作用力，利于义齿的稳定。义齿基托与副承托区黏膜也应紧密贴合。

3. **边缘封闭区**　指义齿边缘接触的软组织部分，如黏膜皱襞、系带附丽部、上颌后堤区和下颌磨牙后垫区,此区不能承受压力,但可紧密贴合包裹基托边缘,使空气不能进入基托与组织之间,形成良好的边缘封闭,从而维持负压和两者之间的吸附力,增强义齿固位。基托边缘应形成与移行黏膜吻合的圆钝形,利于义齿固位。上颌义齿后缘和磨牙后垫后缘的软组织有一定的可让性,基托组织面可形成轻微压贴的形态与该区软组织密切贴合,形成后缘封闭利于义齿固位。

4.缓冲区 主要指无牙颌的上颌隆突、颧突、上颌结节的颊侧、切牙乳突、下颌隆突、下颌舌骨嵴以及牙槽骨上的骨尖、骨棱等部位。表面黏膜很薄,不能承受咀嚼压力,需要缓冲咀嚼压力。上述各部分的义齿基托组织面的相应部位可磨除少许做缓冲处理,以免组织受压产生疼痛和损伤。

(二)义齿表面和义齿间隙

1.义齿表面 基托和人工牙共同构成义齿的三个表面(图7-1-16)。对义齿的支持、固位、稳定和舒适有很大影响。

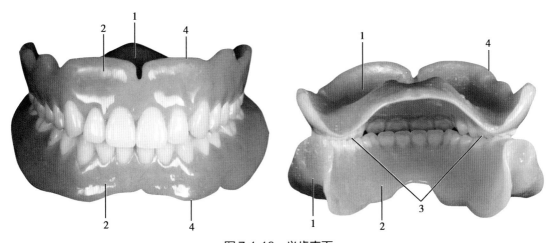

图7-1-16 义齿表面

1.组织面;2.磨光面;3.咬合面;4.边缘。

(1)组织面:组织面是指义齿基托与相应口腔黏膜接触的表面。两者之间必须紧密贴合才能形成吸附力和负压力,使义齿在口腔中获得良好固位。

(2)磨光面:与唇、颊、舌黏膜接触的义齿表面为磨光面。磨光面的形态应与唇、颊、舌功能运动相适宜,成为唇、颊、舌软组织的依靠,在功能活动中受力平衡。磨光面应利于自洁,美观舒适。

组织面与磨光面间为基托边缘,唇侧、颊侧、舌侧的边缘厚度受牙槽嵴吸收程度的影响,平均厚度为1.5~2.5mm。牙槽嵴丰满,边缘厚度薄;牙槽嵴吸收多,边缘厚度厚。边缘充满整个黏膜转折,具备隔离空气的封闭效果。上腭部基托的后缘较薄,感受舒适。下颌磨牙后垫后缘形成与翼下颌皱襞吻合的形态,利于后缘封闭。

(3)咬合面:咬合面是指上下颌人工牙咬合接触的面,主要有咀嚼功能。咬合面影响上下牙列的对位关系、咬合接触以及受力平衡。咀嚼产生的𬌗力使黏膜压缩,骨面产生支持力,只有咬合平衡、黏膜与骨均匀受压,才不会出现疼痛,并获得良好的支持。

2．义齿间隙 义齿间隙是指在口腔内容纳义齿的潜在空间（图 7-1-17）。原为自然牙列及相关软硬组织所占据的空间，义齿和周围软组织处于受力平衡，又称为中性区。中性区随天然牙缺失、骨组织吸收、软组织侵入和义齿修复而变化，不断达到新的动态平衡。在中性区内修复牙列，作用于义齿内外侧的肌肉力量相互抵消，利于义齿稳定。对于软组织侵入中性区，侵占失牙空间，中性区移位变形者，可通过暂时义齿修复逐渐回复原有空间，再进行永久修复，利于整个咀嚼系统达到功能平衡。

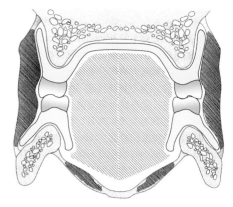

图 7-1-17 义齿间隙

三、牙列缺失后的组织改变

（一）颌骨的改变

牙列缺失后，上下颌骨的改变主要是牙槽嵴的萎缩。随着牙槽嵴的吸收，上下颌骨逐渐失去原有的形状和大小。牙槽嵴吸收速率在牙缺失后前 3 个月最快，3～5 个月吸收速率减慢，大约 6 个月后吸收速率明显下降，拔牙后 2 年吸收速度趋于稳定。剩余牙槽嵴以每年约 0.5mm 的速度吸收，将持续终生。因此，全口义齿修复时机应在拔牙后 3～5 个月。确实急需的，最早也应在拔牙后 1 个月进行。

1．上下颌骨的改变 牙槽嵴的吸收多少与骨质密度直接有关，一般疏松的骨质吸收率大于致密的骨。上颌骨唇颊侧骨板较腭侧骨板疏松，而下颌骨舌侧骨板较唇颊侧骨板疏松。因此，上颌牙槽嵴外侧骨板吸收快于内侧骨板，吸收方向为向上向内，上颌牙弓逐渐变小，牙槽嵴变低、变窄，腭穹窿变浅变平（图 7-1-18）；而下颌牙槽嵴内侧骨板吸收快于外侧骨板，吸收方向为向下向外，下颌牙弓趋于变大（图 7-1-19）。上颌骨吸收严重者，切牙乳突、颧突根部与牙槽嵴顶接近甚至平齐。下颌骨吸收严重者，下颌舌骨嵴、外斜线可接近牙槽嵴顶。牙槽嵴吸收还与患者的全身健康状态和骨质代谢有关。健康状况差、营养不良、骨质疏松者牙槽嵴吸收快。

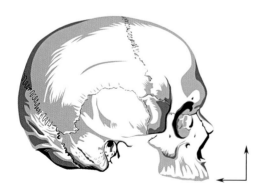

图 7-1-18 上颌牙槽嵴吸收方向向上向内

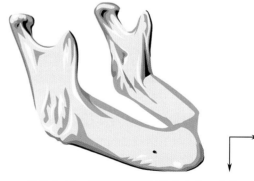

图 7-1-19 下颌牙槽嵴吸收方向向下向外

2．义齿修复与牙槽嵴的吸收 牙槽嵴的持续吸收还受义齿修复状态的影响。长期不行修复，颌骨得不到足够的功能刺激，产生失用性萎缩。义齿固位不良，稳定性差，也会导致义齿受力不均，局部压力集中也会加快剩余牙槽嵴的吸收。义齿不稳定是造成骨质吸收的重要原因，全口义齿应做不定期的复诊与维护，3～4 年应进行必要的调𬌗与重衬或者更换，以避免因牙槽嵴吸收导致的义齿不稳定，产生更严重的颌骨吸收。

（二）软组织的改变

1. 面容的改变　口唇与面颊部由于缺乏软硬组织的支持和功能性的刺激，失去正常的张力和弹性而内陷。面下 1/3 高度变短，鼻唇角增大，鼻唇沟加深，口周皮肤皱褶增多，使面容变得苍老。

2. 系带位置的改变　牙槽骨不断吸收变得低而窄，使附着在颌骨上的唇、颊、舌系带与牙槽嵴顶的距离变短，甚至与牙槽嵴顶平齐。唇、颊、舌沟间隙变浅，严重者口腔前庭与口腔本部无明显界限。

3. 口腔黏膜的改变　随着失牙与增龄，口腔黏膜会出现退行性变化，角化层变薄、弹性差、黏膜下层疏松，部分咀嚼黏膜转化为被覆黏膜，敏感性增强，易疼痛，易损伤。

口腔黏膜还会因不良义齿的刺激出现增生、炎症，长期不修复以及修复体过小，也会造成黏膜软组织向义齿间隙侵入与占位，影响义齿修复的效果。

4. 舌组织的改变　牙列缺失未及时修复时，舌向失牙空间占位，舌体变大，功能异常，影响义齿的固位。

四、全口义齿的支持、固位和稳定

要使全口义齿获得良好的修复效果，义齿必须获得良好的支持、固位和稳定。支持是义齿在咀嚼时的垂直向𬌗力在承托区骨面所获得的反作用力。在全口义齿修复时首先要考虑支持力的获得，没有有效的支持，全口义齿将无法行使咀嚼功能。固位是义齿抵抗从口内垂直脱位的能力。上颌义齿不脱落，下颌义齿不浮起，是固位的基本要求。稳定是指义齿抵抗从口内侧向和前后向脱位的能力。不稳定的义齿会对口腔组织产生伤害。

（一）全口义齿的支持

全口义齿在咀嚼过程中，𬌗力由基托传导至黏膜和起承托作用的骨面，由骨面承担𬌗力。

1. 支持区的范围　对𬌗力起支持作用的区域包括所有主承托区和副承托区。在口腔检查时应对支持区骨面的范围、面积、形态进行触诊；在印模时制取出所有支持区骨面的形态；义齿基托的组织面覆盖所有支持区，并与骨面均匀密贴。

2. 支持区黏膜对支持的影响　介于义齿基托组织面和支持区骨面间的黏膜组织，其厚薄、弹性、角化程度、移动性都会对义齿的支持产生影响。支持区黏膜应呈均匀、展平、无过压变形的状态。黏膜在基托与骨面间起到缓冲压力的作用，并在受压时产生均匀的压缩，使义齿保持垂直向稳定。如果活动黏膜在骨表面堆积、过度压缩变形，就会造成义齿不稳定，产生疼痛。因此，在口腔检查时，应对黏膜性状进行触诊，对于牙槽嵴吸收严重，活动黏膜覆盖支持区骨面，黏膜动度大的情况，在制取印模时应取到黏膜展平状态时骨面的形态。

（二）全口义齿的固位

全口义齿的固位装置是义齿的基托。固位力是吸附力、大气压力和表面张力等物理作用的结果。

1. 全口义齿的固位原理

（1）吸附力（adsorption）：吸附力是指两种物体分子之间相互的吸引力，包括附着力和内聚力。附着力是指不同分子之间的吸引力。内聚力是指同种分子之间的吸引力。全口义齿基托组织面与唾液间、唾液与黏膜间产生的附着力，以及唾液分子之间的内聚力，使全口义齿获得固位。

①吸附力的大小与基托和黏膜之间的接触面积和密合程度有关。接触面积越大，越密合，其吸附力也就越大。

②吸附力的大小与唾液的质和量有关。如果唾液的黏稠度适中，流动性小，则可加强附着力和内聚力，而增强义齿的固位；如果唾液的黏稠度低，流动性大，则可减低固位作用；但如果唾液过于黏稠，唾液不易于压缩成一薄膜，也不利于义齿的固位；患者口腔唾液分泌量少而干燥时，义齿固位困难。

（2）大气压力：根据物理学原理，当两个物体之间产生负压，周围空气不能进入时，外界的大气压力将两个物体紧压在一起，只有在使用一定的力量破坏负压之后，两个物体才能分开。同理，全口义齿基托边缘与周围的软组织保持紧密的接触，形成良好的边缘封闭，使空气不能进入基托与黏膜之间，在基托与黏膜之间形成负压。在大气压作用下，基托和黏膜组织密贴而使义齿获得固位。

（3）表面张力：液体分子间互相吸引，在液体表面形成内聚作用，使液面收缩的力叫表面张力。全口义齿基托边缘与黏膜之间通过唾液的表面张力，来防止空气进入基托与黏膜表面之间，使基托紧贴黏膜，获得良好的边缘封闭效果，从而使基托与黏膜之间的吸附力、以及基托表面的大气压力产生作用，成为义齿的固位力。

2. 影响义齿固位的有关因素

（1）颌骨的解剖形态影响基托面积：固位力的大小与基托面积大小成正比。因此，颌弓宽大，牙槽嵴高而宽，腭穹窿高且深，系带附着距离牙槽嵴顶较远，则义齿基托面积大，固位作用好；反之，若颌弓窄小，牙槽嵴吸收后低平而窄，腭穹窿平坦，系带附着距离牙槽嵴顶近，则义齿基托面积小，固位作用差。有些牙槽嵴的倒凹也可以起到机械的锁扣作用，利于义齿固位。如上颌结节颊侧、下颌舌骨嵴下方、下颌舌骨后窝等部位。

（2）口腔黏膜的性质：若黏膜的厚度适宜，具有一定的弹性和韧性，则基托组织面与黏膜易于密合，边缘也易于获得良好的封闭，有利于义齿固位。若黏膜过薄，缺乏弹性，基托组织面不易与之贴合，边缘封闭差，不利于义齿固位，并易产生压痛。唇、颊、舌沟处的黏膜，含有疏松的黏膜下层组织，义齿基托边缘伸展到移行皱襞，可获得良好的边缘封闭，有利于义齿的固位。

（3）基托边缘伸展的范围：在上颌，基托唇颊边缘应伸展到唇颊沟内，唇颊系带处的基托边缘做成 V 形切迹，避免影响系带活动导致义齿脱位。上颌结节的颊侧基托应伸展到颊间隙内以利固位。义齿基托两侧的后缘应伸展到翼上颌切迹。基托后缘中份应止于硬软腭交界处的软腭上，并形成后堤区，可以加强义齿后缘的封闭作用。

在下颌，基托的唇颊边缘应伸展到唇颊沟内。舌侧基托边缘应伸展到口底。唇、颊、舌系带边缘应做成 V 形切迹。基托后缘覆盖磨牙后垫的前 1/2 或全部。义齿基托边缘应圆钝且充满黏膜皱襞，以获得良好的封闭效果。

基托边缘的伸展范围、形状和厚度，对义齿的固位非常重要。在不影响周围组织正常生理活动的情况下，基托边缘应充分伸展，并与移行黏膜皱襞紧密接触，以获得良好的封闭作用，对抗义齿的脱位。

（4）唾液的性质：唾液的质和量可影响义齿的固位。唾液的黏稠度、唾液量和唾液流动性适中，在基托和黏膜间可形成一层唾液薄膜，吸附力强，利于义齿固位。反之，唾液过于黏稠或稀薄，唾液量过少或过多，流动性过小或过大，在基托和黏膜间不能形成一层唾液薄膜者，吸附力差，不利于义齿固位。口腔干燥症者及颌面部放射治疗后患者，唾液分泌量极少，义齿固位也有困难。帕金森病患者由于共济失调、吞咽功能差，导致口底积存大量唾液，影响下颌全口义齿固位。

（5）重力：当人处于直立姿势时，重力使下颌义齿贴紧黏膜，利于固位；对于上颌而言，重力则使义齿脱离黏膜，不利于固位。在大多数的情况下，重力对义齿的影响与其他固位因素相比，显得微不足道。但当制作上颌义齿的材料明显加重义齿重量（如金属基托或磨牙殆面为贵金属），并且其他的固位因素不佳时，义齿的重量就会对固位造成较大的影响。同理，增加下颌义齿的重量理论上可以加强义齿的固位。

（三）全口义齿的稳定

1. 全口义齿稳定的重要性　全口义齿在功能状态中，会受到来自殆面以及磨光面的水平向力，如果受力不平衡，义齿将出现滑动、翘动、摆动、扭转、碾压等现象。轻微时仅引起微动，并不会被患者和医师重视。严重时将破坏义齿的固位力，造成义齿脱位。长期持续的不稳定将导致黏膜和颌骨受损，造成口腔软硬组织的伤害（图7-1-20）。

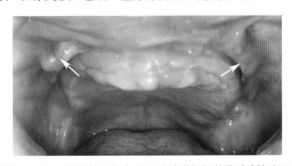

图7-1-20　不稳定义齿造成口腔黏膜组织的伤害（箭头示）

2. 影响稳定的因素

（1）正确的颌位关系：正中咬合时，天然牙列的殆面因尖窝交错的扣锁作用，下颌相对上颌的位置关系是稳定可重复的。全口义齿戴入无牙颌患者口内时，上下颌磨牙的尖窝交错关系应恢复天然牙列的颌位关系。只有这样，修复的咬合关系才利于义齿稳定。若义齿的咬合关系与患者上下颌的颌位关系不一致，或上下颌人工牙列间的咬合面有早接触，都会出现义齿翘动，造成义齿脱位。因此，制作全口义齿时，确定正确的颌位关系极其重要。

（2）合理的排牙：全口义齿的人工牙排列在原天然牙列的位置，即位于中性区，作用于唇颊侧和舌腭侧的肌力平衡，有利于义齿的稳定。如果排牙明显偏向唇颊或偏向舌侧，唇颊活动或舌运动时受力失衡，易破坏义齿的稳定。同时全口义齿人工牙排列时，要形成合适的纵殆曲线和横殆曲线。下颌做正中咬合时，殆面接触均匀广泛，前伸、侧方殆运动时应达到平衡殆，才能利于义齿的稳定。如果牙尖交错殆有早接触，前伸、侧方殆未达到平衡殆，义齿在咀嚼时会出现翘动、脱位。

（3）理想的基托磨光面形态：基托磨光面形态应与唇、颊、舌的形态适宜。在唇颊侧对唇颊形成支持，上下颌义齿的光滑面呈连续微凹的形态。在舌侧形成与舌形适宜的形态，使舌感舒适。唇、颊、舌活动的肌力作用于基托磨光面表面,对义齿形成夹持力,使义齿更加稳定(图7-1-21)。

(四)全口义齿支持、固位和稳定的关系

支持、固位和稳定是全口义齿设计的三大要素。正确的义齿形态能与口腔软硬组织保持良好的接触关系。义齿基托的组织面与承托区黏膜、颌骨接触密贴,受力均匀,就能获得良好的支持和基础固位力。虽然良好的固位力能弥补稳定的不足,但过于强大的固位力会掩盖义齿的不稳定现象,长久以往对口腔软硬组织造成伤害。在全口义齿三大要素中,可靠、充分的支持是咀嚼功能的保障;良好的稳定性,能避免义齿对口腔组织造成伤害;而做好义齿形态,就能得到可靠的固位力。

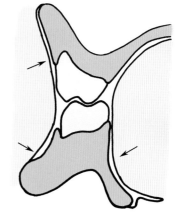

图7-1-21 颊肌和舌肌形成的夹持力

第二节 无牙颌的口腔检查和修复前的准备

一、病史采集

采集病史时主要了解以下情况:

1. 主观要求 了解患者就诊的目的,对全口义齿修复效果的要求,对义齿修复的治疗方案、修复过程、费用的认知。

2. 患者的职业、年龄、性别 一些患者由于工作性质的原因对义齿设计有特殊要求,如演员、主持人、教师等。年龄、性别的差异,对义齿的要求也有不同。

3. 既往口腔科治疗情况 缺牙原因、缺牙时间的长短;是否做过修复,既往义齿使用情况以及患者的评价;是否对某些齿科材料过敏;是否有过颌面外科手术病史,颌骨有无畸形。

4. 全身健康情况 患者是否伴有影响修复难度和治疗计划的全身性疾病,比如帕金森病、早老性痴呆、脑卒中、精神病、耳聋等,有无营养不良、糖尿病、内分泌失调等全身性其他系统疾病,能否配合医师完成修复。患者的全身健康情况越差,年龄越大,骨的愈合就越慢,牙槽骨萎缩越多,软组织越敏感,耐受、调节能力也越差,对义齿的适应也越慢。

5. 性格和精神心理情况 一般性情开朗、积极乐观、富有耐心、持之以恒、积极配合的患者,对全口义齿能很快适应,易于满意。

6. 患者家属是否配合 老年患者就诊时,常需家属陪伴。患者家属的鼓励和支持,能帮助患者以积极的态度配合医师完成治疗。

二、临床检查

(一)颌面部

1. 颜面协调性检查 患者面部有无畸形、缺损,面下1/3高度是否协调;面部左右是否对称,上下中线是否一致;检查眼裂连线、鼻底连线、口裂连线是否平行,面部比例是否协调;检查唇颊丰满度、上唇的长度,面部表情时唇的变化;检查侧面面形是直面、凸面还是

凹面,检查鼻唇角大小,上下唇的关系。

2. 下颌运动的检查 检查下颌运动是否正常。张口时下颌有无前伸或/和偏斜,检查开闭口运动和下颌侧方运动是否流畅、运动的幅度和对称度;检查颞下颌关节有无疼痛、弹响,有无张口困难等症状。

(二)牙槽嵴和表面黏膜

检查上下颌前牙区、双侧磨牙区牙槽嵴的形态。了解拔牙时间,检查拔牙后伤口愈合情况以及牙槽骨吸收的稳定程度。从拔牙初始,牙槽骨逐渐吸收,牙槽嵴由高而宽的高圆形、低圆形、高刃形、低刃形、低平形逐渐吸收,直到低凹形,其高度与宽度对义齿的固位、稳定和支持有较大影响,高而宽者比低而窄者的修复效果要好。

牙槽嵴表面黏膜介于义齿组织面与颌骨骨面之间,其厚薄、韧性及可动度影响义齿的固位、支持和稳定。黏膜厚度适中、韧性良好、与骨膜结合致密,基托与黏膜的密贴性好,修复效果比黏膜薄、弹性差、黏膜下层疏松的要好。

(三)颌弓形状和大小

颌弓形状一般分为方圆形、卵圆形和尖圆形三种。颌弓形状对前牙形态的选择有参考价值。颌弓大小分为大、中、小三种。颌弓的大小与所选择的人工牙列的长短有关。检查时注意上下颌弓的形状和大小是否协调。上下颌骨吸收情况是否协调。若上下颌弓的形状大小差别较大,人工牙排列较为困难。

(四)上下颌弓的位置关系

1. 水平关系 水平关系是指上下颌弓之间的前后、左右关系,一般有三种情况。

(1)正常的位置关系:上下颌弓的前后位置关系正常,形状和大小基本一致,可以正常排牙。

(2)上颌前突的位置关系:上颌弓位于下颌弓的前方和侧方,上颌弓大于下颌弓,排列前牙比较困难。

(3)下颌前突的位置关系:下颌弓位于上颌弓的前方和侧方,上颌弓小于下颌弓,人工牙的排列困难。

2. 颌间距离 无牙颌的颌间距离是指牙尖交错𬌗时上下颌牙槽嵴之间的距离。此距离的大小与原来天然牙临床牙冠长度和牙列缺失后牙槽嵴吸收的程度有关。一般分为三种情况:

(1)颌间距离适中:牙槽嵴的高度和宽度合适,上下颌牙槽嵴顶间的距离适中,有利于人工牙的排列及义齿的支持和固位。

(2)颌间距离过小:牙槽骨吸收较少,上下颌牙槽嵴较丰满,有利于义齿的支持和固位,但给排牙带来困难,需大量磨除人工牙的盖嵴部,方可排入人工牙。

(3)颌间距离过大:多因缺牙时间长未及时修复,牙槽骨吸收严重所致。方便排列人工牙,但因人工牙的𬌗面距牙槽嵴顶较远,咀嚼时易产生杠杆作用,引起义齿翘动,不利于固位。

(五)腭穹窿的形状

上颌全口义齿的固位和支持作用,与腭穹窿的形状有很大关系,详见无牙颌解剖标志。

(六)唇、颊和舌系带附着位置

检查上下颌唇系带的形状和位置,是否与面部中线一致。牙槽嵴吸收严重时系带附着点相应移位,接近牙槽嵴顶,甚至与之平齐。当系带运动时易造成义齿脱位。

（七）舌的位置及大小

舌体位置不正常，如舌后缩时可因舌体接触下颌后牙而导致义齿的不稳定，舌后缩还会使下颌前牙区舌侧边缘封闭不良，固位不良。牙列缺失后，舌体由于没有牙列的限制而变大。义齿修复后，舌体经过一段时间适应可恢复原有形状。舌异常活动或活动度强，也会影响义齿固位。

（八）唾液的质和量

唾液介于义齿基托与口腔黏膜之间，起到黏附、附着和润滑的作用。适量的、具有一定黏性的唾液，能增加义齿的固位力。口干症会影响义齿固位，且常伴有黏膜变薄、敏感等症状，容易产生疼痛。糖尿病患者由于唾液分泌量减少，导致口干，而影响义齿固位。

（九）对旧义齿的检查

如果患者戴用过全口义齿，应询问其重做的原因和要求，戴用时间和使用情况。仔细检查旧义齿在口腔内的情况，针对存在的问题进行分析和改正，以便在制作新义齿时达到患者的要求。如果患者戴用旧义齿多年，对外形已适应且满意，仅因为𬌗面重度磨耗而要重做者，在制作时，可复制人工牙排列位置及义齿磨光面外形，以便患者尽快适应新义齿。

三、无牙颌的修复方法

上下颌牙列缺失除了影响咀嚼功能之外，还应对患者的全身健康状况、精神心理状况、口颌系统、口腔软硬组织、唾液等进行全面检查、诊断评估，依此作出诊疗计划，并预测修复效果。常规全口义齿已有一百多年历史，是一种非侵入性的修复方式，规范制作的全口义齿在美观、发音、舒适度、咀嚼功能上都能成为咀嚼器官的替代品，是临床上普遍使用的治疗手段。

对于伴有严重全身性疾病、精神心理异常、口颌系统功能紊乱、口腔软硬组织条件不良等疑难病例，修复时患者配合能力较差，或印模制取困难、或颌位关系不稳定、或颌面肌肉功能不协调，如果直接进行常规的全口义齿修复，常常难以得到非常满意的效果。可首先制作一副用于调整和治疗用的暂时义齿，使用组织调整剂（tissue conditioner）调整基托组织面的形态，并同时对咬合进行调整，得到良好的义齿形态和稳定的颌位关系，恢复咀嚼系统的协调性和稳定性，通过复制完成终义齿的制作。

此外，在颌骨内植入种植体，进行种植覆盖全口义齿和种植固定全口义齿也是无牙颌修复的方法之一。相关的内容详见种植义齿一章。

四、修复前处理

（一）修复前的外科处理

1. 牙槽突修整术　牙槽嵴上有不规则的骨突、骨尖、骨嵴或倒凹，影响义齿戴入或使用时疼痛，可行牙槽突修整术。

2. 牙槽嵴增高术　为了提高义齿的固位，对吸收严重的上下颌骨低平的牙槽嵴，可行牙槽嵴增高术。

3. 上颌结节修整术　上颌结节较大，在颊侧骨突上方形成明显的组织倒凹，如果同时在前牙区牙槽嵴的唇侧也有明显倒凹时，则影响上颌义齿的就位。如两侧上颌结节均较突出时，可只选择结节较大的一侧作修整，另一侧可通过在基托组织面进行缓冲的方法来减小倒凹，或是改变义齿就位方向，让义齿容易就位。上颌结节过高时有可能与下颌磨牙后垫接近，为了使上下颌牙槽嵴之间有足够的间隙，有时需降低上颌结节的高度。

4．下颌舌侧隆突修整术　下颌舌侧隆突过大时，其下方形成明显的倒凹，当不能用缓冲基托组织面的方法来解决时，修复前应做外科修整。

5．唇、颊沟加深术　唇、颊沟过浅会影响义齿的边缘伸展，导致义齿固位差。可通过唇、颊沟加深术，相对增加牙槽嵴高度，以增强义齿固位。

6．唇、颊系带成形术　牙槽嵴吸收严重者，唇、颊系带附着点接近牙槽嵴顶，有的甚至与之平齐。与系带相应的基托切迹处易破坏边缘封闭，不利于义齿的固位，且使此处基托过窄而易折断，应在修复前做系带成形术。

7．残根处理　牙槽嵴上有残根者，应根据具体情况采取不同措施：①牙根明显松动者应拔除；②牙根稳固，X线片示骨吸收不超过 2/3 者，可在根管治疗后保留牙根，在其上制作覆盖义齿。

8．松软牙槽嵴处理　当下颌前部是天然牙而上颌是单颌全口义齿时，上颌前部牙槽嵴因受较大𬌗力作用而吸收，形成移动性较大的纤维组织，称为松软牙槽嵴。对于松软牙槽嵴的处理，临床上存在两种观点：①一种主张手术切除后修复；②另一种不主张手术切除。在取印模时，选用有孔无牙颌托盘或特制有孔个别托盘，操作中轻压就位，让多余的印模材料从托盘孔中溢出，以减小松软牙槽嵴的压缩变形和移位，从而获取较准确的无压印模。

（二）修复前的其他治疗

1．口腔黏膜的恢复性治疗　对于口腔黏膜疾病，如充血、增生、溃疡、义齿性口炎、扁平苔藓等黏膜病患者，应停戴旧义齿，待黏膜病治疗好转后再做修复。

2．肌功能调整　对于唇、颊、舌肌肉紧张，咀嚼肌功能不协调的患者，可进行有意识的口颌运动，使肌肉放松，更好的与医师配合。也可先做𬌗垫式的暂义齿，调整口颌肌肉的功能，使肌肉放松，功能协调后，再行最终全口义齿的制作。

3．旧义齿调整　对于可以利用和改建的旧义齿，使用自凝树脂和组织调整剂，恢复颌位关系，并对组织面进行塑形，经过一段时间的调整，得到良好的义齿形态，最终进行义齿复制。

第三节　全口义齿的制作

全口义齿的制作包括临床与技工室两部分。临床过程包括印模与模型的制取、颌位关系的记录与转移、试戴、戴牙、复查与调整。技工室的操作包括排牙与平衡𬌗的调整、装盒充胶、打磨抛光、义齿接补与修理等。

一、全口义齿的印模和模型

全口义齿的印模是指用可塑性材料取得的无牙上下颌牙槽嵴和周围软硬组织形态的阴模。全口义齿的模型是用石膏灌注的，反映无牙上下颌牙槽嵴和周围软硬组织形态的阳模。

全口义齿的模型是无牙颌患者上下颌全口义齿修复的基础。由于没有完全符合所有患者口腔形态的成品托盘，全口义齿的印模采用二次印模法，在制取的初模型上制作个别托盘，并在口内修整后，成为个性化托盘，再制取终印模。

无牙颌印模与其他修复技术印模的不同之处在于，义齿基托支持、固位、稳定的功能，是通过印模伸展与印模压力的不同设计而获得的，印模要处理好组织面与颌骨骨面、骨表面黏膜的相互关系。

1. 初印模　初印模应取得所有与全口义齿制作相关的各种解剖标志，印模形态完整，避免在组织面和边缘形成过大压力或压力不均。

（1）成品托盘的选择：选择大小、形态适宜的成品托盘，在口内试戴，托盘唇、颊、舌侧边缘应比牙槽嵴宽2～3mm，离开黏膜转折处2mm以上。上颌托盘后缘盖过翼上颌切迹与腭小凹的连线。下颌托盘后缘盖过整个磨牙后垫，托盘舌翼间有充足的舌侧空间。上下颌托盘的手柄均为L形，不影响唇部闭合（图7-3-1）。在前牙区、双侧磨牙区，以粘蜡做托盘定位点，使托盘在口内的位置稳定适中。检查托盘与黏膜转折的关系，保证所有边缘离开黏膜转折。注意下颌托盘边缘与内、外斜线的关系，如果不足，以软蜡延长达内、外斜线处。通过修整，使成品托盘成为印模材料的良好支撑，并与口腔软硬组织间保持适当的材料空间。

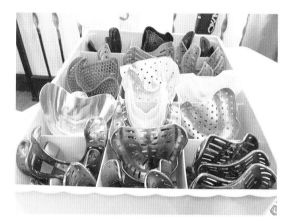

图7-3-1　无牙颌托盘

形态、大小适宜的无牙颌托盘，在唇、颊、舌侧形成支撑，手柄弯曲呈L形。

（2）印模材料的调拌与盛入：比标准水粉比多加10%～20%的水，混合藻酸盐印模材料，用藻酸盐调拌机调拌均匀。将调好的材料分为两部分，一部分放入托盘，一部分置入60mm的注射器内，准备初印模的制取。

（3）初印模的制取：制取上颌初印模时，自一侧颊间隙从后向前，再从前向后，连续至另一侧颊间隙，用注射器将印模材料注入前庭沟底。右手持盛好材料的托盘，左手持口镜牵拉患者左侧口角，将托盘旋转放入口内，使托盘就位，保持托盘稳定不动，并做主动或被动的肌功能修整。制取下颌初印模时，沿一侧下颌舌骨后窝、整个舌沟底、至另一侧下颌舌骨后窝、磨牙后垫到颊侧、唇侧、至另一侧颊侧、磨牙后垫，在舌沟、颊沟和唇沟内注满印模材料。左手执口镜，右手将盛有印模材料的下颌托盘旋转就位。保持托盘稳定不动，并做主动或被动的肌功能修整，注意让舌左右活动并稳定于舌侧空间，不能后缩。

在制取印模的整个过程中，患者唇颊肌肉放松，能轻松地闭口。待印模材料完全固化后，应注水分离材料分离印模边缘和黏膜，破坏边缘封闭，轻轻取下印模。

（4）初印模的检查：合格的初印模解剖标志齐全，组织面和边缘没有托盘暴露，没有明显缺陷，边缘无过多材料溢出和堆积（图7-3-2）。

2. 初模型　围模法或用模型底座灌制石膏模型，使石膏包裹印模边缘外侧约3～4mm，并形成宽约4～5mm的边台，在下颌舌侧形成舌台。按标准模型的数据要求修整模型底座，使模型具有与鼻翼耳屏线平行的底座（图7-3-3）。

3. 个别托盘

（1）口外个别托盘的制作：采用光固化树脂或自凝树脂制作个别托盘的树脂部分。

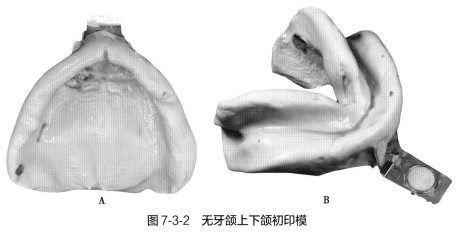

图7-3-2 无牙颌上下颌初印模
A. 上颌 B. 下颌

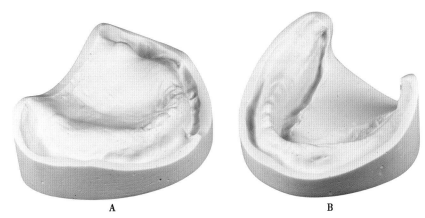

图7-3-3 无牙颌上下颌初模型
A. 上颌 B. 下颌

1）模型分析：用铅笔画出上下颌托盘的边缘线。上颌边缘线位于唇、颊侧前庭沟底内收 2mm，避开系带形成切迹，后缘为双侧翼上颌切迹连线，中份于腭小凹后 4mm 左右。下颌边缘线从后向前，覆盖磨牙后垫后缘，向前连接内斜线与外斜线，前牙区位于唇沟和舌侧沟底内收 2mm 处，牙槽嵴吸收严重的病例，盖过前牙区唇、舌侧的骨缘（图7-3-4）。

2）制作树脂托盘：将模型表面涂布分离剂，在上述边缘线范围内铺常用蜡片，将蜡片边缘修至画线处。在蜡覆盖区用探针对称钻孔，作为深度止点（图7-3-5）。铺设光固化树脂片，修整边缘与蜡边缘平齐，制作前牙区手柄，使手柄形成对唇部的良好支撑。手柄不宜过长，以免影响闭唇。在下颌适度延长手柄达到前磨牙区，形成对舌与唇部的支撑，后牙区不做手柄，以免手指放入后造成唇颊肌肉紧张。用光固化灯固化树脂托盘并打磨抛光（图7-3-6）。

（2）口内调试：在患者口内检查打磨好的托盘是否贴合，边缘有无过长或过短处，调磨适合后，去除蜡片。取小块红色印模膏，在 70℃ 左右水浴中软化后，铺于树脂托盘组织面，均匀压回初模型，使深度止点隐约可见。修整印模膏边缘使之光滑、厚薄适宜，成为可调个别托盘。将可调个别托盘在 70℃ 水浴中充分软化，旋转放入口腔轻轻加压使其就位，在印模膏尚未硬固前压贴组织面，使组织面受力均匀。为使边缘形成更加适合的长度和形态，对上下颌托盘的边缘进行分段的肌功能整塑。

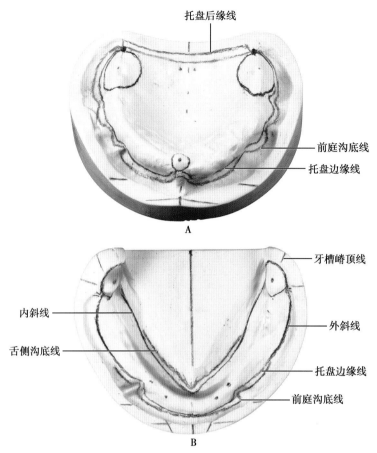

图7-3-4 模型分析,确定上下颌树脂个别托盘的边缘位置

A.上颌 B.下颌

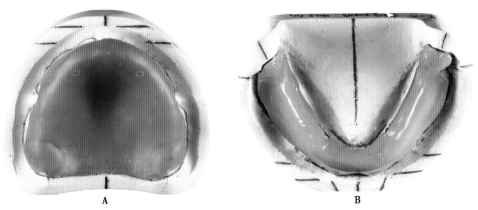

图7-3-5 在托盘边缘线内铺设一层蜡片,并做深度止点

A.上颌 B.下颌

　　口内的分段整塑,又称为肌功能整塑、边缘整塑(图7-3-7)。是指在印模材料的可塑期内,由患者自主(主动)或由医师协助(被动),做唇、颊、舌肌肉功能运动,塑造出唇、颊、舌侧边缘形态,使修复体的边缘伸展适度,形成正确的边缘形态,在功能运动时与黏膜和系带

吻合,起到边缘封闭的作用,保证义齿良好的固位力(表 7-3-1)。在酒精灯上逐段烤软,放回口腔内做肌功能修整,直到合适后取出,用冷水冲洗后备用。

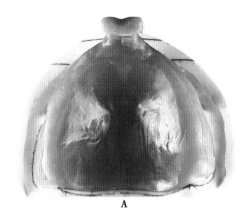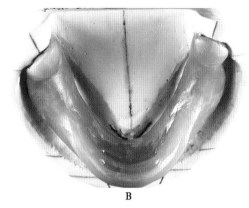

图 7-3-6 光固化树脂托盘成型

A. 上颌　B. 下颌

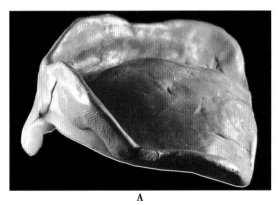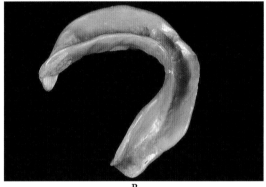

图 7-3-7 组织面的蜡片在模型上置换为印模膏后,在口内整塑成形

A. 上颌　B. 下颌

表 7-3-1 与上下颌印模边缘形态相关的解剖结构和肌功能整塑

部位		与边缘形态相关的解剖结构	边缘形态的功能整塑
上颌	唇、颊边缘	口轮匝肌、颊肌、唇系带、颊系带	噘嘴、咧嘴、吸吮
	颊间隙	下颌喙突	左右摆动下颌
	后缘	软腭、翼上颌切迹	长发"啊"音时,用力按压托盘后缘使可塑材料充满软腭与托盘之间的间隙,形成后堤封闭
下颌	唇、颊边缘	口轮匝肌、颏肌、颊肌、唇系带、颊系带	噘嘴、咧嘴、吸吮
	远中颊角区	咬肌、颊肌	术者手指放于托盘磨牙区,嘱患者用力咬合的同时,向下施力,使咬肌收缩
	舌侧边缘	舌系带、颏舌肌、下颌舌骨肌、下颌舌骨肌后窝	左右摆动舌、舌尖上抬、吞咽
	后缘	磨牙后垫	覆盖整个磨牙后垫

4. 终印模 选用藻酸盐印模材调拌成流动性良好的状态，或选用流动性好的轻体硅橡胶，少量薄层涂布于个别托盘表面与边缘，将托盘置入口内就位，稳定托盘。在印模材料的可塑期内，嘱患者自主或由医师被动进行轻柔的肌功能整塑。在材料凝固期内，保持患者的唇颊肌肉放松，术者不再施加压力等待材料完全凝固。需要特别注意的是，制取下颌印模时注意舌体放松充满整个舌侧空间，避免舌后缩造成舌侧形态不佳。印模材料完全固化后，注水分离材料于黏膜，吹入空气，轻轻取下印模。

终印模必须清晰，光滑，形态完整，印模材料不能与托盘分离。边缘应圆钝，有一定的厚度（2～3mm），上颌后缘的伸展与后颤动线一致，下颌后缘盖过磨牙后垫，远中舌侧边缘向远中伸展到下颌舌骨后窝，舌侧翼缘应向下盖过下颌舌骨嵴 2mm 左右（图 7-3-8）。

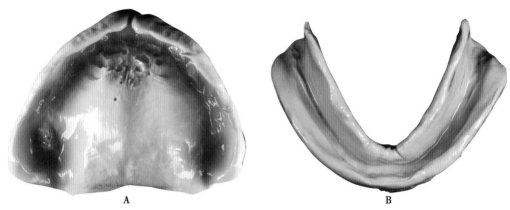

图 7-3-8 无牙颌上下颌终印模

A. 上颌 B. 下颌

5. 终模型 终模型又称为工作模型，通过围模法灌注石膏模型，并按标准模型数据进行模型修整（图 7-3-9）。

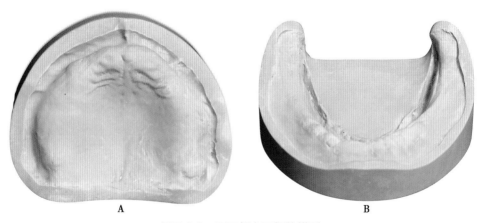

图 7-3-9 无牙颌上下颌终模型

A. 上颌 B. 下颌

二、颌位关系记录与转移

颌位关系的记录是指用𬌗托确定并记录患者在适宜的面下 1/3 高度和两侧髁突在下颌

关节凹生理后位时的上下颌位置关系。颌位关系转移是指将带有上下𬌗托的上下颌模型用石膏固定在𬌗架上,以便保持上下颌模型间的高度和水平关系,又称上𬌗架。

(一)颌位关系的记录

颌位关系是指下颌相对上颌的三维位置关系,包括垂直关系和水平关系。

天然牙列存在时,上下颌骨的正常位置关系(牙尖交错位)是靠上下颌牙列的咬合接触即后牙𬌗面间尖窝交错的接触关系(牙尖交错𬌗)来维持的。牙尖交错位处于正中关系位前约 1mm 的范围内或二位一致。天然牙列缺失后,牙尖交错位随之丧失,上下颌关系唯一稳定的参考位就是正中关系位。因此,在制作全口义齿时,必须准确记录患者在适宜的面下 1/3 高度情况下的正中关系位。在这个上下颌骨的位置关系上,用全口义齿来重建无牙颌患者的正中𬌗关系。

1. 𬌗托的制作 𬌗托由暂基托和𬌗堤组成,是用于记录和转移颌位关系的工具。

(1)暂基托的制作:用于制作暂基托的材料应坚固不变形,常用光固化托盘树脂或自凝树脂。

1)模型处理:对牙槽嵴的唇、颊、腭、舌侧的倒凹以及边台内侧的倒凹进行观测,用蜡填补倒凹,避免基托摘戴时刮伤模型。均匀涂布分离剂,方便树脂与模型分离(图 7-3-10)。

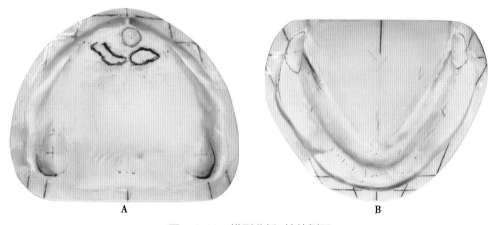

图 7-3-10 模型分析、填补倒凹

A. 上颌 B. 下颌

2)制作暂基托:按材料说明书将自凝树脂的粉和液进行混合调拌,在面团期铺设于模型使其厚度均匀约 1.5mm。边缘充满唇、颊前庭沟底和舌沟底,上颌后缘覆盖双侧翼上颌切迹与腭小凹后 2mm 连线,下颌后缘覆盖磨牙后垫后缘。压贴树脂,修整多余材料,等待材料固化。

3)暂基托完成:等待树脂材料完全固化后,将模型和托盘浸泡于冷水约 10 分钟,小心从边缘逆就位道方向轻轻取下暂基托,注意不要用力过猛,以免损伤工作模型。暂基托经过打磨抛光,在口内试戴检查贴合度和固位力。完成的暂基托应具备良好的固位力,在记录颌位关系时,才不会因控制基托就位而诱导颌位记录失误(图 7-3-11)。

(2)𬌗堤的制作:𬌗堤一般用蜡制作,分别完成上下颌蜡堤,形成排牙的参考𬌗平面,并作为颌位记录的工具。

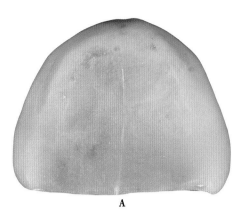
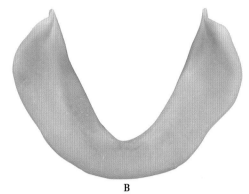

图 7-3-11　制作完成的上下颌暂基托

A. 上颌　B. 下颌

1）上颌蜡堤的制作：将蜡片烤软形成蜡卷，烫于上颌暂基托的适合位置，恢复原天然牙列的形态，形成上颌牙列的雏形，恢复美观和发音功能。检查𬌗平面与上唇关系是否协调，用𬌗平面板检查调整𬌗平面的前方平行于瞳孔连线，后方平行于鼻翼耳屏线（图 7-3-12）。𬌗平面是排牙时的参考平面。

2）下颌蜡堤的制作：将蜡片烤软形成蜡卷，烫于下颌基托的适合位置，修整蜡堤前方平面与下唇平齐或略高于下唇 1mm，后方平面与舌缘平齐，蜡堤恢复下唇支持与发音功能。

图 7-3-12　上颌蜡堤与𬌗平面

（3）检查𬌗托的协调性：戴入上下颌𬌗托，检查其与面部的协调性，能否自如发音，上下颌𬌗堤间有表情和发音时的适合间隙（图 7-3-13）。

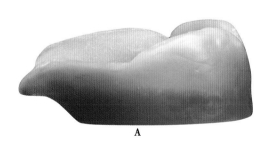
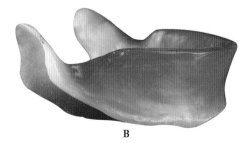

图 7-3-13　调整后的上下颌𬌗托

A. 上颌　B. 下颌

2. 垂直距离的确定　垂直距离为天然牙列在牙尖交错𬌗时，鼻底到颏底的距离，也就是面下 1/3 的高度。牙列缺失后，上下颌无牙颌牙槽嵴顶之间的间隙形成颌间距离（图 7-3-14）。此距离在口内不易被直接测量，只能通过面下 1/3 的高度间接测量。

（1）确定垂直距离的方法：戴入上下颌蜡堤，进行垂直距离的检查。进行𬌗平面的调整和蜡堤高度的调整，使上下颌蜡堤咬合时达到正确的垂直距离。以下方法可用来检查和确定垂直距离是否合适。

1）利用下颌姿势位检查：天然牙列存在时，当口腔不咀嚼、不说话、不吞咽，下颌处于休息静息的状态时，上下颌牙列自然分开无𬌗接触，称为下颌姿势位。此时上下颌牙列间存在的间隙称为息止𬌗间隙。息止𬌗间隙的平均值约 2～3mm。牙尖交错位垂直距离 = 下颌姿势位垂直距离 − 息止𬌗间隙（约 2mm）（图 7-3-15）。

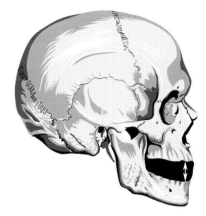

图 7-3-14　颌间距离

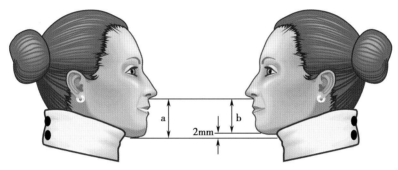

图 7-3-15　下颌姿势位与息止𬌗间隙

a. 鼻底到颏底的距离；b. 垂直距离。

2）面部比例检查法：两眼平视时，瞳孔至口裂的距离约等于垂直距离（图 7-3-16）。

3）面部外形观察法：天然牙列在牙尖交错位咬合时，上、下唇呈自然接触闭合状态。此时口裂约呈平直状，口角不下垂，鼻唇沟和颏唇沟的深度适宜，面下 1/3 与面部比例协调。

4）发音法：发"s"音时，上下颌𬌗堤间应具备约 1mm 的最小发音间隙。能轻松地发"m"音，说明有息止𬌗间隙使下颌处于下颌姿势位。

（2）垂直距离恢复不正确的临床表现。

1）垂直距离恢复过大：表现为面部下 1/3 高度增大，上、下唇张开，勉强闭合上、下唇时，颏唇沟变浅，颏部皮肤呈皱缩状，肌张力增加，易出现肌肉疲劳。若制成全口义齿，则义齿的高度偏大，肌肉张力增大使牙槽嵴经常处于受压状态，加速其吸收。由于息止𬌗间隙过小，在进食和说话时可出现后牙相撞声，义齿容易脱位，常需大张口进食，咀嚼效能有所下降。

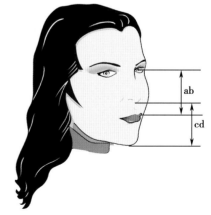

图 7-3-16　瞳孔至口裂的距离（ab）约等于垂直距离（cd）

2）垂直距离恢复过小：患者似没戴义齿，表现为面部下 1/3 的距离短，唇红部显窄，口角下垂,鼻唇沟变深,颏部前突,呈苍老面容。咀嚼肌的紧张度减低,咀嚼时用力大,咀嚼效率较低。

3. 水平颌位关系的记录　确定水平颌位关系即确定正中关系位,正中关系位指下颌髁突处于关节凹居中,不受限的生理后位。在此位置,颞下颌关节不紧张,咀嚼肌力大,咀嚼效能高。

临床上可用𬌗托法直接咬合,检查和确定水平关系;也可以在确定垂直距离后,安装哥特式弓进行水平关系的确定。

(1)直接咬合法:将上下颌蜡堤放入口内,进行咬合检查,使上下颌蜡堤咬合接触良好,𬌗托稳定。在做水平关系的咬合检查时,应注意使患者放松,头姿自然,控制下颌于最小开口位,以较缓慢放松的状态闭合下颌,使上下颌蜡堤同时全面接触,轻咬与重咬无滑动,𬌗托的双侧、前后受力均衡。

牙列缺失后,患者被迫用上下颌前牙槽嵴挤压食物,容易导致下颌习惯性前伸。若一侧磨牙早失,则易形成单侧咀嚼习惯。这些因素造成无牙颌患者下颌位置极不稳定。所以在进行颌位记录时,应帮助患者下颌回到正中关系位。常用以下方法:

1)吞咽咬合法:嘱患者吞咽唾液的同时咬合至合适的垂直距离。也可在吞咽过程中,医师用手轻轻诱导颏部向后,帮助下颌回到生理后位。

2)卷舌后舔法:在上颌蜡基托后缘中央固定一个蜡锥,嘱患者卷舌向后,用舌尖舔蜡锥尖端时咬合,可使下颌后退到正中关系位。

3)后牙咬合法:将上颌𬌗托就位,医师双手示指置于下颌牙槽嵴顶第二前磨牙和第一磨牙处,嘱患者轻咬几下,直到患者感觉咬合能用上力量时,就位下颌𬌗托,依旧先试咬医师的示指,当咬合有力时示指滑向𬌗堤的颊侧,使上下颌𬌗托接触于下颌生理后位。

(2)哥特式弓法:Gysi于1908年发布了哥特式弓口外描记法,即在上下颌𬌗托前方各自安装一个2cm的长柄,上颌柄端连接一个垂直于𬌗平面的描记针,下颌柄端连接一个水平描记板。当下颌前伸、下颌向两侧做侧方运动时,描记针在描记板上描画出"个"字图形,三条轨迹相交于一点。因为这个图形与哥特式建筑的尖顶相似,被称为哥特式弓(图7-3-17)。

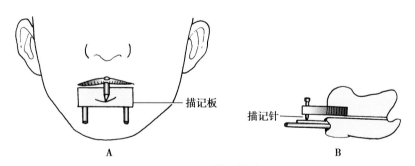

图7-3-17　口外哥特式弓

A.描记针在描记板上画出哥特式图形　B.描记针和描记板分别固定于上下颌𬌗托上

1944年Mc Gvane介绍了口内哥特式弓的描记法,一直沿用至今。其基本结构为一个描记针和一个描记板,分别固定于上下颌暂基托。因为在口内只有针与板的接触,可以避免因𬌗堤干扰出现的不对称的早接触,也使得髁突更易回位于正中关系位。

1）哥特式弓的种类：按描记针和描记板的位置不同，可简单地分类为上板下针和下板上针两类（图 7-3-18）。

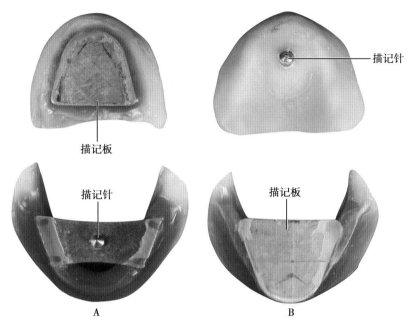

图7-3-18 两类哥特式弓：哥特式弓的针和板分别安装在上颌或下颌

A.上板下针　B.下板上针

2）哥特式弓的安置：以下板上针的安置为例，进行讲述。①准备好哥特式弓，此时上下颌模型已按咬合蜡堤上好𬌗架（图 7-3-19）；②根据蜡堤𬌗平面固定好下颌的描记板，用水平仪检查确保其与𬌗平面平行（图 7-3-20）；③确定描记针的位置，一般位于下颌第二前磨牙与第一磨牙之间（图 7-3-21）；④以自凝树脂固定描记针于上颌腭部（图 7-3-22）；⑤待自凝树脂固化后，检查描记针与描记板的接触情况，调整描记针的螺纹使针尖与描记板轻接触的同时，𬌗架的切导针与切导盘也保持接触（图 7-3-23）。安装好的哥特式弓可在患者口内进行描记。

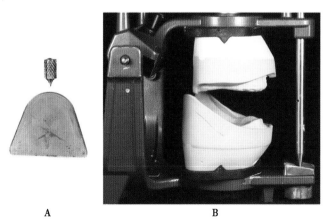

图7-3-19 哥特式弓安装前，上下颌模型已按𬌗托确定的咬合关系固定于𬌗架上

A.描记针和描记板　B.模型上𬌗架

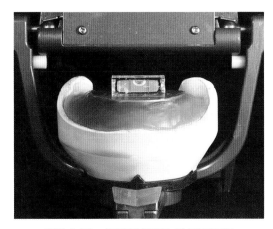

图 7-3-20　调整描记板与殆平面平行

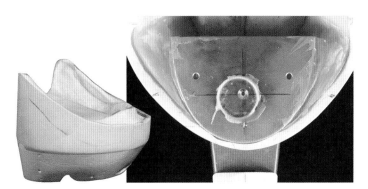

图 7-3-21　确定描记针的位置,位于颌弓的受力中心

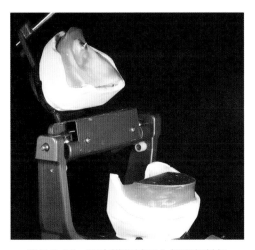

图 7-3-22　固定描记针于上颌腭部基托

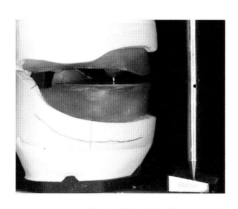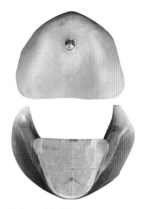

图 7-3-23　哥特式弓描记针与描记板接触的同时，切导针也与切导盘接触

3）哥特式弓描记：嘱患者端坐，双腿平放地面。戴入哥特式弓，嘱其轻轻咬住，教会患者感受针与板的接触，在放松状态下练习"前伸 - 后退""叩齿""左侧 - 后退""叩齿""右侧 - 后退""叩齿"的动作。然后在描记板上涂上描记液，重复以上动作。针在板上的运动将描绘出"个"的图形，其顶点即为正中关系位。取出描记板，将固定描记针的固位圆盘的圆孔与顶点重合，再次放入患者口内，在咬合时针尖应顺利进入固位圆盘的圆孔内。将快速凝固的石膏或咬合记录硅橡胶注入描记针和描记板间，固定上下颌的正中关系记录。

从下颌前伸、两侧方边缘运动在描记板上描绘的轨迹，可以观察到患者的运动路径是否流畅，双侧运动的幅度是否对称，三方向运动是否有共同的交点。除了分析哥特式弓的图形作为确定颌位关系的参考外，还可观察患者下颌运动的特征，对颞下颌关节和咀嚼肌功能的协调性作出初步分析和判断，作为排牙和调𬌗的参考。

4. 颌位记录的核对

（1）检查𬌗平面是否合适：检查前牙区𬌗平面的美学表现，两侧应高度相等，后牙区的𬌗平面应等于或略低于舌侧缘移行部。远中延长线应与磨牙后垫 1/2 处等高。

（2）验证垂直距离是否合适：戴入上下颌𬌗托后，观察面部比例是否协调，上下唇是否能自然轻松地闭合，口角有无下垂，面部皮肤和肌肉的紧张程度，息止𬌗间隙的大小，发音的清晰程度，触诊颞肌在咬合时的收缩是否有力，患者感觉是否舒适。

（3）验证正中关系是否正确：检查咬合时上下颌𬌗托是否稳定，上下颌𬌗堤接触是否均匀，𬌗托间有无滑动、翘动、扭转现象。

1）髁突触诊法：医师将双手小指插入患者外耳道，感受下颌闭合时髁突对手指的撞击。如果有力，且双侧力度一致，说明髁突在下颌闭合时回到正中关系。如果力度微弱，说明下颌可能没有完全退回正中关系。如果两侧力度不一致，说明下颌可能发生偏斜。

2）颞肌触诊法：医师双手示指置于患者两侧颞部，感受咬合时颞肌收缩是否有力，力度是否一致。如果有力，且双侧力度一致，说明下颌闭合时回到正中关系。如果收缩力微弱，说明下颌没有退回正中关系。如果两侧力度不一致，下颌可能发生偏斜。

3）咬合触诊法：医师双手置于患者咬肌处，感受咬合时咬肌收缩是否有力，力度是否一致。如果有力，且双侧力度一致，说明下颌回到正中关系。如果收缩力微弱，说明下颌没有退回正中关系。如果两侧力度不一致，下颌可能发生偏斜。

（4）用𬌗托咬合确定的颌位关系记录，可以在上𬌗架后安装哥特式弓，口内描记验证颌位关系是否准确。

5. 标记软组织表情标志线　就位上下颌𬌗托于口内，用蜡刀在𬌗托唇面标记标志线，用于指导选择人工牙的长度、宽度和排列位置（图7-3-24）。

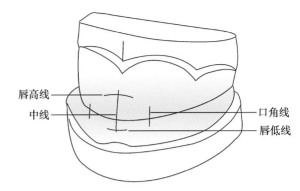

图7-3-24　标记软组织表情标志线：中线、口角线、笑线

（1）中线：与面部中线协调美观，作为排列上颌中切牙近中邻面接触点的参考标志线。

（2）口角线：上、下唇轻轻闭合时，划出两侧口角在𬌗堤上的位置，作为尖牙远中面的参考标志线。

（3）唇高线和唇低线：又称笑线，当患者微笑时，用蜡刀在𬌗堤上划出上唇下缘和下唇上缘的位置。笑线可作为选择人工前牙牙冠长度的参考。微笑时，大约显露上颌中切牙高度的2/3，显露下颌中切牙高度的1/2。

6. 咬合记录的固定　在上下颌𬌗堤后牙区的相对位置，刻出 V 形槽，在患者正确咬合时稳定下颌位置。将咬合记录硅橡胶注入上下颌蜡堤间以及 V 形槽内，待硅橡胶完全固化时将上下颌𬌗托与咬合记录一起从口内取出。

（二）颌位关系的转移

在口外制作全口义齿，需要使用能够再现正中关系和下颌运动的工具，这就是𬌗架。𬌗架又称咬合器，是模仿人体上下颌和颞下颌关节，以固定上下颌模型和𬌗托，并在一定程度上模拟下颌运动的一种机械装置。

1. 𬌗架的分类及用途　根据𬌗架模拟下颌运动的程度分为以下四类：铰链𬌗架（简单𬌗架）、平均值𬌗架、半可调𬌗架和全可调𬌗架（图7-3-25）。

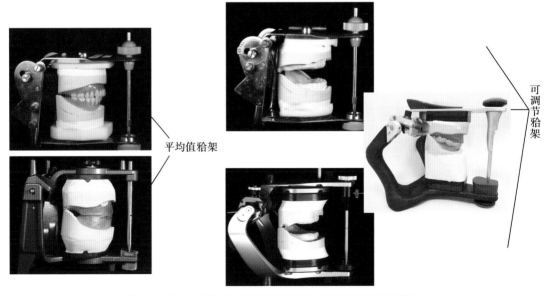

图7-3-25　用于制作全口义齿的平均值𬌗架和可调节𬌗架

（1）铰链𬌗架：仅能做旋转开闭运动，不能进行侧方和前伸运动，甚至没有切导结构的单向运动𬌗架。这种𬌗架仅能做粗略的咬合检查，不适合全口义齿修复。

（2）平均值𬌗架：以人类颅颌结构的平均数据设计，髁导斜度为定值的𬌗架。一般髁间距为 100～110mm 左右，前伸髁导斜度为 25°～30°，侧方髁导斜度为 15° 左右。根据 Bonwill 三角的数理关系，通过𬌗平面台确定模型在𬌗架的适当空间位置，或使用面弓转移确定模型与𬌗架关节的空间关系，固定模型上𬌗架。

（3）半可调𬌗架：髁间距为 100～110mm 左右，前伸髁导斜度、侧方髁导斜度可调整，切导斜度可调整，工作侧髁球不能侧移，无后退设计，配合面弓转移确定模型与𬌗架关节的空间关系，固定模型上𬌗架。

（4）全可调𬌗架：与半可调𬌗架相比，不同的𬌗架产品在髁导结构的设计上更为复杂，可以再现不同的更多的下颌运动，比如模拟侧移特征、后退运动、具备曲线髁导、髁间距可调、双侧髁导可单独进行调整等。

临床中，全口义齿可选择平均值𬌗架或半可调𬌗架。在确定模型的空间位置时，有𬌗平面台上𬌗架和面弓转移上𬌗架两种方式。

2. 平均值𬌗架的使用方法　使用平均值𬌗架时，常用𬌗平面台将模型按人类解剖的平均值固定于𬌗架的适宜位置，其操作步骤如下：

（1）咬合记录与𬌗架的检查：检查暂基托与上下颌模型是否完全密贴就位，模型能完全按咬合记录对位，注意模型的后部石膏没有接触。检查𬌗架正中锁是否关闭，切导针是否归零。

（2）模型处理：将模型中线描画在上颌模型的底座和底面，就位上颌𬌗托。打开上颌体，在下颌环架上固定𬌗平面台。使模型中线对齐𬌗平面台的中线指示，切端齐平𬌗平面台的切缘线标志。为了方便充胶后进行回架调𬌗，固定模型前应在上下颌模型底面预备三条 V 形回位沟，并在沟内涂布少量凡士林，方便模型在装盒前与上架石膏分离。三条回位沟可确保模型在开盒后，与上架石膏密合复位进行调𬌗（图 7-3-26）。

（3）固定上颌模型：在𬌗架的上颌环架放好固定磁片，调拌适量石膏置于上颌环架与上颌模型底面，关闭上颌体，抹平石膏，用橡皮筋固定（图 7-3-27）。

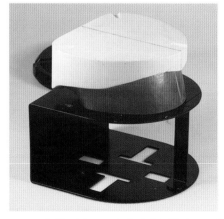

图 7-3-26　在模型底面预备复位槽，按𬌗平面台的中线指示安放上颌𬌗托和上颌模型

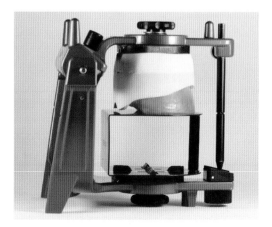

图 7-3-27　固定上颌模型

（4）固定下颌模型：待石膏完全凝固，翻转𬌗架，打开下颌体，按咬合记录使上下颌模型正确对位。在下颌环架放好固定磁片，调拌适量石膏置于下颌环架和下颌模型的底面间，关闭下颌体，固定下颌模型。抹平石膏，用橡皮筋固定。

3．半可调𬌗架的使用方法

（1）面弓转移：面弓是一种测量和转移工具，能将患者上颌相对颞下颌关节的位置关系转移至𬌗架上，从而使上颌模型固定在𬌗架的适当位置。临床常用耳塞式经验面弓确定上颌与颞下颌关节间的位置关系。经验面弓是以耳屏中点与外眦连线，距离耳屏 13mm 处为经验轴点，记取上颌与开闭轴的关系。面弓由𬌗叉和弓体两部分组成。𬌗叉固定在上颌堤上，通过固定关节与弓体连接，弓体的后端有耳塞插入外耳道固定弓体。全口义齿的参考平面为鼻翼耳屏线，使弓体平面与鼻翼耳屏线平行。面弓安装：调整好后，将固定关节的万向螺丝旋紧（图 7-3-28）。

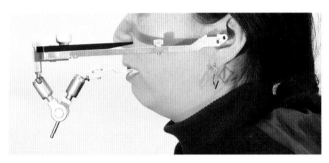

图 7-3-28　面弓安装

（2）固定上颌模型：不同的𬌗架配有不同的转移装置，可将面弓记录的上颌模型的空间数据转移到𬌗架上，并固定上颌模型（图 7-3-29）。

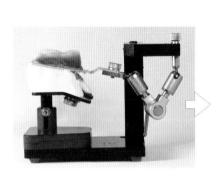
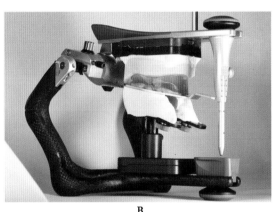

A　　　　　　　　　　　　　　　　B

图 7-3-29　通过转移台在𬌗架上固定上颌模型

A. 转移台装置　B. 固定上颌模型

（3）固定下颌模型：翻转𬌗架，按咬合记录使上下颌模型正确对位，调拌适量石膏置于下颌环架与下颌模型底面间，关闭下颌体，固定下颌模型（图 7-3-30）。

（4）前伸髁导斜度的记录与调整：Christensen 发现当前伸髁道呈正数时，天然牙列的下颌前伸到前牙切端相对时，上下颌后牙𬌗面间出现一前小后大的楔形间隙，前伸髁道斜度

越大,楔形间隙越大,这一间隙称为克里斯坦森间隙。用咬合记录材料记录下颌水平前伸
4～6mm时的后牙区的楔形间隙,取得前伸殆关系的记录(图7-3-31)。

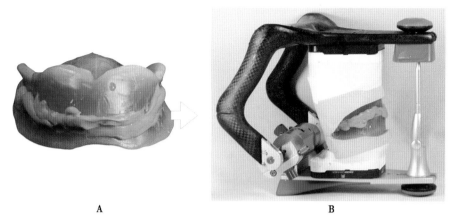

图7-3-30 根据咬合记录的颌位关系固定下颌模型
A. 上下颌咬合记录 B. 固定下颌模型

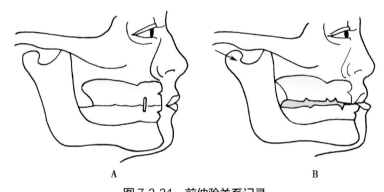

图7-3-31 前伸殆关系记录
A. 上下颌殆托处于牙尖交错位 B. 前伸殆关系记录时的克里斯坦森现象

松开殆架正中锁和固定髁槽的螺丝,根据前伸记录将上下颌殆托与模型放回殆架上。由
大到小调节髁导盘,调节上颌蜡堤的平面,使之与下颌前伸记录完全贴合,读取髁导斜度。

(5)侧方髁导斜度的记录与调整:下颌做侧方运动时,工作侧相对接触,在非工作侧的
上下颌殆托间会出现楔形的间隙,可用咬合记录材料取得侧方殆记录。侧方髁导斜度可以
采取侧方殆记录来确定,也可以用 Hanau 公式计算得出。

$$侧方髁导斜度(L) = 前伸髁导斜度(H)/8 + 12$$

三、人工牙的选择与排列

(一)人工牙的选择

选牙应根据人工牙的种类、形态、大小、色泽、患者口腔的具体条件,以及患者的要求等
各方面因素综合考虑。

1. 人工牙的材料 人工牙的材料主要有陶瓷和丙烯酸树脂两种。

(1)瓷牙:色泽和质感与天然牙近似,硬度高,耐磨损,能较长久地保持修复之初的咬
合设计。缺点是脆性大,易崩损,不易调磨,与基托间无化学结合。

（2）树脂牙：质轻，韧性大，不易折裂，易磨改，易于抛光，与基托为同种树脂，结合牢固。缺点是容易着色，硬度小，不耐磨，不能持久保持排牙时咬合设计的𬌗接触。

2. 前牙选择 选牙时不仅要考虑人工牙的质地、形态、颜色、大小等情况，还应充分考虑患者的肤色、年龄、性别、面形、个性特征及患者对前牙的要求。

（1）前牙大小：前牙大小指其宽度和高度，上颌蜡堤所标记的口角线间的弧面长度约为6个上颌前牙的总宽度。唇高线约齐中切牙切缘到颈部 2/3 高度，唇低线至𬌗平面的距离约为下颌中切牙切 1/2 的高度。

（2）前牙颜色：前牙颜色的选择主要参照患者面部肤色以及性别、年龄。年老面色黑黄的男性患者可选择较黄色暗的前牙。中年面色较白的女性患者可选择较白的前牙。同时要征求患者对选择牙色的意见。

（3）前牙形态：前牙形态即前牙唇面的几何形态和唇面突度。可参考拔牙前记录、模型、照片、离体牙等，选择与其天然牙形似的牙，没有天然牙作为参考时，一般根据患者面形来选择牙形。三种主要面形为方面形、卵圆面形和尖面形（图7-3-32）。

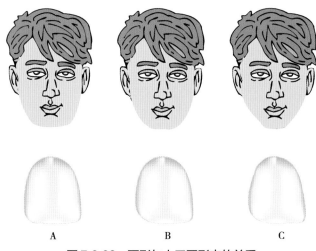

图 7-3-32 面形与人工牙形态的关系
A. 方面形 B. 卵圆面形 C. 尖面形

3. 后牙选择 后牙的主要作用是完成咀嚼功能，同时还要重视义齿承托组织的保健作用。最重要的是选择与剩余牙槽嵴状况相适应的后牙𬌗面形态。

（1）后牙大小：后牙大小指其近远中径的长度、颊舌径的宽度以及牙冠的𬌗龈高度。

1）后牙近远中径宽度：从下颌尖牙远中面到磨牙后垫前缘的距离等于下颌人工后牙近远中径的总宽度。上颌人工后牙近远中径宽度与下颌相匹配。

2）后牙颊舌径的宽度：后牙颊舌径的宽度应小于天然牙，可减轻支持组织所承受的咀嚼压力，有利于建立基托磨光面的正确外形。

3）后牙牙冠𬌗龈高度：应参照前牙，使上颌第一前磨牙的牙冠高度与上颌尖牙相协调。

（2）后牙颜色：后牙的颜色应与前牙协调一致。

（3）后牙𬌗面形态：后牙𬌗面形态有解剖式牙和非解剖式牙。

1）解剖式牙：𬌗面形态与天然牙相似，牙尖斜度为 33°或 30°。也有模拟老年人的𬌗面磨耗，牙尖斜度略低为 20°的半解剖式牙。

2）非解剖式牙：主要为无尖牙（牙尖斜度为 0°）。牙槽嵴窄且低平者，年龄较大而且正中关系不稳定者多选用无尖牙，可减小后牙侧方殆力，有利于义齿的平衡和稳定。此外，人工后牙上颌殆面为平面型，下颌殆面为近远中向的刃，又称刃状牙，也属于非解剖式人工牙。

（二）人工牙的排列原则

全口义齿排牙要考虑美观、功能和组织保健的原则。

1. 美观原则　颜面美观主要通过前牙的排列体现，前牙排列应恢复面下 1/3 和谐的美感，给人以自然逼真的观感。在排牙时应注意以下问题。

（1）恢复唇颊丰满度：在颌位记录时，已通过蜡堤的制作确定了唇部的丰满度和上颌堤平面。因此中切牙的近远中向及高低位置可直接按根据蜡堤进行排列。

（2）牙列弧度与颌弓形态一致：临床如在口内已做好蜡堤，技师可直接根据殆堤的弧度进行排列。

（3）前牙排列应体现个性特征：可以通过患者的老照片、患者较为满意的旧义齿、面容相似的亲人等得到前牙排列的信息。排牙应与患者的面形、性别、年龄和性格相协调，并与患者做充分的沟通。随着年龄增长，前牙切缘磨耗、颈部牙龈退缩，天然牙的轻度拥挤、扭转等都可在前牙排列时予以体现。

2. 组织保健原则　人工牙排列要考虑支持和稳定，行使功能时义齿应处于稳定状态，不稳定会造成承托组织黏膜压痛，加速剩余牙槽嵴的吸收。

（1）人工牙应排列在不妨碍唇、颊、舌肌功能活动的中性区，有利于全口义齿的固位。根据牙列缺失后上下颌牙槽骨吸收的方向，上颌前牙应排在牙槽嵴顶的唇侧，上颌后牙稍偏向牙槽嵴顶的颊侧，舌尖位于牙槽嵴顶。下颌后牙则略偏舌侧，使颊尖位于牙槽嵴顶。既利于义齿的固位和稳定，又有利于维持唇、颊侧的丰满度。

（2）人工牙的殆面应大致平分颌间距离。上下颌牙列的殆平面至上下颌牙槽嵴顶的距离大致相等，即殆平面平分颌间距离，可使上、下半口义齿均获得良好的稳定性。若殆平面前低后高，在行使咀嚼功能时殆力作用于殆平面上，使上半口义齿被推向前。若殆平面前高后低，则下半口义齿被向前推移。同时也要避免殆平面左右倾斜。临床上，经常有上下颌牙槽嵴吸收程度不均衡的情况，为协调上、下半口义齿的固位条件，可调整殆平面的高低位置，将殆平面靠近牙槽嵴吸收较多的一方。磨牙后垫 1/2 高可作为殆平面的参考。

（3）人工牙的排列位置在垂直向尽量靠近牙槽嵴顶，使咀嚼压力直接传递于牙槽嵴顶，保持义齿良好的单侧平衡。

（4）前牙排列成浅覆殆，浅覆盖。前牙浅覆殆为上颌前牙盖过下颌前牙牙冠 1mm。浅覆盖为上颌前牙的切缘距下颌前牙唇面水平距离间隙 1mm。若前牙覆殆深，相应切导斜度增大，则后牙补偿曲线曲度、牙尖高度也随之增大，才能达到咬合平衡。牙尖斜度大者，咬合时产生的侧向力也大，不利于义齿的稳定。下颌前牙在前伸与侧方运动时与上颌前牙舌面保持 1mm 的自由运动空间。

（5）形成正常的殆曲线，达到平衡殆的要求。人工牙列形成的殆曲线应基本上与天然牙列相同。即上颌殆曲线，前段平直为一平面，相当于殆平面，后段为补偿曲线，且与下颌纵殆曲线相一致；上颌后牙两侧同名牙的颊、舌尖相连形成的凸面向下的横殆曲线，与下颌后牙两侧同名牙颊、舌尖相连成的凹面向上的横殆曲线相一致。在牙尖交错殆时，牙列殆面应尖窝相对。上下颌牙列除下颌中切牙和上颌第二磨牙以外，其他牙应有一牙与对颌两牙相对的接触关系。上下颌牙在自由滑动时,有平衡𬌗接触,即前牙切缘相对时,后牙双侧至少有一点接触,后牙一侧咬合时,工作侧组牙接触,非工作侧至少有一点接触。

（6）牙槽嵴严重萎缩者,将𬌗力最大点放在牙槽嵴最低处,即"咀嚼中心"。

（7）牙槽嵴严重萎缩者,可减少𬌗力,减数排牙。

（8）为研磨食物时义齿更稳定,可适当降低非功能尖的牙尖斜度,即上颌磨牙颊尖和下颌磨牙舌尖。

（9）恢复咀嚼功能：有效的咀嚼和稳定的咬合是全口义齿的主要功能。上下颌后牙要有最广泛的牙尖接触。尽量选用解剖式牙,以增加切割效率,提高咀嚼效能。

（三）排牙方法

1. 确定人工牙的位置　排牙的水平参考平面为𬌗平面,垂直向参考线是医师在口内记录的面部中线。描述一个人工牙排列有四个主要因素：以𬌗平面为上下位置的参照、近远中向倾斜度、颊舌向倾斜度和近远中转向。

2. 前牙的排列

（1）前牙的常规排列（图 7-3-33,表 7-3-2）。

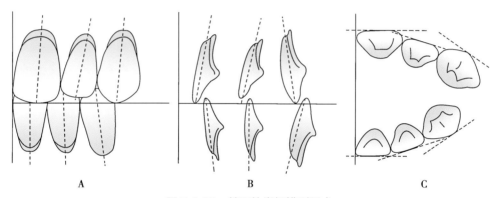

图 7-3-33　前牙的常规排列要求

A. 唇面观　B. 远中面观　C. 切端观

表 7-3-2　前牙的常规排列要求

前牙		唇舌向倾斜	近远中向倾斜	转向	与𬌗平面的关系
上颌前牙	中切牙	垂直或颈部略向腭侧倾斜	垂直或颈部略向远中倾斜	不转向或远中略转向唇侧或腭侧	切缘在𬌗平面上
	侧切牙	颈部稍向腭侧倾斜	颈部向远中倾斜	远中略转向腭侧	切缘离开𬌗平面 0.5～1mm
	尖牙	颈部微向唇侧突出	颈部向远中倾斜,程度介于中切牙与侧切牙之间	远中转向腭侧,与后牙牙槽嵴方向连续	牙尖在𬌗平面上,或略高于中切牙切缘
下颌前牙	中切牙	颈部略向舌侧倾斜	垂直	不转向或远中略转向舌侧	切缘高于𬌗平面约 1mm
	侧切牙	垂直	颈部略向远中倾斜	远中稍转向舌侧	切缘高于𬌗平面约 1mm
	尖牙	颈部微向唇侧倾斜	颈部向远中倾斜	远中转向舌侧,与后牙牙槽嵴方向连续	牙尖高于𬌗平面约 1mm

（2）前牙排列的顺序：一般先排上颌前牙再排下颌前牙，上颌前牙排列顺序有两种。根据殆堤上的标志，将靠近中线两侧的蜡烫软，先排上颌两个中切牙，再排两侧侧切牙，最后排两侧尖牙。或先排一侧中切牙、侧切牙、尖牙，然后再排另一侧中切牙、侧切牙、尖牙。上颌前牙排完后，用上述两种方法再排列下颌6个前牙（图7-3-34）。

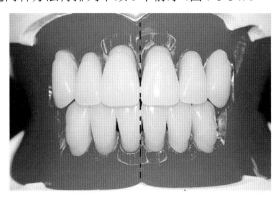

图7-3-34　前牙的排列

3. 后牙的排列

（1）后牙的常规排列（图7-3-35，表7-3-3）。

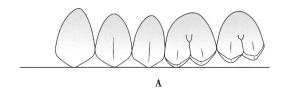

A

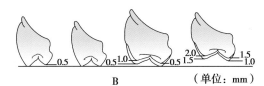

B

（单位：mm）

图7-3-35　解剖式后牙常规排列的基本要求

A. 后牙与殆平面的位置关系　B. 后牙颊舌尖与殆平面的位置关系

表7-3-3　后牙的常规排列

后牙		颊舌向倾斜	近远中向倾斜	与殆平面的关系
上颌后牙	第一前磨牙	颈部稍向颊侧倾斜	颈部微向远中倾斜或直立	颊尖在殆平面上，舌尖离开殆平面约1mm
	第二前磨牙	垂直	直立	颊尖、舌尖均在殆平面上
	第一磨牙	颈部向腭侧倾斜	颈部稍向近中倾斜	近中舌尖在殆平面上，远中舌尖、近中颊尖离开殆平面约1.0mm、远中颊尖离开殆平面约1.5mm
	第二磨牙	颈部向腭侧倾斜	颈部向近中倾斜	近中舌尖离开殆平面约1mm，远中舌尖、近中颊尖离开殆平面约2mm，远中颊尖离开殆平面约2.5mm
下颌后牙		以上颌后牙殆面为准，按正中殆关系排列下颌后牙		

（2）后牙排列的顺序：Swenson 排牙法是先排好上颌后牙，再排下颌后牙。Snow 排牙法是先排好一侧牙，再排另一侧牙。协调对称排牙法是先排一侧上颌第一前磨牙，然后排同侧下颌第一前磨牙，再排上颌第二前磨牙，接着排下颌第二前磨牙，以此类推（图 7-3-36）。

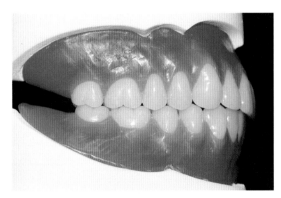

图 7-3-36　后牙的排列

（四）排牙检查

1. 殆面观　上下颌牙列的形态：观察整个牙列形态是否与颌弓形态一致，上下颌牙列是否整齐、对称（图 7-3-37）。前牙切缘与后牙殆面沟连线应呈一条自然弧线。检查牙列与牙槽嵴顶的位置，对照颌弓关系，检查人工牙的排列不能过于偏唇颊侧，也要为舌体运动留下足够的空间。

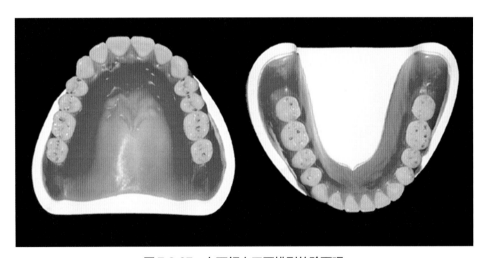

图 7-3-37　上下颌人工牙排列的殆面观

2. 唇、颊、舌面观

（1）唇面观：牙列在牙尖交错殆时，检查上下颌前牙中线是否一致（图 7-3-38）。尖牙是否位于口角转折处。上下颌前牙牙体长轴有不同方向的倾斜。打开殆架从前向后观察牙列殆平面高低是否一致，有无偏斜。

（2）颊面观：检查殆平面是否平分颌间距离（图 7-3-39）。后牙是否有合适的殆曲线。

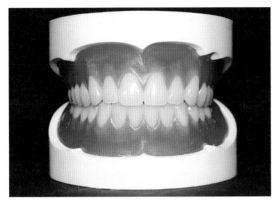

图7-3-38　上下颌人工牙排列的唇面观

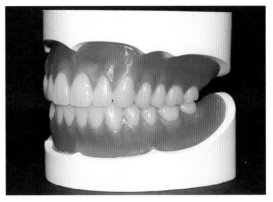

图7-3-39　上下颌人工牙排列的颊面观

（3）舌面观：从舌侧检查牙尖交错𬌗时各个牙的咬合接触状况，以确保颊侧、舌侧均有广泛紧密的接触（图7-3-40）。

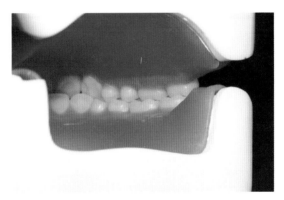

图7-3-40　人工牙接触的舌面观

3．咬合关系

（1）前、后牙均有浅覆𬌗、浅覆盖的关系。

（2）牙尖交错𬌗时上下颌后牙𬌗面均有紧密的尖窝锁结关系。

（3）除下颌中切牙和上颌第二磨牙外，上下颌牙列均呈一牙对两牙的对位接触关系。

（五）上下颌弓关系异常的排牙

1．上颌前突的排牙方法　上颌前突是指上颌弓的前部位于下颌弓的前方。排牙时应注意建立正常的尖牙关系。上颌前突的程度不同，需采用的排牙方法不同。

（1）轻度上颌前突：上颌弓前部位于下颌弓前部的稍前方。为了美观和功能，可适当减小前牙的覆盖。下颌前伸时，上下切缘能保持接触。排牙的方法是：将上颌前牙盖嵴部磨薄后，略向舌侧排列，同时下颌前牙稍向唇侧排列。

（2）严重上颌前突：上颌弓前部明显位于下颌弓前方。将上颌前牙盖嵴部磨薄后，略向舌侧排列。同时下颌前牙稍向唇侧排列，减小覆盖。但是，下颌前牙不能离下颌牙槽嵴过远。为确保后牙建立正常的𬌗关系，可减少1～2个下颌前牙或选用较上颌牙小一型号的下颌前牙，也可将下颌前牙排列得稍拥挤一些，以建立正常的尖牙关系。为了使下颌前牙达到𬌗接触和不影响发音,可将上颌前牙腭侧基托加厚,形成与下颌前牙切缘相接触的𬌗平面板。

2．下颌前突的排牙方法 下颌前突是指下颌弓的前部位于上颌弓的前方,下颌前突程度不同,采用的排牙方法也不相同。

（1）轻度下颌前突：下颌弓的前部位于上颌弓前部的稍前方,可排成浅覆𬌗或对刃𬌗。排牙时可将上颌前牙稍排向唇侧,选用较上颌牙大一型号的下颌前牙,将盖嵴部磨薄后稍向舌侧排列。不可因强求美观而将上颌前牙过度排向牙槽嵴唇侧,下颌前牙过分偏向舌侧而影响义齿固位。

（2）严重下颌前突：下颌弓前部明显位于上颌弓的前方。前牙应排成反𬌗关系。为了建立正常的后牙𬌗关系,要选用大一型号的下颌前牙或小一型号的上颌前牙。如用相同型号的上下颌前牙,则必须增加下颌前牙的数目。

3．上颌弓宽于下颌弓的排牙方法 上颌弓宽于下颌弓是指上颌弓后部位于下颌弓后部的颊侧,即上颌牙槽嵴顶位于下颌牙槽嵴顶的颊侧。

（1）上颌弓稍宽于下颌弓：可将上颌后牙稍排向腭侧,同时下颌后牙稍排向颊侧,以建立正常的𬌗关系。

（2）上颌弓明显宽于下颌弓：可采用以下两种方法进行排牙：

1）将下颌后牙按正常要求排列在下颌牙槽嵴顶上,再按正常𬌗关系排列上颌后牙。然后在上颌后牙颊面加蜡,按照颌弓形状雕刻出后牙牙冠颊、𬌗面的外形,以恢复对颊部软组织的支持。

2）按照正常的位置要求,将上下颌后牙分别排在各自的牙槽嵴顶上。咬合时上颌后牙的舌尖与下颌后牙的颊尖会出现早接触,应磨改早接触的牙尖以保持正常的颌间距离。然后在上颌后牙腭侧加软蜡片与下颌后牙相咬合,根据咬出的印迹雕刻出𬌗面解剖外形。

4．下颌弓宽于上颌弓的排牙方法 下颌弓宽于上颌弓是指下颌弓的后部位于上颌弓后部的颊侧,即下颌牙槽嵴顶位于上颌牙槽嵴顶的颊侧。

（1）下颌弓稍宽于上颌弓：可将上颌后牙稍排向颊侧,同时下颌后牙稍排向舌侧,以建立正常的𬌗关系。但是必须注意上颌后牙不能过于偏向颊侧,防止义齿翘动影响固位,或在使用中上颌基托从中线处断裂。

（2）下颌弓明显宽于上颌弓：上下颌牙槽嵴顶连线与𬌗平面夹角小于80°时,后牙排成反𬌗关系,即上颌后牙颊尖应与下颌后牙中央窝接触,下颌后牙舌尖应与上颌后牙中央窝接触（图7-3-41）。通常是将上下颌左右后牙交换位置排列,即将牙列排成反𬌗,上下颌第一磨牙的𬌗关系是：下颌第一磨牙的近中颊尖位于上颌第一磨牙颊沟的颊面。此时,下颌第一前磨牙与尖牙之间必定存有间隙,故下颌应多排一个前磨牙。若上颌弓

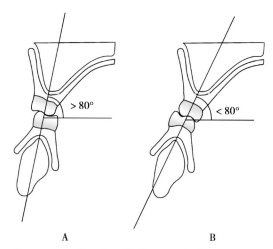

图7-3-41 上下颌牙槽嵴顶连线与𬌗平面的夹角
A. 大于80°,上下颌弓关系正常 B. 明显小于80°,上下颌弓呈反𬌗关系

较小，容纳不下交换后的下颌后牙时，应减去上颌第一前磨牙。总之交换后牙排成反𬌗关系时，下颌应比上颌多排一个前磨牙。

四、平衡𬌗

（一）平衡𬌗的定义

全口义齿的平衡𬌗是指在牙尖交错𬌗及下颌前伸，侧方等非牙尖交错𬌗运动时，上下颌相关的牙都能同时接触。平衡𬌗是全口义齿咬合形式与天然牙列咬合形式的主要区别。通常天然牙列不存在平衡𬌗。全口义齿平衡𬌗的作用体现在当上下颌义齿在咬合状态下作前伸𬌗或侧方𬌗等非牙尖交错𬌗滑动运动时，食物在被咬切后进一步咀嚼研磨，上下颌义齿𬌗面间有三点接触或多点接触，义齿稳定不移动。

（二）平衡𬌗的意义

全口义齿主要靠大气压力和吸附力固位。全口义齿的咬合平衡𬌗可以避免产生破坏义齿基托边缘封闭的力，有利于义齿固位并使之获得良好的咀嚼效能。全口义齿未达到平衡𬌗者不仅会影响整个义齿的固位和稳定，使义齿翘动、脱位，还会对黏膜产生压痛、压伤，甚至加速牙槽嵴的吸收。因此平衡𬌗对全口义齿修复具有重要意义。

（三）平衡𬌗的分类

1. 正中平衡𬌗　下颌在牙尖交错位时，上下颌人工牙𬌗面有最大面积的均匀接触，称为正中平衡𬌗。

2. 前伸平衡𬌗　下颌做前伸运动上下颌前牙的切缘接触时，两侧上下颌后牙牙尖也有接触，最少有三点接触，即上下颌前牙及左右两侧最后磨牙的接触，称为前伸平衡𬌗（图7-3-42）。按后牙的接触情况，可分为三点接触、多点接触和完全接触的前伸平衡𬌗。

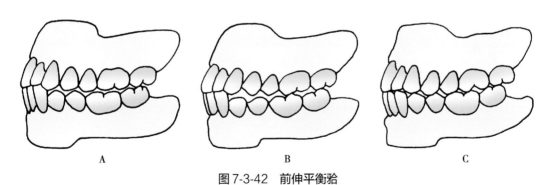

图 7-3-42　前伸平衡𬌗

A. 三点接触的前伸平衡𬌗　B. 多点接触的前伸平衡𬌗　C. 完全接触的前伸平衡𬌗

3. 侧方平衡𬌗　一侧后牙在咬碎食物向牙尖交错𬌗返回的过程中，工作侧下颌做咬合接触滑动运动时，非工作侧的上下颌𬌗面也有一点或多点接触，两侧后牙的接触称为侧方平衡𬌗。

（四）平衡𬌗调整

1. 正中平衡𬌗的调整　人工牙排列完成后，关闭𬌗架的正中锁，做开闭口运动，用咬合纸检查咬合接触情况，可看到早接触发生的部位，并可看到切导针脱离切导盘，将这些记录下来。调整排牙，或通过选磨消除早接触点达到双侧牙尖交错𬌗的广泛均匀接触。

2. 前伸平衡𬌗的调整

（1）前牙有接触后牙不接触：在𬌗架上打开正中锁将上颌体向后移动，模拟下颌前伸运动。如果此时上下颌前牙切缘相对，后牙均无接触，通常是由前牙排列覆𬌗较深，切导斜度大而后牙补偿曲线曲度太小导致。其调整的方法为：①加大补偿曲线曲度，即增加后牙牙冠向远中的倾斜度；②在不影响美观和功能的前提下，降低下颌前牙并将切缘向唇侧倾斜，减小前牙覆𬌗，或将上颌前牙稍向唇侧倾斜适当加大覆盖，以减小前牙切导斜度。

（2）后牙接触前牙不接触：说明前牙覆𬌗过浅而后牙补偿曲线曲度过大，调整时先采取减小补偿曲线曲度的方法。必要时在不超出正常覆𬌗范围的情况下，可升高下颌前牙，加大前牙覆𬌗。

3. 侧方平衡𬌗的调整

（1）工作侧接触平衡侧不接触：在𬌗架上正中锁被打开后，将上颌体向平衡侧移动时，工作侧上下颌后牙的同名牙尖有接触，而平衡侧相对牙尖无接触。这主要是由于平衡侧横𬌗曲线曲度过小造成的。调整时使平衡侧的上颌磨牙颈部更偏向腭侧，使上颌磨牙的舌尖略向𬌗平面下降，颊尖则远离𬌗平面，相应抬高下颌磨牙颊尖，以达到侧方平衡𬌗。

（2）平衡侧接触工作侧不接触：在𬌗架上做侧𬌗运动时，工作侧相对牙尖无接触，而平衡侧相对牙尖有接触。这主要是由于平衡侧横𬌗曲线曲度过大造成的。调整时主要采用减小横𬌗曲线的方法。

五、全口义齿的磨光面

全口义齿的磨光面是人工牙列龈缘和义齿边缘之间的基托表面，包括唇侧、颊侧、腭侧和舌侧磨光面。

（一）磨光面的作用

1. 全口义齿的磨光面应恢复失牙前牙槽嵴的形态，恢复唇颊部的丰满度和美观。

2. 基托磨光面位于中性区内，其形态与唇、颊和舌的功能运动相协调，内外夹持保持肌力平衡，使义齿更加稳定。

3. 义齿磨光面与唇、颊、舌、口底的表面黏膜密贴接触，隔离空气形成外侧封闭，是义齿边缘封闭的外侧防线，利于义齿固位。

4. 正确的义齿磨光面形态有利于食物流动和清洁，保持自洁。

5. 正确的磨光面形态使发音自如清晰，感受舒适。

6. 基托的磨光面与人工牙列协调美观，体现全口义齿和谐、自然、仿真的义齿美。

（二）影响磨光面形态的因素

1. 正确的印模　磨光面连接着义齿边缘和人工牙列，因此，印模的边缘伸展和边缘形态是影响磨光面形态的重要因素。印模伸展不足或过度伸展、边缘过薄或过厚，都会形成不同的磨光面形态。

2. 正确的颌位关系　颌位关系错误，即垂直距离过高或过低，水平关系前伸或偏斜时，义齿空间的变化会形成不协调的磨光面形态。

3. 正确的排牙　磨光面连接着义齿边缘与人工牙列，因此，牙列位置的确定会影响磨光面的形态。

磨光面是全口义齿的一个部分。在排牙完成后，由技师完成的磨光面形态，并非任意形成，需要和唇、颊、舌肌的功能相适宜。

（三）磨光面的形成

1. 唇颊侧

（1）唇部：对上唇形成支撑，下唇部形成口轮匝肌依靠的内凹。

（2）颊侧：形成具有牙槽突丰满度的形态，不应过凹而导致食物残留，上下颌义齿咬合时，颊部形成与颊黏膜密贴的凹面形，利于颊部的依靠，产生向内的夹持作用。

（3）后部：在上颌结节和磨牙后垫相对的空间，颊黏膜与舌在后部接触形成的突嵴，与牙列走行的延长线协调，阻隔食物在颊舌侧穿通。

（4）口角轴：口角轴为口周表情肌相互交织，形成的致密可活动的纤维肌性团块。参与的肌肉有口轮匝肌、颧大肌、笑肌、提口角肌、降口角肌、颊肌、颈阔肌的口角轴部。磨光面在此形成受力平衡的良好支撑形态。

2. 舌侧

（1）上颌腭部：腭部前份可复制患者腭皱形态或做出 S 状隆突，利于发音。后部腭大孔处形成凹陷，与舌后部宽大的形态相适宜。腭部两侧形成牙槽突与腭顶间的腭侧沟。腭中缝处形成略为隆起的线状突起。

（2）下颌舌侧：前牙段形成 S 状隆突，利于舌尖定位与发音。尖牙、前磨牙转折处形成与舌前缘相宜的微凹形态。在舌翼后部应略薄略凹，适宜舌体的安置，为舌依靠产生向外的夹持作用。

六、全口义齿的试戴

完成排牙与磨光面制作后，在患者口内试戴。试戴时应仔细检查，及时发现问题进行修正。

（一）检查基托

检查基托的伸展情况、义齿的固位和稳定。

1. 检查蜡义齿戴入后，基托的密合性、稳定性和义齿的固位力。

2. 检查基托边缘伸展是否合适。

（二）美观性评价

1. 唇颊部的丰满度。

2. 人工牙的大小、形态、颜色是否美观自然。

3. 中线是否正确，两侧是否对称。

4. 面部比例是否协调，面下 1/3 垂直距离是否过高或过低。

5. 口腔功能状态下人工牙和基托的暴露是否合乎美学要求。

（三）颌位关系及咬合情况的检查

1. 检查颌位关系 咬合时有无垂直距离过高或过低，水平关系有无前伸、偏斜现象。颌位关系错误时，需重新记录上𬌗架。

2. 检查咬合情况 检查前牙、后牙排列是否适当，正中咬合、侧方𬌗、前伸𬌗时有无早接触和𬌗干扰。后牙咬合时，义齿两侧咬合力应同等大小，基托保持稳定。如有差错，应重新调整。

（四）检查发音是否清楚

观察患者发音是否清楚、轻松，上下颌牙列的殆面间有无正常发音间隙。

七、全口义齿的初戴

蜡义齿经过临床试戴无误，装盒充胶、调殆打磨完成后，成为最终义齿在临床戴入。

将全口义齿戴入患者口中，观察患者微笑时的开唇露齿情况，检查咬合关系和调磨，指导患者正确使用全口义齿。

（一）义齿就位

全口义齿就位前，应先用手指检查义齿的组织面有无树脂小刺或结节，边缘是否过锐，经过调磨再戴入。若不能顺利就位，多为基托局部有倒凹，应仔细检查确定部位，然后磨改。

（二）检查义齿的平稳度

检查全口义齿的平稳度，可上下颌分开测试。将上颌全口义齿戴入患者口中，用两手示指分别置于两侧前磨牙区，检查是否平稳。如有左右翘动多为硬区相应的基托未做缓冲引起。然后戴入下颌全口义齿，同法检查是否平稳。如有翘动多为外斜嵴、下颌隆突相应的基托未做缓冲引起。若经缓冲处理后仍翘动，则考虑印模、模型不准和基托变形等因素，通常需要重做。

（三）检查基托

检查基托，包括边缘长度和磨光面形态。检查基托边缘长度，可嘱患者依次做唇、颊、舌的活动，或牵拉患者的唇、颊部，若义齿有松动或脱落，说明边缘过长，或系带区缓冲不够。使用组织面压力指示糊剂，对组织面的压力进行检查，对压力较大区域少量调磨，使组织面压力均匀。

（四）检查颌位关系

1. 检查垂直距离有无过高或过低。

2. 检查水平关系是否正确　临床中，经常会出现以下问题：

（1）下颌后退：表现为上下颌前牙间水平开殆，后牙间呈尖对尖接触状态，导致垂直距离增高。原因是医师在下颌前伸状态下确定了颌位记录。如果后退不严重，可通过适当调磨早接触解决。

（2）偏殆：表现为下颌偏向一侧，上下颌义齿中线不一致。要重新制作上颌或下颌义齿，甚至全口义齿。

（3）前牙开殆：表现为后牙接触而前牙不接触。轻度者，可磨改后牙牙尖；重度者，要重做。

（五）检查咬合关系

在正确的颌位关系前提下，检查咬合关系。将不同颜色的咬合纸放在上下颌牙殆面之间，嘱患者分别做正中、前伸和侧方咬合的检查。个别部位印迹明显，或咬合纸个别地方穿孔，说明此处有早接触点，应磨改消除。

（六）选磨

全口义齿在制作过程中，因各种因素可能引起个别牙或几个牙的位置改变，影响平衡殆。选磨是指全口义齿初戴时有选择地磨改，去掉这些干扰，达到良好的牙尖交错殆、前伸殆和侧方殆平衡。选磨方法如下：

1．牙尖交错𬌗的选磨　牙尖交错𬌗早接触可分为支持尖早接触和非支持尖早接触。对于非支持尖早接触，应磨改非支持尖，即调磨上颌后牙颊尖和下颌后牙舌尖。对于支持尖早接触，即上颌后牙舌尖和下颌后牙中央窝，或下颌后牙颊尖和上颌后牙中央窝的早接触，应结合侧方𬌗的平衡侧接触情况选磨。

2．前伸𬌗的选磨　嘱患者前伸下颌做上下切缘相对的咬合动作，若前牙接触而后牙不接触，则选磨下颌前牙唇斜面为主。在不影响美观的前提下，上颌前牙舌面也可以选磨，一直选磨到至少两侧第二磨牙都有接触为止；若后牙接触而前牙不接触，则根据咬合印迹，选磨上颌后牙远中斜面或下颌后牙近中斜面，直到前后牙至少有"三点接触的平衡𬌗"为止。

3．侧方𬌗的选磨　工作侧𬌗干扰发生在上颌后牙颊尖舌斜面和下颌后牙颊尖颊斜面之间，或在上颌后牙舌尖舌斜面和下颌后牙舌尖颊斜面之间。平衡侧的𬌗干扰发生在上颌后牙舌尖颊斜面和下颌后牙颊尖舌斜面之间，要结合牙尖交错𬌗情况进行选磨。选磨原则：如果平衡侧𬌗干扰牙尖在牙尖交错𬌗也存在早接触，则调磨此牙尖。否则分别少量调磨上下颌功能尖的干扰斜面，避免降低牙尖高度。另外，侧方𬌗选磨时要特别注意上下颌尖牙的干扰，会妨碍侧方𬌗运动的进行。选磨是在下颌尖牙唇斜面或上颌尖牙舌斜面，通常以选磨下颌尖牙为主，选磨上颌尖牙时，不可选磨过多而使上颌尖牙短于上颌切牙。

4．修整　𬌗面经选磨后，可能使牙尖变低，窝沟变浅。应再加深窝沟，以保障修复体恢复形态和功能。

（七）检查有无疼痛

初戴义齿时如出现疼痛，可能由以下原因引起：①组织面有树脂小瘤；②有骨尖、骨突部位未做缓冲；③基托边缘有倒凹，或过长、过锐；④有早接触点；⑤模型变形，使基托组织面与口腔组织面形态不一致。

（八）戴牙指导

在全口义齿初戴时，医嘱如下：

1．初戴义齿时有异物感，甚至出现恶心、发音不清、不会咽唾液等现象。要事先让患者知晓，有充分的思想准备。帮助患者建立信心，坚持将义齿戴在口中练习使用。

2．初戴义齿时，患者多有咬合困难，从而影响义齿的固位和咀嚼功能。这多是因患者长期缺牙，或长期戴用不合适的旧义齿，造成下颌习惯性前伸或偏侧咀嚼。应教会患者先做吞咽动作再做后牙咬合动作。

3．开始使用时先吃软的、小块食物，咀嚼要慢，用两侧后牙咀嚼食物，不要用前牙咬碎食物。锻炼一段时间后，逐渐吃一般食物。

4．每次进食后要摘下义齿，用冷水冲洗或牙刷刷洗后再戴上，以免食物残渣积存在基托组织面，刺激口腔黏膜，影响组织健康。晚上睡觉时应将义齿摘下并浸泡于冷水中，可使义齿承托区组织得到适当的休息。每天至少应用牙膏彻底刷洗清洁义齿一次，最好能做到每次饭后都刷洗。

第四节　单颌全口义齿

单颌全口义齿是指上颌或下颌为全口义齿，其对颌为自然牙列或牙列缺损已采用可摘局部义齿、固定义齿或种植义齿修复。单颌全口义齿修复的制作和修改难度常比全口义齿更大,修复时要注意以下几个方面。

一、单颌全口义齿的修复特点

1. 无牙颌的颌弓变化与对颌牙弓不协调　由于牙槽嵴吸收的规律所致,上颌牙弓表现为向上向内变得窄小,前牙区吸收导致前后向窄小,下颌前部后缩,后部变宽。给义齿的咬合设计和排牙带来困难。

2. 天然牙列的殆曲线很少符合全口义齿的平衡殆要求　天然牙列可能存在不同程度的深覆殆、高位牙、低位牙、倾斜牙、错位牙以及切缘和殆面的严重磨损,使殆曲线异常,影响单颌全口义齿的排列,尤其在功能运动时容易出现殆障碍而脱位。

3. 天然牙和无牙颌的负荷能力相差较大　阿部晴彦测得天然牙和无牙颌的殆力耐受值之比为6:1,单颌义齿更易出现疼痛和折断。

4. 患者保留对颌牙列,会保持原有的咀嚼习惯　患者喜爱吃硬食或大嚼快咽的习惯,会给单颌全口义齿的稳定和支持组织带来影响。部分患者有前伸和偏咬的习惯也会保留下来,在记录颌位关系时带来困扰。

二、单颌全口义齿的修复原则

1. 改善天然牙列的殆曲线　通过调磨、冠桥修复、可摘局部义齿修复,使殆曲线利于单颌全口义齿的修复。

2. 排牙时,优先考虑单颌全口义齿的支持、固位和稳定。

3. 可减小殆力,尽量扩大基托面积,人工牙减数、减径,减少前伸和侧方殆干扰。

4. 增强基托强度。

三、单颌全口义齿的修复

1. 上颌单颌全口义齿　上颌为无牙颌,下颌通常有以下几种情况:①下颌全部为天然牙列;②只余下颌前牙,后牙游离缺失:上颌前牙区受力集中,易加速吸收形成松软黏膜;③余留下颌尖牙、前磨牙:在选择基牙时,最好保留两侧的天然牙;④剩余两侧后牙或一侧后牙,要特别注意有无个别牙伸长,导致上颌义齿在前伸或侧方运动时失去稳定和固位。修复时应注意:

(1)调殆:确定修复殆平面,对过长过锐的切缘、牙尖进行调磨,用嵌体、全冠或殆垫修复改善不良的殆曲线。

(2)取功能性印模:印模应伸展适当,边缘封闭,使义齿具有良好的固位和稳定。

(3)排牙:减小前牙覆殆,适当增加覆盖,上抬前牙殆平面,使前牙区受力减小或不受力。后牙尽量排列在牙槽嵴上,必要时可排反殆,减小杠杆力避免义齿基托折裂。

(4)加强腭部基托强度:可以做金属腭侧基托,增加抗折裂能力。

2. 下颌单颌全口义齿　下颌为无牙颌,上颌为天然牙列或牙列缺损时,因下颌承托区面积小,牙槽骨萎缩,在修复时要特别注意咬合力的设计和义齿的稳定。

(1)调殆:调磨上颌过长过锐牙尖,减小侧向力,必要时可做根管治疗后,按确定的殆平面调磨后牙殆面形态,改善殆曲线,适当调磨上颌颊尖,使下颌舌尖对应下颌牙槽嵴的颊舌向殆力中心。

（2）制取功能印模：充分利用颊棚区、舌侧翼缘区、下颌舌骨后窝区、磨牙后垫区，印模伸展适当，使义齿更加稳定。

（3）排牙：使𬌗力集中在牙槽嵴上，下颌牙槽嵴萎缩严重时，可减小𬌗力，减数减径，选择牙尖斜度小的人工牙，并注意调整前伸和侧方运动中的咬合干扰。

（4）良好的磨光面形态：形成良好的磨光面形态，以利于下颌总义齿的稳定。

小 结

　　全口义齿是对无牙颌患者进行常规修复的治疗方法。本章围绕着全口义齿修复有关的基本知识、无牙颌的口腔检查和修复前准备、全口义齿的制作、全口义齿的初戴、单颌全口义齿的修复等方面的内容对常规全口义齿进行了介绍。重点对全口义齿的组成、无牙颌解剖标志及其临床意义、印模与模型、颌位关系记录与转移、排牙原则等几个方面进行了阐述。

思考题

1. 与全口义齿相关的解剖标志有哪些？

2. 无牙颌分哪几个区？在修复中要注意什么？

3. 什么是全口义齿的支持？什么是全口义齿的固位？什么是全口义齿的稳定？分别受哪些因素影响？

4. 什么是全口义齿的印模？什么是全口义齿的模型？

5. 什么是垂直距离？垂直距离确定的方法有哪些？垂直距离错误有哪些表现？

6. 确定水平关系的方法有哪些？

7. 颌位记录核对有哪些方法？

8. 𬌗架分为哪几种？面弓的作用是什么？制作全口义齿一般使用什么样的𬌗架？

9. 全口义齿排牙的原则是什么？

10. 单颌全口义齿的特点有哪些？修复时要注意什么？

11. 全口义齿戴牙时选磨的方法？

（胡常红　任　旭）

参考文献

1. 姚江武,麻健丰. 口腔修复学. 3版. 北京:人民卫生出版社,2015
2. 赵铱民. 口腔修复学. 7版. 北京:人民卫生出版社,2012
3. 王美青. 口腔解剖生理学. 7版. 北京:人民卫生出版社,2012

第八章 覆盖义齿

第一节　覆盖义齿的概述

覆盖义齿（overdenture）是指义齿基托覆盖在天然牙或已经治疗的牙根或种植体上并由它们支持的一种可摘局部义齿或全口义齿。被覆盖的牙或牙根称为覆盖基牙（图 8-1-1）。这些覆盖基牙的保留，有效地减缓了剩余牙槽骨的吸收，同时也增加了义齿的固位、支持与稳定。覆盖义齿修复可以促进和保护口腔颌面软硬组织的健康，保护和保留口腔内残根、残冠，是现代口腔修复学的一种理想的修复方式。

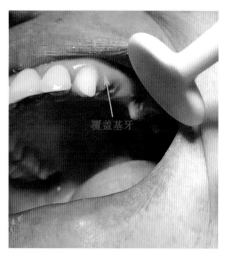

图 8-1-1　覆盖基牙

一、覆盖义齿的分类

根据覆盖义齿制作时机的不同,可将覆盖义齿分为即刻覆盖义齿、过渡性覆盖义齿和永久性覆盖义齿三类。

1. 即刻覆盖义齿 个别病例中,余留牙的牙周状况较差,因特殊情况尚未拔除,或者患者不愿有缺牙时间,或拟作为覆盖基牙的牙体尚未完成预备,需要预先制作好覆盖义齿,待覆盖基牙完全治疗(预备或拔除)后即刻戴入。

2. 过渡性覆盖义齿 因可摘局部义齿基牙出现病变无法保留牙冠时,可将该基牙截冠并行牙体牙髓、牙周治疗,再将原可摘局部义齿修改为覆盖义齿继续使用。

3. 永久性覆盖义齿 患者使用即刻覆盖义齿或过渡性覆盖义齿一段时间后,口腔卫生状况及软硬组织的准备已符合覆盖义齿修复的要求,可重新进行合理的设计,制取印模,用良好的义齿修复材料制作更符合口腔生理要求并可长期使用的新的覆盖义齿。

随着口腔预防医学的发展和人们对其认识、重视程度的提高,人们对高质量的修复体有了更多的需求,口腔医学的发展显著地提高了牙及残根、残冠的保存率,大大减少了牙列缺失的患病率,从而减少了配戴全口义齿的可能性,使覆盖义齿的作用和意义更为突出。

二、覆盖义齿修复的生理学基础

覆盖义齿与常规义齿最根本的区别就在于覆盖义齿基托下方除覆盖着黏膜外,还覆盖有天然牙、经过完善治疗的牙根或种植体,保留的牙根不仅对可摘义齿的固位和支持有改进,而且对维持牙槽骨高度和保留牙周本体感受器有独特的作用。因此,覆盖义齿在功能状态下对外界刺激的感觉和反应能力有其特殊的生理学意义。

(一)牙根、牙周膜与本体感受器

口颌系统中的肌肉、肌腱、韧带、关节、牙周膜等部位都存在有本体感受器,能感受咀嚼等运动和体位的有关感觉冲动。牙周膜是参与咀嚼活动的重要组织器官之一,牙周膜内有丰富的本体感受器,能接受机械刺激,形成感觉冲动。经传入神经中枢后,又反馈至牙周膜时,即可区别物体的大小、形状、负荷的方向等,同时可反射性调节𬌗力大小,避免过大的𬌗力造成覆盖基牙及其牙周组织的破坏。

(二)牙槽骨的吸收与保存

1. 牙与牙槽骨的相互依存关系 牙槽骨为全身骨骼系统中变化最为显著的部分,牙槽骨随牙的生长、萌出而发育,并依赖牙及牙周组织的健康和功能得以保持。虽然影响牙槽骨吸收的因素很多,但以牙齿的丧失影响最大。临床上常可见到患者口腔中缺牙部位的牙槽嵴吸收明显,而有牙的部位牙槽骨丰满,这就说明了保存天然牙或牙根对牙槽骨的保存具有重要意义。目前已知的预防牙槽骨丧失的最有效、最可靠的方法就是预防牙的丧失。

2. 戴用常规全口义齿与牙槽骨的吸收 临床发现配戴全口义齿的患者,牙槽骨仍在持续不断地吸收,而且下颌牙槽骨的吸收远大于上颌牙槽骨的吸收,随着戴用年限的增加,全口义齿的使用效果越来越差。究其原因,除缺牙后牙槽骨不可逆转地持续不断地吸收改建,导致牙槽嵴萎缩外,还有牙列缺失后,因牙的本体感觉丧失,无法调节𬌗力大小,义齿咀嚼时的全部咬合力由基托传递到黏骨膜上,从而加速了牙槽骨的吸收和萎缩。

3. 戴用覆盖义齿与牙槽骨的吸收 覆盖义齿因有覆盖基牙的存在，而覆盖基牙传导
殆力仍通过正常牙周膜纤维，对牙槽骨产生正常的功能性刺激，使牙槽骨得以保存，同时牙根缓冲了义齿传递到牙槽骨的力量，大小适宜的殆力的刺激可促进牙槽骨和牙根的保健，保护牙槽骨的健康，延缓其吸收速度。

（三）冠根比例与牙槽骨的吸收

冠根比例是指牙冠与牙根的长度之比，它包括两种不同的意义，即临床冠根比例（图8-1-2）和解剖学冠根比例（图8-1-3）。临床冠根比例是以 X 线片所示的牙根在牙槽骨内实际长度确定。解剖学冠根比例是以釉牙骨质交界而定。通常所说的冠根比例是指临床冠根比例，最理想的冠根比为1:2。

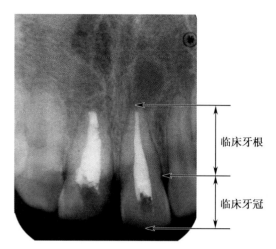

图 8-1-2　临床冠根比例

随着牙周组织增龄性改变或牙周组织的炎症，常导致临床牙冠变长，冠根比例变大（图8-1-4）。其旋转中心逐渐向根尖方向移动，杠杆臂（牙冠至旋转中心的距离）随之加长，承受殆力时其水平分力绕旋转中心作用于牙槽骨边缘，加速牙槽骨的进一步吸收，因而形成恶性循环。采用覆盖义齿修复时，需要降低覆盖基牙临床牙冠的高度，即减小了冠根比例，从而减小甚至消除了对基牙的创伤，从而使牙周组织的健康得以改善。

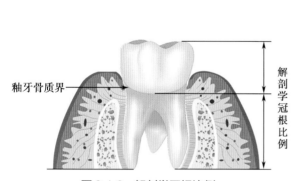

图 8-1-3　解剖学冠根比例

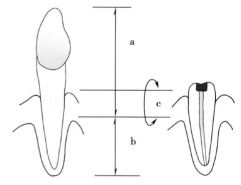

图 8-1-4　临床牙冠变长的牙，牙冠截断前后冠根比例的变化

三、覆盖义齿修复的适应证与禁忌证

（一）适应证

1. 先天性口腔缺陷患者 如先天性腭裂，部分恒牙胚缺失、过小牙、畸形牙、牙釉质发育不全及颅骨 - 锁骨发育不全症等患者，其临床表现主要为牙列不齐、牙体过小且形态异常、散在牙间隙和咬合异常，X 线检查发现牙根过短，采用常规义齿修复方法，义齿的固位、稳定和支持以及美观都难以达到良好的效果。

2．后天性口腔疾病患者

（1）因龋病、外伤、严重磨耗、釉质发育不全等原因，致使牙冠大部分缺损或变短，或经根管治疗后牙冠脆弱的牙，不宜作固定局部义齿或可摘局部义齿修复的基牙。

（2）口内余留牙低𬌗、伸长、过度倾斜、牙位异常等，严重影响咬合或义齿就位者。

（3）余留牙的牙周组织健康状况较差，且有一定松动，牙槽骨吸收不超过根长的1/2，不宜作固定义齿或可摘局部义齿的基牙，经适当治疗后，根尖周情况稳定者。

（4）游离端缺牙时，对颌牙为天然牙，为了对抗其较大的𬌗力和减轻牙槽嵴负担，若能在牙弓远中端保留牙根作为覆盖基牙，则可减少游离端基托下沉，保护基托下软硬组织及其近中基牙的健康。

（5）患牙虽适宜全部拔除作全口义齿修复，但为了减缓牙槽嵴的吸收及增加义齿的固位、稳定与支持，可选择一些牙周健康较好的少数牙或牙根，经治疗后作为覆盖基牙。

（二）禁忌证

1．凡患有牙体、牙髓、牙周等疾病而未治愈的牙，其残根残冠都不能作为覆盖基牙。

2．丧失维护口腔卫生能力，或患有严重全身性疾病，如严重糖尿病、癫痫病、精神障碍者。

3．牙列缺损或牙列缺失修复的禁忌证也适用于覆盖义齿。

四、覆盖义齿的优缺点

（一）覆盖义齿的优点

1．可保留一些采用可摘局部义齿或全口义齿修复难以利用或需要拔除的牙齿和牙根。

2．可防止或减少牙槽骨的吸收，增强了义齿的固位、稳定和支持作用，有利于增强义齿的功能。

3．可减小牙槽嵴承受的𬌗力，减轻末端基牙所受的扭力，减缓牙槽骨的吸收。

4．保存了牙周膜的本体感受器和神经传导途径，保留了义齿感觉𬌗力的辨别能力。

5．改变了冠根比例，消除或减小了侧向𬌗力和扭力，有利于基牙牙周组织健康。

6．避免了拔除牙齿之苦，节省了时间，并同时满足患者对功能和美观的需要。

7．易于修理、调整。

（二）覆盖义齿的缺点

1．覆盖基牙易发生龋坏　覆盖基牙因覆盖在义齿基托下，口腔自洁作用较差，细菌容易在其周围生长繁殖，从而导致覆盖基牙龋坏。

2．覆盖基牙周围龈组织易患牙龈炎　与覆盖基牙龋坏相似，覆盖基牙的牙龈炎症也是因为此处缺乏口腔的自洁作用，加之口腔卫生不良、覆盖基牙或牙根上覆盖物的边缘刺激龈缘所致。

3．义齿制作困难　因覆盖基牙或牙根的存在，牙槽嵴比较丰满，颌间距较小，且基牙的唇颊侧常有较明显的骨突，因此常影响人工牙排列、基托的外形和义齿的美观，甚至因骨突较大而影响义齿的取戴。

4．覆盖基牙需进行治疗、制作金属顶盖或安放附着体，故需要花费较多的时间和费用。

第二节 覆盖基牙的选择

一、覆盖基牙的牙周情况

牙周组织状况是覆盖基牙选择的主要指标。

1. 牙周软组织情况 要求覆盖基牙的牙周无明显炎症,无牙周袋或牙周袋较浅且无溢脓,牙龈附着正常。

2. 牙松动度 牙松动一般不超过Ⅰ度,若松动大于Ⅰ度,则应结合牙周骨组织状况决定。

3. 牙周骨组织 牙周骨组织应无吸收或吸收少于根长的1/2。

如果牙周状况较差,则应行牙周治疗,情况好转后可选择作为覆盖基牙,若磨牙一个牙根牙周健康状况很差,而另外的牙根较健康,可行牙半切术,保留健康的牙根,经根管治疗后可作为覆盖基牙,对远中游离的义齿可起到支持作用。

二、覆盖基牙的牙体、牙髓情况

一般而言,牙体、牙髓健康状况不是决定该牙能否作为覆盖基牙的决定性因素。有龋坏者应先进行充填治疗,有牙髓病变或根尖周感染者,应进行完善的根管治疗。如果根尖无炎症,而根管已钙化,可直接作为覆盖基牙,如果根管已钙化不通且根尖周有炎症,临床无法治愈者,则应拔除。

三、覆盖基牙的数目

对覆盖基牙的数量一般无严格要求,一般单颌保留2~4颗牙齿最好。若仅余一个牙或牙根,也有保留价值。先天缺牙,小牙畸形,严重磨耗,釉质发育不全,多数残根残冠,也可保留较多的牙作为覆盖基牙。

四、覆盖基牙位置的选择

覆盖基牙的位置取决于口内余留牙的位置和健康状况,理想的位置是牙弓的前后、左右均有基牙且位于咬合力较大的位置。

1. 通常情况下前牙和后牙都可以选择,但多选择前牙,上颌或下颌均首选尖牙,其次为第一前磨牙或第二前磨牙。

2. 在缺牙区的远中保留覆盖基牙,可使游离缺失设计的混合支持式可摘局部义齿变为牙支持式义齿。

3. 基牙最好分散在牙弓的左右两侧,如形成四边形或三角形支持分布,将获得最好的支持效果。

五、短冠基牙与长冠基牙

根据患者口内余留牙的缺损程度、颌间距离、覆盖义齿的设计等,可将覆盖基牙分为短冠基牙和长冠基牙。短冠基牙主要用银汞、树脂等封闭根管口,仅起支持作用;而长冠基牙既起支持作用,也起固位作用。

（一）短冠基牙

短冠基牙是指牙冠截断后断面平齐牙龈缘或在龈上 3mm 以内者,因其保留的牙冠较短,改变了冠根比例,所受侧向力极小,甚至不受侧向力的作用,可有效地保护覆盖基牙的健康(图 8-2-1)。

1. 短冠基牙的适用范围

（1）牙龈退缩,临床牙冠变长,需要调整冠根比例者。

（2）颌间距离偏小或正常,设计长冠基牙会影响人工牙的排列或义齿厚度及强度者。

（3）牙冠缺损严重或为残根,但仍符合覆盖基牙的要求者。

（4）错位牙,过度倾斜牙。

（5）口内余留牙较少或牙周健康状况不太理想者。

2. 短冠基牙的制备方法

（1）截冠:将牙冠磨低,降至平齐龈缘或在龈上 1～2mm 处;若为残根,只将残余根面调磨至平齐龈缘处。

（2）修整外形:根面制备成小圆平顶形。根管口位于平顶最高处,并形成平面,根面周围渐渐降低,形成缓坡弧形。

（3）将根面打磨圆钝,并抛光。

（4）经上述制备后,根据口腔具体情况,如固位情况、牙周情况及对龋齿的易感性等,对覆盖基牙牙根面做进一步设计和制备处理,其方法有如下几种:

1）复合树脂帽:根面预备同前述,但需将根管口扩大成直径 2mm,深 3mm 的箱形洞形,无需制备倒凹。根面冲洗吹干后,再以复合树脂或光固化树脂充填并覆盖整个根面,并将其表面塑形为复合树脂帽。

2）铸造金属顶盖:将牙冠制备成平齐龈缘或在龈上 0.5～2.0mm。根管从开口处向根尖方向制备出直径 1.5～2.0mm,深 4～5mm 的桩道,以容纳固位桩。用钴铬合金或金合金铸造完成并抛光后,水门汀粘固。

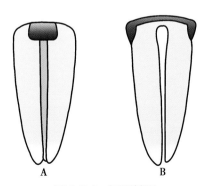

图 8-2-1 短冠基牙

A. 银汞充填根管口 B. 金属顶盖覆盖根面

（二）长冠基牙

长冠基牙是指在牙龈缘上保留 3～8mm 牙冠的基牙,为防止侧向力过大对基牙造成损害,原则上冠长不能超过根长的 1/2。

1. 长冠基牙的适用范围

（1）需要保存患牙活髓者。

（2）覆盖义齿需获得一定的侧向支持及固位者。

（3）过度磨损牙、釉质发育不全、小牙畸形等。

（4）垂直距离过低需要升高者。

2. 长冠基牙设计要求

（1）基牙应具有良好的支持骨，牙周健康，冠长不超过根长的 1/2，松动度在 I 度以内。

（2）基牙数目不宜过少，最好前后左右均有散在的基牙。

（3）颌间距离应大，基牙不影响人工牙的排列并保证义齿有一定的厚度及强度。

3. 长冠基牙的牙体制备　在长冠基牙上制作的金属顶盖称为长冠顶盖（图 8-2-2）。由于基牙颈部至𬌗面外形呈圆锥状帽形，故也称冠帽。此类基牙的牙体制备方法基本类似于全冠的牙体制备或套筒冠的牙体制备。

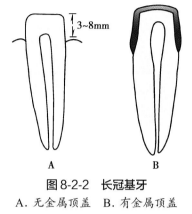

图 8-2-2　长冠基牙

A. 无金属顶盖　B. 有金属顶盖

第三节　覆盖义齿的临床注意事项

覆盖义齿是在常规义齿的基础上发展起来的一种修复方法，因此，常规可摘局部义齿、全口义齿和冠的制作方法均适合覆盖义齿。注意事项如下：

1. 保留间隙　基托组织面与覆盖基牙间，与长冠、短冠金属顶盖间以及双重顶盖间应留有 1mm 间隙。

2. 组织倒凹的处理　预备基牙时唇面尽量多磨除一些牙体组织以利于唇侧排牙。制作长冠顶盖熔模时，在近龈缘处稍恢复外形，形成倒凹以便在此牙上安放卡环，增强固位。唇侧倒凹处不制作基托。这种方法既增强了义齿的固位，又避免了因倒凹过大而造成的制作困难。

3. 基托增力设计　由于覆盖基牙的存在，使牙槽嵴宽大。义齿基托在此处较薄而易折断，而加厚基托就会增加患者的不适感或影响排牙及影响面容。有效的方法是使用高强度树脂基托（图 8-3-1）或金属基托，根据需要，可设计为局部或全腭金属基托（图 8-3-2）。

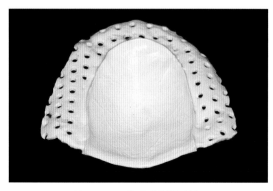

图 8-3-1　高强度树脂基托

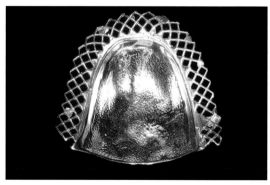

图 8-3-2　全腭金属基托

4. 利用附着体固位 若覆盖基牙牙冠缺损较大，可预备成短顶盖，在保留牙根和与牙根相对应的基托内，放置磁性或球帽附着体，以利义齿固位。

小 结

覆盖义齿是指义齿基托覆盖并支持在牙根或牙冠上的一种全口义齿或局部可摘义齿，适用于口内余留牙较少且牙周状况不良，不能直接作为可摘局部义齿基牙使用时。覆盖义齿相对于普通义齿有着义齿稳定性好、固位力强、咀嚼效率高等优点，同时覆盖义齿由于保留了牙根和牙周膜，有效地防止或减缓了牙槽骨的吸收，进而保护了口腔软硬组织健康，也免除了患者拔牙的痛苦，同时覆盖义齿也有基牙易龋坏、易形成牙龈炎的缺点，因此在设计和制作时要严格选择适应证，按照规范程序操作。

思考题

1. 什么是覆盖义齿？覆盖义齿的优缺点有哪些？
2. 什么是即刻覆盖义齿和过渡性覆盖义齿？
3. 覆盖义齿修复的生物学基础是什么？
4. 覆盖基牙有哪些类型？各有什么适应证？

（杜英慧 曹素芬）

参考文献

1. 姚江武，麻健丰. 口腔修复学. 3 版. 北京: 人民卫生出版社，2015
2. 赵铱民. 口腔修复学. 7 版. 北京: 人民卫生出版社，2012

第九章　附着体可摘义齿

第一节　附着体概述

一、附着体义齿的定义

附着体义齿是以附着体为主要固位形式的可摘局部义齿。附着体（attachments）是通过阴性部件和阳性部件的嵌锁作用结合在一起的义齿固位装置（图9-1-1）。附着体一部分与基牙或者种植体结合，另一部分与义齿的可摘部分结合，为义齿提供良好的固位、稳定和美观效果。

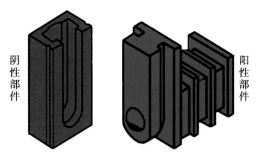

阴性部件　　　　　　　　　　阳性部件

图 9-1-1　附着体由阳性部件和阴性部件两个部分组成

二、附着体的组成

通常情况下，附着体由阳性部件和阴性部件两个部分组成，有些附着体还可以有其他辅助部件。

（一）阳性部件

固位部分为凸形结构的附着体部件称为阳性部件。阳性部件常由两个部分组成，即固位部分和固定部分（图9-1-2）。

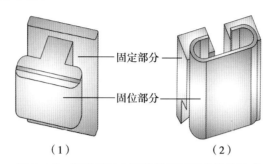

（1）　　　　　　　　　　（2）

图9-1-2 阳性部件由固位部分和固定部分组成

1. 固位部分 固位部分与阴性部件嵌锁连接，产生固位力。不同类型的附着体固位部分的形态各异，常见的形态有球形、圆柱形、圆锥形、翼形等。

2. 固定部分 固定部分与牙冠、牙根、种植体和义齿连接，使阳性部件固定在其上。常见固定部分的形态有锯齿形、凹槽形等。

（二）阴性部件

固位部分为凹形结构的附着体部件称为阴性部件。阴性部件也由两个部分组成，即固位部分和固定部分。

1. 固位部分 固位部分与阳性部件嵌锁连接，产生固位力。常见形态有凹槽形、锥筒形等。

2. 固定部分 固定部分同阳性部件。

（三）辅助部件

1. 舌侧支撑臂 舌侧支撑臂位于基牙舌侧，为连接附着体、支架或基托的金属对抗臂，具有支撑，缓冲咬合力，增加固位与稳定的作用。

2. O型圈 O型圈为位于附着体部件上的橡胶或金属圈形结构，具有增加固位的作用。

3. 弹簧 弹簧为位于附着体内的弹性较大的金属螺旋状结构，使附着体的固位力具有缓冲性质。

4. 螺钉 螺钉具有固定附着体各部件的功能。

三、附着体的分类

附着体分类依据不同，所划分类型也不同。

（一）根据加工精度分类

根据加工精度将附着体分为精密附着体和半精密附着体。在0.01～0.04mm的精细公差之内，采用硬质合金机械加工而成的附着体称为精密附着体。采用预成的树脂或蜡型部件直接铸造而成的附着体称为半精密附着体。

（二）根据放置部位分类

根据放置部位将附着体分为冠内附着体（图9-1-3）、冠外附着体（图9-1-4）、根上附着体（图9-1-5）和根内附着体。

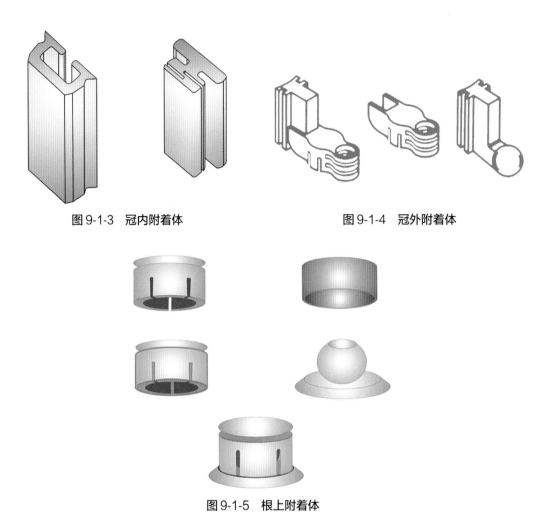

图9-1-3 冠内附着体   图9-1-4 冠外附着体

图9-1-5 根上附着体

（三）根据移动的方式分类

根据移动的方式将附着体分为弹性附着体和非弹性附着体。弹性附着体又可分为垂直弹性附着体、铰链弹性附着体、垂直-铰链弹性附着体及垂直-旋转弹性附着体。

（四）根据固位的方式分类

根据固位的方式将附着体分为摩擦式附着体、机械式附着体、摩擦-机械式附着体、磁性附着体和吸力式附着体。

磁性附着体由磁铁和衔铁组成（图9-1-6）。嵌入义齿内的一极称为磁铁；另一极则固定于牙根上，称为衔铁。当义齿戴入口腔内时，因磁铁的吸力产生固位力而使义齿获得固位。

（五）根据附着体形态分类

根据附着体形态将附着体分为杆卡式附着体、按扣式附着体、套筒冠附着体和栓体栓道式附着体。

1. 杆卡式附着体　杆卡式附着体（图9-1-7）是利用杆将多个牙根或种植体连接在一起，卡则安装在覆盖义齿组织面的基托内，通过杆与卡之间的卡抱作用产生摩擦力固位。卡由固定翼和弹性翼组成，固定翼埋在覆盖义齿组织面的基托中，而弹性翼则通过与金属杆产生的卡抱作用产生固位力，卡常用弹性较高的金属或尼龙材料制成。

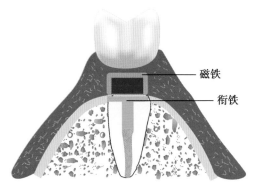

图9-1-6 磁性附着体

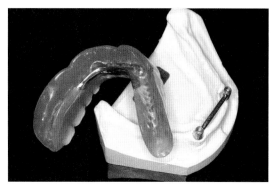

图9-1-7 杆卡式附着体

2. 按扣式附着体 将一个部件安装在牙根上或牙根内，另一个部件则安装在义齿的基托内，通过两个部件之间的弹性锁扣作用产生的摩擦力固位，这种附着体称为按扣式附着体（图 9-1-8）。部件安装在牙根上时称为牙根上按扣式附着体。

3. 套筒冠附着体 套筒冠附着体是一种由内冠和外冠构成的双重冠（图 9-1-9）。内冠为金属全冠，以粘接剂固定于基牙上，外冠则依靠摩擦力镶嵌于内冠上。

4. 栓体栓道式附着体 栓体栓道式附着体（图 9-1-10）是在天然牙的人造冠上放置栓体和在义齿内放置栓道，或者在人造冠上放置栓道和在义齿内放置栓体，通过两者之间的机械嵌合作用，将义齿固定于患者口腔内。

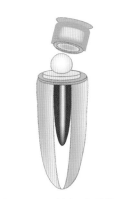

图9-1-8 按扣式附着体

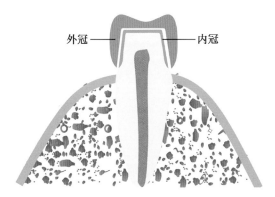

图9-1-9 套筒冠附着体

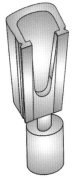
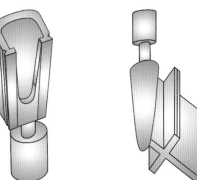

图9-1-10 栓体栓道式附着体

四、附着体可摘义齿的优缺点

（一）优点

1. 修复体美观 利用附着体固位可减少常规卡环的数目，附着体隐蔽，使可摘义齿暴露的金属卡环少。

2. 保护基牙 作用于基牙上力的传导趋于轴向,减少了对基牙的扭力,缓冲了咬合力,有利于保护基牙。

3. 固位力可调 根据临床具体情况调整附着体的固位力,调整方式较常规卡环精确。

4. 减少菌斑附着和龋齿的发病率 附着体光滑,菌斑附着的机会少;基牙可由全冠保护,不易龋坏。

5. 提高患者舒适度和咀嚼效率 义齿摘戴过程中对基牙不会产生侧向力;咬合力的传导符合生物力学原则。

（二）缺点

1. 费用昂贵 目前临床上大多是采用贵金属加工的精密附着体,因此费用昂贵。

2. 治疗时间长 复诊次数多,临床操作费时,制作工艺复杂。

3. 受牙齿和牙槽嵴条件的影响 附着体的应用直接受牙冠的体积大小、牙髓腔位置、牙槽嵴高度和宽度等因素影响。

4. 基牙磨除量大 一般常规卡环只需要少量的牙体预备,基牙磨除量小。而附着体义齿的基牙预备则要磨除大量牙体组织。

第二节 附着体可摘义齿的适用范围

附着体可摘义齿的适用范围比较广泛,主要应用于固定 - 可摘义齿联合修复、覆盖义齿修复、可摘局部义齿修复、种植义齿修复和牙周夹板。

一、固定－可摘义齿联合修复

最典型的固定 - 可摘义齿当属套筒冠义齿,通过内冠与外冠的嵌合作用产生摩擦固位力,有时还要借助于螺钉式附着体以增加固位效果。

二、覆盖义齿修复

杆卡式附着体、按扣式附着体和磁性附着体最常用于覆盖义齿的修复中。在全口覆盖义齿修复中,对于牙槽嵴低平的患者,最适合应用磁性附着体增加固位。对牙槽嵴丰满者,则可采取杆卡式附着体和按扣式附着体增加义齿固位。

三、可摘局部义齿修复

（一）Kennedy Ⅰ类缺失

对于双侧游离端缺失患者,采用卡环固位效果差,又不美观。采用附着体固位,基牙的受力支点向龈方下移,减小了基牙受到的扭力。必须注意在双侧基牙的近中均要设计舌侧支撑臂,并与附着体连接,以便对抗旋转脱位力。

（二）Kennedy Ⅱ类缺失

适用于单侧游离端缺失时对侧有位置可供放置间接固位体或附着体的病例。必须注意在游离端基牙的近中也要设计舌侧支撑臂。

（三）Kennedy Ⅲ、Ⅳ类缺失

缺失区间隙小且伴有软组织缺损;卡环固位差且不美观。

四、牙周夹板

基牙患牙周病时，因附着体（如套筒冠）可产生良好的牙周夹板作用，采用附着体义齿修复后可促进基牙牙周组织的愈合。

第三节 附着体可摘义齿的治疗步骤

一、冠内和冠外附着体可摘局部义齿

虽然冠内和冠外附着体可摘义齿放置附着体的部位大不相同，但附着体义齿的临床治疗要点有许多相似之处，故在此以冠内附着体可摘义齿为例进行叙述。

（一）基牙预备

根据所选择的冠内附着体类型，确定基牙的预备方法和磨除量。

1. 基牙预备原则

（1）基牙能够为附着体提供足够的固位形和放置附着体的空间。

（2）符合附着体基牙的抗力形原则。

（3）尽量保护牙髓、牙体和牙周组织，预防并发症发生。

（4）有利于附着体义齿的美观和清洁。

（5）各基牙之间具有共同就位道。

（6）使咬合力沿附着体的传导趋于轴向，附着体能承受较大的咬合力。

2. 基牙预备和注意事项

（1）基牙的咬合面预备：磨除基牙咬合面的厚度要均匀，铸造冠厚度应不少于0.5mm，如采用烤瓷熔附金属冠修复体，则咬合面应磨除2~2.5mm。必须注意应将咬合面的窝沟区和牙尖部分都均匀磨除一层牙体组织，可先在窝沟部分磨至足够深度，再向牙尖部分扩展，并保持咬合面外形。

（2）基牙轴面的预备：基牙预备后的牙冠轴面应具有6°左右的𬌗向聚合角，即每侧的轴面保持3°的倾斜度。将基牙上安放附着体的一侧磨出箱状洞形以便容纳附着体。必要时可在基牙轴面上制备固位沟或舌侧肩台等辅助固位形以增加固位。轴壁根面的预备应延伸到牙龈边缘，使暴露出的牙根面被人造冠完全覆盖。肩台的内角应圆钝，边缘应具有60°~80°的斜面。检查放置附着体的箱形结构空间是否合适，将附着体与转移杆连接，直接将附着体放置在箱形结构中，检查附着体是否突出于牙冠之外。

（二）制取印模和模型设计

1. 制取印模

（1）藻酸盐印模材料：藻酸盐印模材料较为精确，但若取模后放置过长的时间，则易发生收缩，导致模型的准确性下降，必须特别注意。

（2）硅橡胶印模材料：硅橡胶印模材料比藻酸盐印模材料更为精确，印模时牙龈缘不易变形，是临床上常用的印模材料。

2. 模型设计 灌注超硬石膏模型。模型通常要经过修整，才能进行模型设计。主要内容有：

（1）在平行研磨仪的观测平台上，确定最佳共同就位道。

（2）根据基牙牙冠的大小、基牙预备的情况确定附着体的类型。

（3）确定间接固位体和大、小连接体。

（4）在模型上画出支架和基托的范围。

（三）附着体牙冠蜡型的制作、完成与试戴

1. 附着体牙冠蜡型的制作 附着体牙冠蜡型是指牙冠蜡型以及其上的附着体部件。附着体牙冠蜡型既可完全采用蜡手工雕刻，也可采用蜡和预成的树脂附着体部件制作。

（1）附着体牙冠蜡型的制作：首先用蜡恢复牙冠外形，然后在牙冠蜡型上雕刻附着体部件的箱形放置空间。

（2）放置附着体的方法

1）在观测台上根据缺失区情况前后向及颊舌向倾斜模型，使就位道和取出道方向一致，模型倾斜原则同可摘局部义齿。

2）将带有附着体部件的转移杆插入平行观测仪旋转杆的夹具上，将部件平行地转移到牙冠蜡型的箱形间隙中，并用蜡粘固，这样就制成了附着体牙冠蜡型。每种附着体都配有专用的转移杆，各个转移杆之间不能互换使用。各个附着体之间应具有相互平行的就位道。

3）应用多个附着体，必须保证牙弓两侧的所有附着体的高度一致。对于双侧游离端缺失的病例，两侧附着体不仅要高度一致，且必须保证附着体水平向的协调。通常沿矢状面与牙槽嵴的中线夹角的平分线放置附着体，夹角不应超过20°，否则极易造成附着体的损坏和基牙的损伤。

（3）舌侧支撑臂蜡型的制作：如果附着体义齿的设计中带有舌侧支撑臂，则需在基牙上制作舌侧支撑臂蜡型，并与附着体蜡型连接。保持舌侧支撑臂与附着体的就位道一致。

2. 附着体金属冠的完成

（1）包埋和铸造：安插铸道、包埋，完成附着体牙冠蜡型的铸造。如果附着体的部件为树脂预成品件，可采用非贵金属铸造；如果附着体的一个部件是金属预成品，其余部件则必须采用贵金属或半贵金属铸造。

（2）打磨和抛光：禁止采用常规喷砂技术处理铸件表面，以免损伤附着体。可采用喷玻璃珠的方法处理铸件表面。但对于附着体的组织面，可以采用常规喷砂和抛光技术。

3. 附着体金属冠的试戴

（1）检查附着体金属冠在口内的就位情况，尤其是颈缘的密合度。

（2）如果要制作烤瓷熔附金属冠，则在烤瓷制作完成后，再次试戴金属冠。

（四）附着体金属冠模型的制作和检查

1. 附着体金属冠模型的制作

（1）将金属冠戴入患者口内，重新取印模。

（2）将金属冠在阴模上准确复位后，用超硬石膏灌注工作模型。

2. 附着体金属冠模型的检查

（1）检查附着体金属内冠在模型上的就位情况，尤其是颈缘的密合度。

（2）将模型置于平行研磨仪上，检查附着体的平行度，如果必要可对其进行研磨。

（五）金属支架和连接体的制作与完成

制作前必须首先在附着体金属冠模型上安装附着体，以便确定金属支架和连接体的位置。

1. 金属支架和连接体的制作

（1）确定颌位关系，上𬌗架。

（2）制作金属支架和连接体的蜡型。可在支架上制作暂时性的𬌗支托，以帮助患者摘戴义齿。

（3）采用整体铸造、焊接或粘接的方法将金属支架和连接体与附着体连接起来。如果将附着体焊接在支架上，那么设计支架时应先预留附着体的位置。

2. 金属支架和连接体的完成与试戴

（1）金属支架和连接体的完成：在金属支架蜡型上安插铸道，包埋、铸造、打磨和抛光。

（2）金属支架和连接体的试戴：检查金属支架和连接体在模型上和口内的就位情况，检查咬合关系。

（六）义齿的完成

将金属支架就位于模型上，排列人工牙，装盒、充胶、打磨、抛光，完成义齿的制作。

（七）附着体金属冠的粘固与义齿的试戴

1. 附着体金属冠的粘固　义齿就位后应让患者试戴几天再行粘固附着体金属冠。粘固过程中应始终保持附着各部件的密合。

2. 义齿的试戴　如果试戴过程中就位困难，应仔细查找原因，切不可轻易磨改附着体。

二、杆卡式附着体可摘义齿

杆卡式附着体由杆和卡组成。通常在牙根的钉帽上安装杆，杆可与钉帽一起铸造而成，或采用成品金属杆焊接在钉帽上。

（一）根管预备

1. 预备原则

（1）根管能够为附着体提供足够的抗力形和固位形。

（2）尽可能多保留牙冠组织，以增加桩的长度，但不能影响附着体的放置。

（3）避免破坏根尖孔牙胶封闭，预防根尖周炎发生。

（4）尽量使各根管之间具有共同就位道。

2. 预备方法和注意事项

（1）将经过根管治疗后保留的牙根截断至牙龈端。

（2）扩大根管成椭圆形，使其成一定的锥度。可采用扩孔钻进扩大根管，如果根管足够粗，可扩至 6 号扩孔钻。如果根管较细，最少也要扩至 4 号扩孔钻直径，以便制备钉帽蜡型或安放成品桩，使制备的根管长度接近总长度的 2/3。

（3）根管要制备到牙龈下方并形成肩台，边缘应圆钝。

（二）制取印模和模型设计

1. 制取印模

（1）如果采取成品桩，则将其插入根管内，用铜圈制取印模。

（2）如果采用铸造桩，则将注射型琼脂或硅橡胶用专用注射器直接将材料注入根管内后，再制取常规印模，灌注石膏工作模型。

（3）暂封根管口后，再次常规制取上下颌印模和灌注石膏模型，并在其上制取个别托盘备用。

2.模型设计

（1）在平行仪的观测平台上，检查各根管是否具有共同就位道。

（2）检查根管预备是否到位。

（3）设计钉帽与杆的连接方式、间接固位体和大、小连接体。

（4）在模型上画出杆、支架和基托的范围。

（三）钉帽的制作与完成

1.钉帽蜡型的制作

（1）成品桩钉帽蜡型的制作：代型表面涂分离剂，选择合适的成品桩，经磨改后将其插入根管内，在根面上常规制作钉帽蜡型，使成品桩末端暴露在钉帽蜡型之外。

（2）铸造桩钉帽蜡型的制作：根管内涂分离剂，滴蜡法制作铸造桩钉帽蜡型，当蜡滴至根管口时，用粘蜡团将蜡型粘住后取出，然后在根管内复位，再制作顶盖部分蜡型。

（3）钉帽蜡型与杆的连接：当各根管具有共同就位道时，可将钉帽蜡型与杆直接用蜡连接在一起，采用整体铸造。当个别根管不具有共同就位道时，可将具有共同就位道的根管钉帽蜡型与杆直接用蜡连接并铸造，而不具有共同就位道的根管钉帽蜡型与杆则采用螺钉固定（图9-3-1）。此外，也可采用分别铸造钉帽和杆，而后将其焊接在一起的方法。

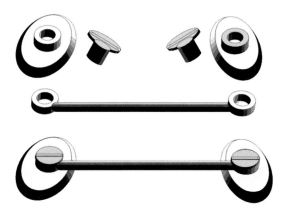

图9-3-1 螺钉固定的杆卡式附着体

2.钉帽的完成 常规包埋、铸造、打磨、抛光，完成钉帽的制作。

（四）蜡义齿的制作与试戴

1.钉帽模型的制作 将钉帽插入根管内，检查钉帽边缘是否密合。常规取模，将钉帽复位到阴模上，灌制带有钉帽或杆的工作模型。

2.蜡义齿的制作与试戴 常规颌位记录，上𬌗架，排牙，试戴蜡义齿。

（五）制作石膏基准板

1.在患者口腔内检查颌位记录是否正确，排牙是否美观。在模型上画出杆放置的部位。

2.在模型的牙槽嵴下方唇侧磨一道槽，将排好的牙托放置在石膏模型上，涂分离剂，再将调拌好的石膏倒在模型的唇侧，待石膏凝固后冲蜡，然后取下带有前牙的石膏基准板。

3.安装杆，并用基准板校对其位置。

（六）杆的放置原则

1.前牙杆应与双侧髁突中心连线平行（图9-3-2） 如果不平行，义齿在行使功能活动中,有向低的一方移动的趋势,从而加重低侧基牙的负荷。

2. 杆与牙槽嵴保持平行 如果两侧基牙高度不一致,可将杆弯成一定的角度,使杆的受力段与牙槽嵴保持平行。

3. 杆应位于牙槽嵴顶上 如果两侧基牙为尖牙,既可采用直杆也可采用弯杆;如果两侧基牙为后牙或不对称排列,则可将杆弯成一定的角度,但是杆必须位于牙槽嵴顶上(图9-3-3)。

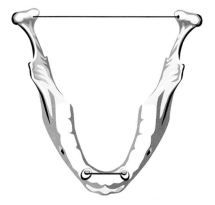
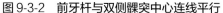

图9-3-2 前牙杆与双侧髁突中心连线平行

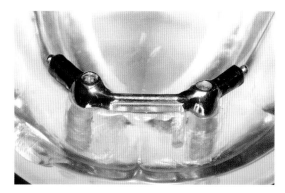

图9-3-3 杆与牙槽嵴保持平行,且位于牙槽嵴顶上

4. 杆与双侧牙槽嵴顶连线的夹角平分线垂直。

5. 杆的底部与牙龈黏膜保持2mm以上的间隙。

（七）完成义齿

1. 将杆与钉帽焊接在一起,并在患者口内试戴。

2. 选择卡,使其与杆的水平部分同长度,也可以采用若干个卡。注意卡的两端不应压迫近中牙龈乳头。

3. 将卡插入杆中,然后根据患者口腔黏膜的情况,决定是否在杆与卡之间插入间隙器。

（1）不使用间隙器:如果患者牙槽嵴黏膜薄而硬,且有使用义齿的经历,表明患者的牙槽嵴黏膜具有抵抗义齿基托下沉的能力,因此不需要使用间隙器。卡的固定翼内侧应采用蜡填塞。

（2）使用间隙器:如果患者牙槽嵴黏膜厚而软,且没有使用义齿的经历,表明患者的牙槽嵴黏膜不具有抵抗义齿基托下沉的能力,因此需要使用间隙器。

4. 用石膏将卡固定在杆上,填塞部位上至卡的弹性翼,下至牙槽嵴两侧的底,目的是使卡与义齿之间有足够的空间。

5. 在下颌义齿基托部位设计舌侧增力支架。

6. 常规完成义齿制作。

7. 在口内粘固杆。将带有钉帽的杆粘固到根管上。如果根管之间不平行,则应对根管的平行度做适当的调整,以获得共同就位道。

（八）试戴和调整固位力

1. 试戴前,首先将卡的弹性翼与基托组织面突出的树脂磨除。杆卡式附着体部位的唇侧基托边缘磨短一些,以免义齿受力时下沉压迫该处组织。

2. 义齿就位后检查固位力,固位力的大小以患者能够自由摘戴义齿为原则。如果固位力太小,可用刀具插入弹性翼与基托组织面之间,轻微地撬动弹性翼,即可达到增加固位力的目的。

三、按扣式附着体可摘义齿

按扣式附着体的种类繁多,现以最常见的球帽型为例,简述其制作方法。

(一)根管预备、制取印模

步骤同杆卡式附着体可摘义齿。

(二)球形结构钉帽蜡型制作

在模型上常规制作钉帽蜡型后,将球形结构置于根面上,用基准板校对球形结构的位置,并用蜡包裹球形结构的基底。常规包埋、铸造。严禁对球形结构的球头进行喷砂和打磨处理,只能对其进行表面的抛光处理。

(三)义齿的制作

在患者口内试戴带有球形结构的钉帽后,再将球帽戴入球形结构上,同时将树脂圈戴入到球帽上,然后取印模,翻制工作模型(图9-3-4),常规制作覆盖义齿。

(四)安装球帽

将带有球形结构的钉帽粘固在患者口内的牙根上后,首先试戴义齿,如无问题,在义齿组织面上的球帽处打小孔,使之洞穿。放置间隙纸后,将球帽连同树脂圈戴入到球形结构上,在义齿组织面上的球帽处填塞自凝树脂,并将义齿戴入口内,待自凝树脂凝固后,取出义齿,并从其组织面取出树脂圈,再戴入义齿(图9-3-5,图9-3-6)。

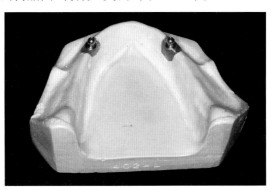

图9-3-4　带球帽型按扣式附着体的工作模型

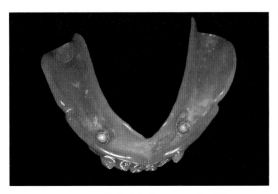

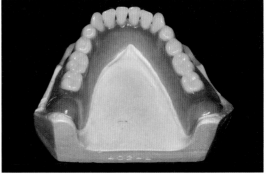

图9-3-5　在义齿组织面上固定球帽　　**图9-3-6　将帽型按扣式附着体复位于工作模型上**

（五）调节固位力

在一些情况下，必须对球帽型附着体的固位力加以调节。初戴球帽型附着体义齿时，有必要将附着体的固位力调小，待患者逐步适应义齿后，再将固位力调大。在经过较长时间使用球帽型附着体义齿后，由于磨损等原因，义齿的固位力变小，此时，应将固位力调大。就一般情况而言，义齿戴用半年后，应调整固位力一次。应使用的专用工具是固位力调节器。

四、磁性附着体可摘义齿

磁性附着体的适应证广，单颌义齿的颌间距离不低于 6mm，以便有足够的空隙放置磁性附着体及有一定厚度的树脂覆盖磁性附着体。一个磁性附着体大约提供 500g 的固位力。单颌覆盖全口义齿通常使用 2 个磁性附着体即可，最多不超过 3 个，若使用过多，会因过大的固位力使义齿摘下困难。

（一）选择基牙

1. 经过完善根管治疗的牙根，根长在 10mm 以上，松动度 I 度以内，牙槽骨吸收在根长 1/3 以内。

2. 由于尖牙及前磨牙牙根较粗大，且为单根或双根牙，便于根管治疗及粘固钉帽状衔铁，故多选用尖牙或前磨牙作为基牙。

3. 考虑到义齿受力的平衡，一般在颌骨两侧选择基牙。

4. 口内只有一个可利用牙根，亦可采用磁性附着体与卡环联合固位。

（二）根管预备

将选择设置磁性附着体的保留牙根进行根管治疗后，将根面降至龈缘下 0.5mm，颌间距离大者可降至齐龈，根面磨平。

（三）制备衔铁

1. 成品式钉帽衔铁　成品式钉帽衔铁为最常见的应用方式。用树脂包埋，将钉帽衔铁插入根管，调整方向，使钉帽衔铁与根面近于密合，与根面外形一致。

2. 包裹铸造式钉帽衔铁　在常规根管、根面预备的基础上，制取覆盖牙根的完整印模，而后在工作模型上用铸造蜡制作顶盖蜡型，并将半成品的衔铁镶嵌在蜡型顶端，常规包埋、铸造后，即形成一个嵌有软磁合金衔铁的钉帽衔铁（图 9-3-7）。

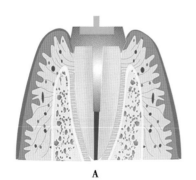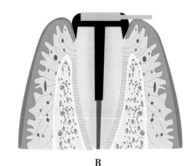

A　　　　　　　　　　　　B

图 9-3-7　衔铁

A. 树脂包埋式钉帽衔铁　B. 包裹铸造式钉帽衔铁

（四）制取印模

先将钉帽衔铁粘固在常规酸蚀处理后的根管内，再将磁体及缓冲垫片吸附于钉帽衔铁上，常规取模。

（五）设计金属支架

必要时应设计铸造金属基托或支架，以防基托在此处折裂。

（六）义齿试戴与磁体粘固

义齿试戴合适后，在基托中预留的磁体凹的舌侧基托上开一小孔。将磁体与缓冲垫片准确吸附于帽状衔铁上，调少许自凝树脂置于义齿基托的各磁体窝中，戴上义齿，嘱患者做正中咬合，数分钟后，自凝树脂凝固，即将磁体牢固地固定于义齿中，清除由小孔中溢出的多余自凝树脂，修复即告完成（图9-3-8～图9-3-10）。

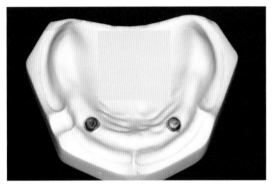

图9-3-8　带衔铁的工作模型

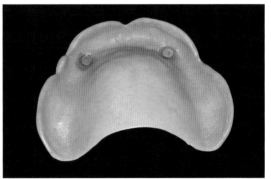

图9-3-9　在义齿组织面上固定磁体

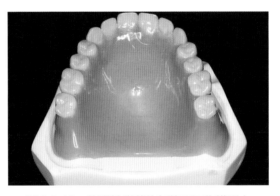

图9-3-10　将磁性附着体复位于工作模型上

第四节　附着体可摘义齿的修理

附着体可摘义齿的修理包括附着体的更换和附着体的修理。

一、附着体的更换

附着体的更换包括更换义齿内附着体部件和基牙上附着体部件,临床上可根据实际情况,更换附着体的一个部件或全部部件。一般说来,更换附着体的一个部件,从操作上来说较为简单。从经济角度上来说,只要附着体的部件没有磨损到必须全部更换的程度,应只更换其中一个部件。

（一）更换义齿内附着体部件

1. 更换的原因

（1）附着体经过一段时间使用后,发生了严重磨损,固位力减弱。

（2）义齿内附着体部件损坏。

（3）只需更换义齿内附着体部件即可达到改善固位的目的。

2. 更换的步骤

（1）仔细检查基托的密合性。

（2）取出义齿内附着体部件和金属支架。

（3）选择新的附着体部件,使之与基牙上附着体部件相匹配。

（4）采用专用工具调整附着体的固位力。

（5）将新的附着体部件戴入基牙附着体部件上,取模,将新的附着体部件复位到阴模上,灌模,完成工作模型制作。

（6）用焊接或粘固的方法将附着体与支架连接。

（7）常规完成义齿。

（二）更换基牙或钉帽上附着体部件

1. 更换的原因

（1）附着体基牙金属冠或钉帽出现边缘渗漏或松动。

（2）附着体基牙或根管口出现继发龋。

（3）附着体基牙出现牙髓或牙根尖病变。

（4）烤瓷冠出现崩瓷现象。

2. 更换的步骤

（1）去除金属冠或钉帽,重新进行基牙或根管预备。

（2）制取印模、灌注模型、颌位记录、上𬌗架。

（3）在模型上制作附着体牙冠或钉帽的树脂铸型,并在口内试戴。

（4）常规完成金属冠或钉帽,在口内试戴,并做暂时性粘固。

（5）取出义齿中的附着体部件,将其戴入到金属冠或钉帽上,然后将义齿在口内就位。

（6）保持金属冠或钉帽与附着体部件的轻微接触,并加以固定。

（7）完成义齿,检查密合性。

（8）永久性粘固金属冠或钉帽。

二、附着体的修理

附着体的修理一般比较困难,特别是精密附着体,通常情况下需要更换或者重新制作,但附着体义齿较为昂贵,在可能的情况下可以考虑修理附着体,主要有几种情况:

1. 附着体过度磨损。

2. 附着体部件断裂。

3. 附着体可摘义齿其他部件的损坏。

4. 附着体部件与金属支架焊点断裂。

修理的方法

1. 焊接法　采用高温焊接法和激光点焊法对断裂部位进行焊接。

（1）焊接前应仔细检查金属支架在模型上的复位情况。

（2）修理附着体部件时，则要去除包裹附着体部件的树脂，使需要焊接的部位完全暴露。

2. 增加舌侧支撑臂　由于附着体可摘义齿本身设计上的缺陷，造成附着体受到的咬合力过大，除对受损的附着体进行修理外，还要考虑增加舌侧支撑臂以缓冲咬合力，可采取以下步骤：

（1）在口内制备基牙舌侧支撑臂肩台。

（2）将义齿戴入口内取印模，翻制带有义齿的超硬石膏模型。

（3）在模型的基牙上制作舌侧支撑臂蜡型，并与基托或支架连接。

（4）将蜡型包埋、铸造、打磨、抛光。

（5）将铸造完成的舌侧支撑臂在模型上就位，用自凝树脂将其连接部分包埋在基托中。

（6）打磨抛光义齿，临床试戴。

 ## 小　结

　　附着体义齿是以具有嵌锁作用的，由阴性部件和阳性部件组成的附着体为主要固位形式的可摘义齿。这种义齿的特点是修复体美观，义齿暴露的金属少，有利于保护基牙等特点。附着体可摘义齿主要适用于固定 - 可摘义齿联合修复、覆盖义齿修复、可摘局部义齿修复、种植义齿修复和牙周夹板等情况。附着体义齿种类繁多，制作方法各异，但是仍然遵循活动义齿修复的一般原则。本节对附着体义齿的组成及分类、优缺点及适用范围、常见各类附着体义齿的特点以及治疗要点，附着体义齿的修理等内容进行了介绍。重点掌握附着体义齿的组成及分类、优缺点及适用范围。

思考题

1. 与固定义齿比较，附着体义齿有何优缺点？

2. 试述冠内附着体基牙预备与固定义齿基牙预备的相同点和不同点。

3. 如何正确调节按扣式附着体的固位力？

4. 如何选择磁性附着体义齿的基牙及其根管预备原则？

（刘劲松）

参考文献

1. 姚江武，麻健丰. 口腔修复学. 3 版. 北京：人民卫生出版社，2015
2. 赵铱民. 口腔修复学. 7 版. 北京：人民卫生出版社，2012

第十章 种 植 义 齿

1. 掌握：种植义齿的组成、结构种类和修复原则。
2. 熟悉：种植义齿的临床操作步骤。
3. 了解：种植义齿制作流程。

种植义齿（implant denture）是将生物材料植入颌骨替代缺失的天然牙根，获取类似于天然牙固位的修复体。种植义齿修复主要解决了传统义齿修复的固位问题，能很好地恢复咀嚼，美观和发音功能，同时也减少了对天然牙的损伤。

第一节　种植义齿的组成和结构

一、种植义齿的组成及附件

种植义齿主要由种植体、基台和上部结构三部分组成（图10-1-1）。

（一）种植体

种植体是种植义齿植入组织内获得支持、固位和稳定的部分。种植体分为种植体顶部、体部和根端三部分，各种植系统间的组成形式和类型均不尽相同。种植体顶部是用于连接固定基台的部位；种植体体部是种植义齿支持、固位和稳定的主要部分，有不同外形的设计；种植体根端通常设计成平滑圆钝的形态，以获得较好的生物力学效果和组织适应性。

种植体和周围骨组织紧密接触，之间没有任何纤维组织或其他非骨组织，此种状态被称为骨结合（osseointegration）。骨结合理论被视为现代口腔种植学的重要基础理论，骨结合界面的存在被视为种植成功的重要标志。

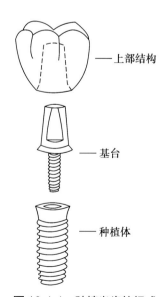

——上部结构

——基台

——种植体

图 10-1-1　种植义齿的组成

（二）上部结构

上部结构通常分为可摘上部结构和固定上部结构。其中可摘上部结构类似于附着体义齿，其设计类型有杆卡、球帽、磁性附着体和套筒冠固位体等，固定上部结构类似于冠桥修复体，其设计类型有单冠、联冠和固定桥等。上部结构的组成构件有人工牙或冠、支架、基托、附着体和固定螺丝等。

（三）基台

基台是种植体穿过软组织暴露在口腔的部分，它将上部结构与种植体相接，为上部结构提供连接、固位和支持。

基台根据固位方式不同分为螺丝固位基台（图10-1-2）和粘接固位基台（图10-1-3）；按照基台与种植体角度不同分为直基台和角度基台；根据基台有无抗旋转结构分为单冠基台和桥基台；按照材料不同分为金属基台和瓷基台；也可根据制备方式不同分为预成基台和定制基台。

定制基台亦称个性化基台，是指根据种植体植入颌骨后的位置、缺牙间隙的空间，通过磨改、铸造或CAD/CAM技术制作的基台。由于各种原因可能导致种植体植入方向不理想，影响修复体美观、功能和稳定，为最大程度地满足患者的个性化需求，必须使用个性化基台。常用的个性化基台有特制可调改基台、常规铸造基台和CAD/CAM加工基台（图10-1-4）。

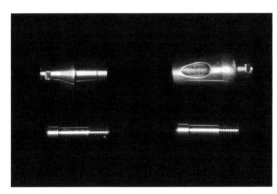

图 10-1-2　螺丝固位基台

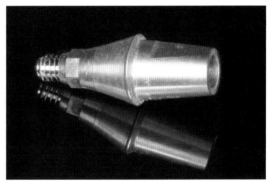

图 10-1-3　粘接固位基台

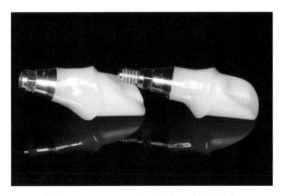

图 10-1-4　CAD/CAM加工的锆基台

1. 预成基台　通过对预成锆或钛合金基台（图10-1-5）进行机械研磨，使基台能最大程度地与种植体机械吻合。但缺点是临床需要储备庞大数目的各种基台。

2. 计算机研磨基台 利用 CAD/CAM 技术,在口内或模型上采集种植体及模型的光学印模,利用计算机设计基台的理想外形和倾斜度,基台的设计数据传送到机床,计算机软件控制机床铣削金属块或瓷块,完成个性化基台制作。优点是准确、快速、材料均质性好、强度高,尤其适用多单位种植体桥修复时多基台共同就位道的确定,节省患者就诊的时间和次数。由于个别病例中种植区牙槽骨缺损较多,修复时基台暴露,影响美观,采用瓷基台修复来改善美观问题。瓷基台的制作设计有两种方式:一是整体氧化锆瓷基台(氧化锆)制作;二是在金属基台(如钛基台)外制作个性化氧化锆基台,经个性化加工后将瓷袖管用特殊方法粘接于金属基台上(图10-1-6)。

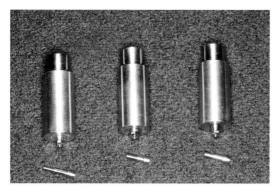

图 10-1-5 预成钛合金基台

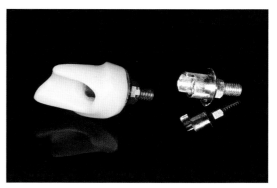

图 10-1-6 钛基氧化锆基台

(四)种植义齿附件

1. 愈合帽 愈合帽(图10-1-7)亦称覆盖螺丝或愈合螺丝,利用螺纹固定于种植体体部,起暂时覆盖种植体基台衔接孔的作用。

2. 愈合基台 在二期手术中,暴露种植体体部顶端,去除愈合帽后,安装愈合基台。愈合基台穿出黏膜进入口腔内,表面极度光滑,与种植体之间严密结合,有利于软组织愈合和形成种植体颈部周围软组织封闭(图10-1-8)。

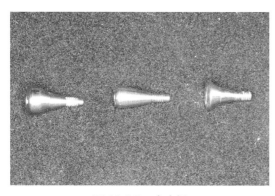

图 10-1-7 愈合帽

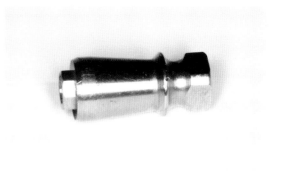

图 10-1-8 愈合基台

3. 转移杆 转移杆又称取模柱、印模转移桩、印模帽等,用于将患者口腔内的种植体或基台在牙列或牙槽骨的位置和方向转移到工作模型上(图10-1-9)。

4. 基台代型　用于在石膏模型中替代种植体和基台,分别称为种植体替代体(图 10-1-10)和基台替代体。

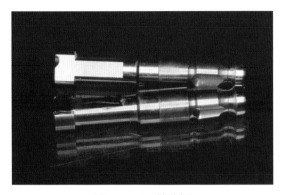

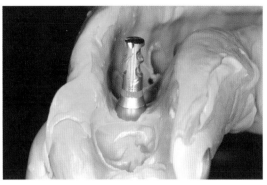

图 10-1-9　转移杆　　　　　　　　　　　图 10-1-10　种植体替代体

5. 扫描体　用于 CAD/CAM 计算机辅助设计加工的扫描基台,由可粘接钛基台、固定螺丝和树脂延长杆组成。在口内将扫描体直接安装到种植体上,允许对树脂延长杆部分进行标准化塑形,口内扫描后,软件设计,并进行 CAD/CAM 加工制作完成个性化氧化锆基台,经个性化制作的 CAD/CAM 基底可以最后粘接到预成的钛基台上,也可以直接加工完成氧化锆冠(图 10-1-11～图 10-1-17),保证了基台在种植体上的精密就位。

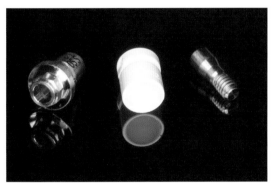

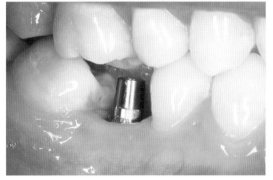

图 10-1-11　扫描体由钛基、固定螺丝和树脂帽组成　　　图 10-1-12　口内直接安装钛基台

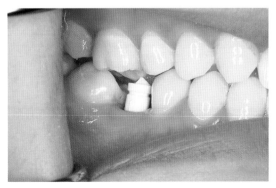

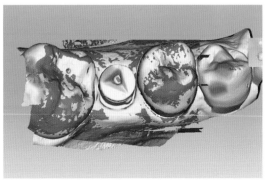

图 10-1-13　口内直接安装树脂帽　　　　　图 10-1-14　形成数字化模型

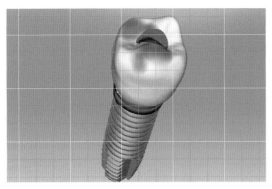

图 10-1-15 完成锆冠的设计

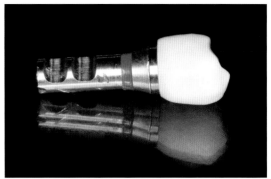

图 10-1-16 切削完成后的锆冠

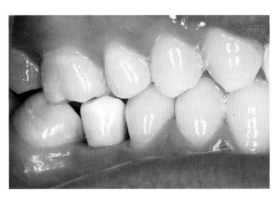

图 10-1-17 口内试戴锆冠

二、种植体的分类

（一）按形态结构分类

1. 一段式种植体　种植体与基台连为一体，一次手术完成后可行上部修复。

2. 两段式种植体　种植体和基台可以拆卸为两部分。

（二）按植入部位分类

1. 骨内种植体　常见有根形种植体和叶状种植体。

2. 骨膜下种植体。

3. 穿下颌骨种植体。

（三）按种植体功能分类

1. 种植体　用于支持、固位和稳定不同种类的口腔修复体。

2. 支抗种植体　用于正畸治疗时起支抗作用的种植体，包括骨内种植体和骨膜下种植体。

3. 颅颌面种植体　用于支持和固定义颌、义齿、义耳、义鼻和义眼等（图 10-1-18）。

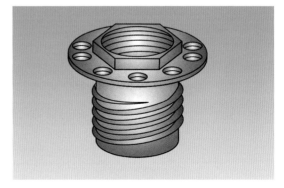

图 10-1-18 颅颌面种植体

第二节 种植义齿的种类

种植义齿的分类方法较多,一般按固位方式、缺牙及修复情况、植入部位及方法等分类。

一、按固位方式分类

(一)固定式种植义齿

固定式种植义齿借助粘接剂或螺丝固定装置将上部结构固定于基台或种植体上。该类义齿戴入后,患者不能自行取戴。按照基台固位形的设计特点,将固定式种植义齿分为粘接固定式种植义齿、螺丝固定式种植义齿。

1. 粘接固定式种植义齿　适用于单个牙缺失或基台少的多个牙缺失修复(图 10-2-1,图 10-2-2)。

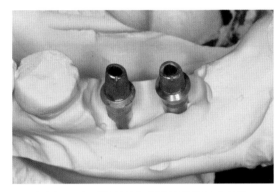 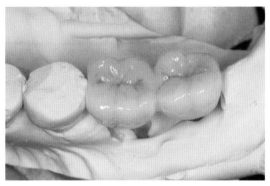

图 10-2-1　粘接固定式种植义齿基台就位　　　　图 10-2-2　粘接固定式种植义齿冠就位

2. 螺丝固定式种植义齿　螺丝固定式种植义齿又称可拆卸式种植义齿,是上部结构与基台为螺丝连接的种植义齿(图 10-2-3)。

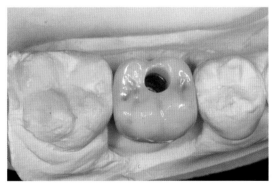

图 10-2-3　螺丝固定式种植义齿

(二)可摘式种植义齿

可摘式种植义齿是依靠基台、牙槽嵴和黏膜共同支持的局部或全颌覆盖义齿,后者又称全颌覆盖式种植义齿。

二、按缺牙数目和修复方式分类

按缺牙数目和修复方式,将种植义齿分为单个牙种植义齿、多个牙种植义齿、全颌种植义齿。

(一)单个牙种植义齿

单个牙种植义齿亦称种植单冠,即在基台上直接制作全冠,可通过粘接固位,亦可用螺丝固定。

(二)多个牙种植义齿

多个牙种植义齿按固位方式不同又可分为可摘式局部种植义齿和固定式局部种植义齿,可摘式局部种植义齿极少应用。按基牙支持不同,又将固定式局部种植义齿分为种植体支持式义齿、种植体与天然牙联合支持式义齿。

1. 种植体支持式固定种植义齿 该类种植义齿的上部结构完全由种植体支持。如是固定桥修复,在缺牙间隙内至少设计两个或两个以上的种植体,基台的位置和数目应根据桥体的长度、弧度、患者的咬合力和美观要求设计。

2. 种植体与天然牙联合支持式固定种植义齿 该类种植义齿又称种植体与天然牙联合支持式固定桥,适用于多数牙或游离端缺失的患者。多数牙缺失后,由于条件的限制,只能植入少量种植体,因此应设计种植体与天然牙联合支持式的中间种植体固定桥或游离端种植体固定桥。

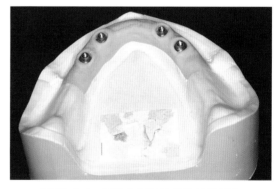

图 10-2-4　制作全颌种植义齿的钛基台

(三)全颌种植义齿

按照固位方式将全颌种植义齿分为全颌固定式种植义齿和全颌覆盖式种植义齿;按照上部结构与基台的连接形式,全颌覆盖式种植义齿又分为杆卡式附着体种植义齿、球帽式附着体种植义齿、磁性附着体种植义齿等(图 10-2-4～图 10-2-10)。

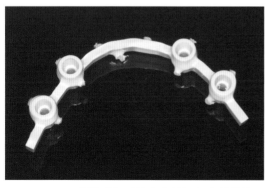

图 10-2-5　制作全颌种植义齿的杆卡式附着体

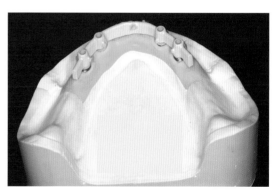

图 10-2-6　杆卡式附着体就位在钛基台上

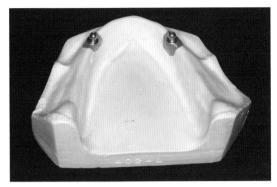

图 10-2-7　在种植体上安放球型固位体

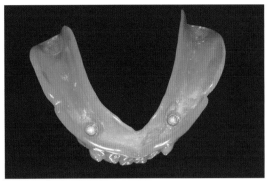

图 10-2-8　在全口覆盖义齿组织面安放球帽固位体

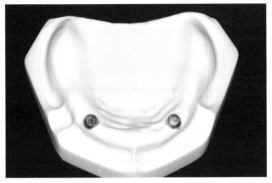

图 10-2-9　在种植体上安放磁性附着体的衔铁

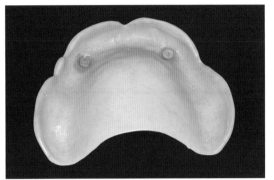

图 10-2-10　在全口覆盖义齿组织面安放磁铁

第三节　种植义齿的修复原则

一、修复设计原则

1. 恢复牙的形态和功能。

2. 保护口腔软硬组织健康　保护种植体周围骨组织和软组织的健康,以及口腔余留牙的健康。

3. 维持良好的力学性能。

(1) 义齿能够将殆力沿种植体长轴传导到种植体周围的骨组织,以尽量减小种植体承受的侧向力和扭力,防止种植义齿损坏和保持周围组织的稳定。

(2) 通过增加上部结构的支持面积和在上部结构内部设计应力缓冲装置的方法使应力分散。

二、手术前的修复设计

1. 确定种植体　确定种植体的数目及规格。种植体的数目越多,支持力越大,越适合做固定修复。

2. 分析研究模型　种植术前,应取研究模型及影像数据进行测量和分析,必要时上殆架。研究模型分析的主要目的是评价种植体预期牙冠的位置、形态,在殆架上可进行咬合功能面的设计和确定固定螺丝孔的位置。对于前牙覆𬌗过大(超过 4mm),应注意防止种植义齿的负荷过度,使其在功能运动中不至于造成创伤咬合。必要时可纵向锯开研究模型,根据局部骨质情况,参照邻牙长轴方向、咬合状态等在模型的剖面上标出种植体植入的方向及位置。可以防止因种植体植入方向偏差造成不必要的周围组织损伤,防止种植体承受过大的侧向力。结合 CT 等影像数据,更能作出准确的分析测量和设计。

三、制作种植导板

种植导板制作方法有热压成形法和 CAD/CAM 法。

(一)热压成形法

1. 牙列恢复 在研究模型上,按修复要求用人工牙将缺损或缺失的牙列恢复完整,然后用印模材料及石膏将整个模型翻制成牙列完整的石膏模型。

2. 导板的塑形及修整 采用热压成形的方法,将透明树脂片成形于石膏牙列模型上,按固位和就位要求修磨多余部分。

3. 植入标志的设置 按术前修复设计确定的种植体数量及植入部位和方向,在导板上制备植入孔。为了给术者提供较大的手术选择空间,以便获取最佳植入部位及方向,在保留导板唇颊面的前提下,磨削其舌侧,形成一弧形植入窗。

4. 试戴 将导板在患者口内试戴,检查其就位和固位情况、种植部位的范围及导向定位作用,然后磨改、抛光,消毒备用。

(二)CAD/CAM 法

CAD/CAM 法是借助计算机种植导航技术设计手术导板。利用 CT 等现代化数字影像技术获得口腔软硬组织的图像数据,经过计算机软件分析处理,模拟手术操作,设计手术方案,并制作手术导板(图 10-3-1~图 10-3-4)。在手术时根据手术导板准确引导操作,避免因多个种植体的植入方向不一致、种植体分布不合理、种植位置和深度不恰当等原因而造成后期修复困难或失败。可以减少人为的干扰因素,依靠准确、科学的数据,实现微创、精确、高效率的种植义齿修复。

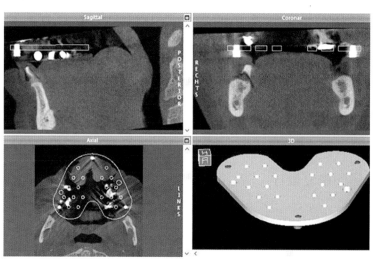

图 10-3-1 利用 CT 获得口腔软硬组织的图像数据

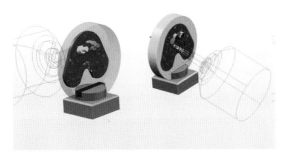

图 10-3-2　CAD 种植导板

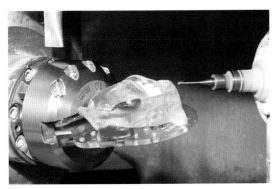

图 10-3-3　CAM 种植导板

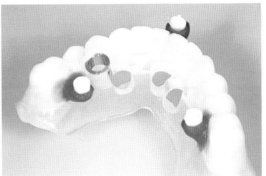

图 10-3-4　完成后的种植导板

第四节　种植体植入术

一、植入前的检查和诊断标记

1. 口腔检查　确定缺失牙的位置、数量、间隙大小、咬合关系、缺失牙部位牙槽嵴的情况，包括牙槽骨的高度、厚度和骨密度以及软组织的质和量等等。

2. 全身状况评价　询问患者相关的系统病史、用药史、有无种植手术的禁忌证等，并详细了解口腔疾病病史和有无特殊影响因素等。

3. 影像学检查　进行影像学检查的目的主要是为了更进一步了解视诊不能检查到的软硬组织内部情况。影像学检查主要包括曲面体层片和 CT 片（图 10-4-1）。

4. 模型研究　手术前取研究模型，结合影像学检查，确定修复设计方案。可以避免手术时直接在患者口腔长时间的修复测量，减少对患者的心理压力和不适感。

5. 知情同意　告知患者口腔种植的方式、费用、时间、可能出现的并发症等，与患者良好沟通，征得患者知情同意，并签字确认。

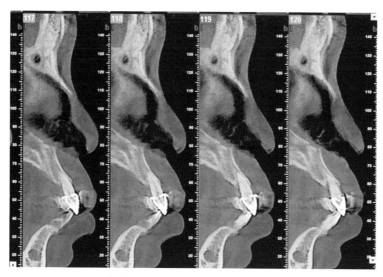

图 10-4-1　种植手术前的 CT 片

二、种植手术

1. 种植前手术　根据需要行软组织成形术、牙槽骨成形术、牙槽骨增量、上颌窦提升术等。

2. 种植手术　包括种植体植入、同期进行的骨移植和引导骨再生术（guided bone regeneration，GBR）等。

种植体植入的一般过程见图 10-4-2～图 10-4-8。3 个月后，进行二期手术，形成良好的穿龈愈合后可进行上部结构修复。

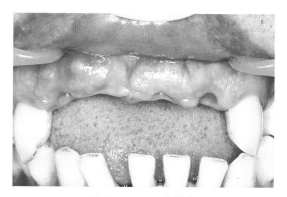

图 10-4-2　口内检查

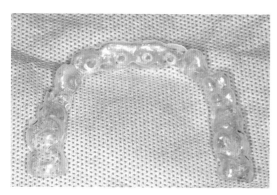

图 10-4-3　模型上热压成形的种植导板

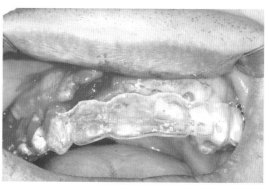

图 10-4-4　局麻下翻瓣，置入种植导板

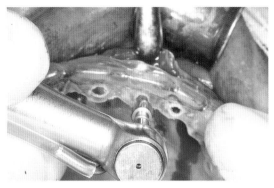

图 10-4-5　在种植导板引导下精确定位并取孔

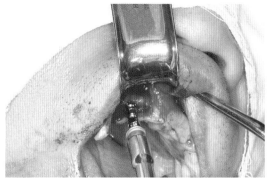

图 10-4-6　旋入骨水平种植体

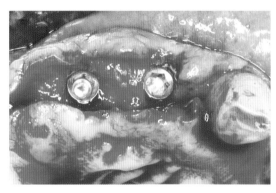

图 10-4-7　检查骨水平种植体的就位情况

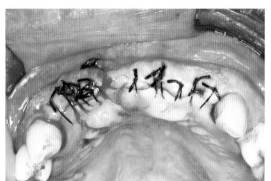

图 10-4-8　在种植体上旋入愈合帽，缝合伤口

第五节　固定式种植义齿的上部修复

固定式种植义齿上部结构的制作包括修复前的常规准备，制取印模和模型，记录咬合关系，上𬭩架，制作金属支架，试戴支架，完成上部结构，戴入上部结构等。

一、制取传统印模和工作模型

将种植体的位置、方向等关系从口内准确转移到模型上，是种植义齿上部结构成功制作的关键。

1. 制取印模　在口内卸下愈合帽，将转移杆固定在种植体上，在转移杆周围注入硅橡胶类印模材料，用开窗托盘制取印模（图 10-5-1）。

2. 灌制模型　将基台代型固定到阴模里的转移杆上，制作人工牙龈，灌制石膏印模，获得工作模型（图 10-5-2）。

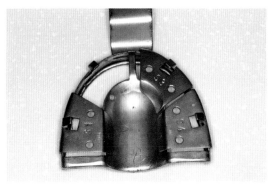

图 10-5-1　开窗托盘

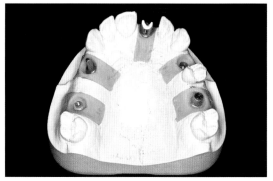

图 10-5-2　种植义齿工作模型

二、数字化印模与模型

除了用传统的方法制取印模和工作模型外，采用现代科技手段，将口腔内种植体的位置、方向等关系以及软硬组织的信息通过数码图像采集设备收集，转移到计算机里合成，形成数字化印模和模型。这种方法大大提高了取模灌模的精确度，是今后的发展方向。

三、颌位记录和颌位关系转移

颌位记录和颌位关系转移按照常规方法进行。

四、制作金属支架

1. 制作支架熔模

（1）固定接圈：先在工作模型的基桩代型上用短导针固定接圈。

（2）连接接圈：用直径 1.0～1.5mm 的圆形树脂杆连接各个接圈，形成支架熔模雏形。

（3）回切：回切支架熔模唇、颊、𬌗面上的蜡，回切的量在 1～2mm 以内，以便金属支架有足够的堆瓷间隙。

2. 包埋、铸造和完成　安插铸道，旋下短导针，常规包埋、铸造和完成（图 10-5-3）。

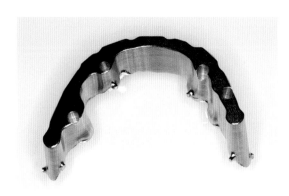

图 10-5-3　铸造完成的金属支架

五、制作修复体

修复体的制作同常规的固定桥修复制作方法。

第六节　全颌种植义齿的上部修复

全颌种植义齿的上部结构由人工牙、金属支架或金属桥架组成。上部结构与基台的连接方式有固定连接和可摘连接，根据连接方式的不同将全颌种植义齿分为全颌固定式种植义齿和全颌覆盖式种植义齿。

一、全颌固定式种植义齿

全颌固定式种植义齿的上部结构与基台的连接方式为固定连接。采用传统技术制作全颌固定式种植义齿。

（一）全颌固定式种植义齿的设计

1. 种植基台的设计　种植基台数目为4～8个。当种植基台数目设计为4个时，应考虑修复体减数和减径，以提高全颌固定式种植义齿的支持力。另外，要求种植基台之间应有共同就位道，以保证支架能够顺利就位。

2. 金属支架设计　包括材料的选择和悬臂设计。

（1）材料的选择：支架的弹性模量越高，抵抗变形的能力越强，应力传递越有效可靠。

（2）悬臂设计：按有无悬臂，将全颌固定式种植义齿分为不带悬臂及带悬臂两种类型。

1）不带悬臂类型：指末端种植体常位于上颌结节处及后磨牙区，上部结构的远端无游离臂。这种修复方式要求种植体位置均匀分布。

2）带悬臂类型：指种植体分布在颌骨牙弓的前段，末端种植基牙的远端存在游离臂（图10-6-1）。该类种植义齿用于牙弓前段颌骨种植条件好而后段不理想的患者。但过长的游离臂可产生杠杆作用，引起种植体骨界面破坏、骨吸收、支架的固定螺丝松动及桥体断裂等，因此悬臂越短越好。

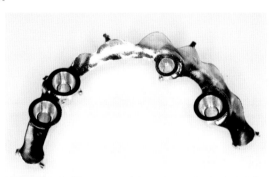

图10-6-1　带悬臂的金属支架

3. 人工牙

（1）人工牙的高度：人工牙的高度与种植义齿上部结构的高度有关，当咬合偏离轴向时，则会产生以咬合高度为力臂的转矩。

（2）人工牙材料的选择：多选用陶瓷人工牙，以适当增加咀嚼效率。

（3）人工牙排列：遵循传统全口义齿排牙的基本原则。

（4）悬臂区的咬合：应尽量减少悬臂区的咬合接触，以保证人工牙的𬌗面与对颌牙之间有足够的自由接触。

（5）龈部外形：为了获得良好的语音和美观效果，种植义齿上颌前牙区的龈端唇侧应与龈组织有少许接触，起到封闭作用。

（二）全颌固定式种植义齿的制作

全颌固定式种植义齿的制作要点与固定桥类似，下面主要介绍其常见的制作要点：

1. 制取初印模和终印模　基台戴入2～3周后，即可开始制取初印模。

（1）方法一

1）制取初印模：印模应完整，边缘伸展适度。

2）灌制初模型：用石膏灌制印模获得初模型。

3）制作个别托盘：在初模型上用自凝树脂制作个别托盘。要求托盘的𬌗方与基台对应部分呈开放状态。托盘应覆盖全部基台及牙槽嵴。

4）安装转移杆：为将种植基台在颌骨内的位置从口内准确地转移到模型上，在每个种植基台上都用螺丝固定了一个与之配套的转移杆。首先从患者口内的基台上旋下愈合帽，随之旋入转移杆。个别托盘底部开窗处应能暴露出转移杆上端。

5）制取终印模：在口内试戴托盘合适后，用细钢丝拴接成品转移杆的环形沟处，使其彼此相连，然后在结扎丝和转移杆周围涂适量的自凝树脂形成树脂夹板，使其覆盖转移杆的2/3，目的是使其位置相对固定不变。在转移杆顶端上方覆盖一层蜡片。取模时，先在种植体转移杆及树脂夹板周围注满硅橡胶，然后用盛有硅橡胶印模材料的个别托盘置于口内，保持托盘稳定。待印模材料凝固后，去除托盘底开窗处的蜡片，暴露转移杆顶端，松解全部固定螺丝，从口内取出带有转移杆的终印模。用螺丝将种植体基桩代型固定在转移杆上，确认完全就位后，包围印模。

（2）方法二

1）安装转移杆：从患者口内的基台上旋下愈合帽，清洁基台周边后，旋入转移杆。

2）制取初印模：选择普通成品托盘制取初印模。先在转移杆周围注入藻酸盐印模材料，使其包裹转移杆，并暴露转移杆顶1/3，然后用盛有藻酸盐印模材料的普通成品托盘置于口内，保持托盘稳定。待印模材料凝固后，用气枪沿托盘周缘吹气，破坏边缘封闭后，取出印模。松解全部转移杆的固定螺丝，从口内取出转移杆，用螺丝将基桩代型固定在转移杆上，并复位到阴模内，包围印模。

3）灌注初模型：在振荡器上灌注石膏初模型，待石膏凝固后，松解全部转移杆的固定螺丝，制得带有基桩代型基台的初模型。

4）制作个别托盘：采用15mm的长导针，将方形转移杆固定到初模型上的每一个基桩代型上，将基托蜡铺垫到牙槽嵴上，暴露长导针顶端5mm。在模型表面涂分离剂，将调拌好的自凝树脂均匀地铺垫在初模型上，但需要暴露长导针顶端。待自凝树脂凝固后，取下自凝树脂个别托盘，将托盘上暴露长导针的小孔适当扩大，以便制取终印模。

5）制取终印模：用长导针将方形转移杆固定到口内的每一个基台上，戴入个别托盘，检查其适合后，在个别托盘组织面涂粘接剂，防止印模材料与托盘发生分离。在种植体转移杆周围注满硅橡胶，然后用盛有硅橡胶印模材料的个别托盘置于口内，保持托盘稳定，多余的印模材料会从长导针的孔中溢出。待印模材料凝固后，用螺丝刀松解长导针，从口内取出个别托盘，检查终印模的复制效果，再用螺丝将基桩代型固定在阴模内的转移杆上，包围印模。

2. 灌注工作模型　在振荡器上灌制人造石工作模型。待人造石凝固后，将印模与模型相互脱离，松解转移杆的固定螺丝，便获得带种植基桩代型的工作模型。

3. 颌位记录和选牙

（1）固定接圈：先在工作模型的基桩代型上用短导针固定接圈，至少要用两个接圈，采用接圈的数目越多，精确度越高。

（2）制作殆托：用蜡填塞基桩代型和接圈唇、颊侧颈部，目的是记录颌位关系时，术者能够观察到基台的情况，而接圈腭侧的倒凹不能填塞。将分离剂涂于模型表面，调拌好自凝树脂后，使其均匀地铺垫在工作模型上形成暂基托。待自凝树脂凝固后，去除基桩代型和接圈唇、颊侧颈部的填蜡，暴露接圈与基桩代型的交界处，从模型上取下自凝树脂暂基托，并加以修整。在自凝树脂暂基托上制作间断性蜡殆堤，注意不要将蜡堤覆盖到短导针顶部和接圈与基桩代型的交界处。

（3）颌位记录：在工作模型上拆除固定基托的短导针，取下树脂基托，放入口内试戴，检查树脂基托在口内的就位情况，口内试戴合适后，紧固短导针，按常规方法记录颌位关系。松解短导针，从口内取出殆托，并将其安装到工作模型上，最后上可调节殆架。

4. 排牙与试戴牙　遵循全口义齿的排牙和试戴牙原则。

5. 制作金属支架　金属支架包括粘固式金属支架和可拆卸式金属支架。制作金属支架前，应先确定金属支架的位置，具体做法是制作导板。

（1）制作导板：用硅橡胶或石膏为印模材料，并将其调拌后覆盖到牙弓唇、颊侧、前牙的切端以及后牙的殆面颊侧 1/2，以取得义齿的唇、颊侧形态的记录，该记录称为导板，导板的作用在于引导排列人工牙和制作金属支架。用沸水冲掉排牙用的蜡，树脂人工牙彼此分离，此时留存于人工牙舌侧的空间即为将来确定金属支架的空间位置。最后拆除树脂基托，暴露种植基桩代型，采用短导针固定接圈，准备在模型上制作金属支架。

（2）制作粘固式金属支架：此类种植义齿的支架蜡型由全冠固位体、桥体及连接体组成。在工作模型上按设计要求，用铸造蜡或自凝树脂在基台上制作金属底层冠及连接体的桥架蜡型。桥架蜡型的唇颊侧与殆方可供烤瓷或树脂人工牙附着，在制作蜡型的过程中，应随时用导板检查支架是否满足在人工牙和桥体之间留有 2mm 以上的足够空间。如果间隙不够，可适当修改熔模铸型或调整支架的位置，直到符合要求为止。

（3）制作可拆卸式金属支架

1）连接接圈：用直径 1.0～1.5mm 的圆形树脂杆连接各个接圈，形成支架熔模雏形。与最后一个种植体上接圈连接的游离端的树脂杆可向远中牙槽嵴区延长，形成支架的悬臂，下颌的悬臂不得大于 20mm，上颌的悬臂不得大于 10mm。应根据患者颌弓形态及相关因素调整悬臂的长度。树脂连接杆距离牙槽嵴黏膜表面应大于 2mm（图 10-6-2，图 10-6-3）。

2）加粗连接杆：在支架熔模下方涂分离剂，用硬嵌体蜡加粗树脂连接杆，如金属支架采用高金合金铸造，则连接杆的宽度应大于 5mm，厚度大于 4mm；如采用高钯合金铸造，则连接杆的宽度大于 6mm，厚度大于 4mm。

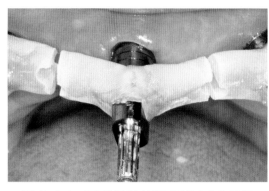

图 10-6-2 切断树脂连接杆,调整方向和位置

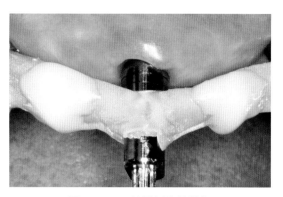

图 10-6-3 粘接树脂连接杆

3)调整支架熔模:将导板在工作模型上复位,检查人工牙与导针及支架熔模之间的适合性,完成支架熔模的调整。

4)修整外形:在人工牙与支架熔模之间的间隙内加蜡后,取下导板,修整基托外形。接圈与树脂连接杆以及悬臂的连接处是应力集中部位,因此应在连接处的𬌗、龈向做加厚处理。将接圈与基台交界处的唇、颊侧基托外形修整至呈弧形凸起。取下带有人工牙的支架熔模,将接圈龈缘的蜡刮除 1mm,修整其龈面呈光滑的弧形凸起。

5)回切:将带有人工牙的支架熔模复位到工作模型上,摘除人工牙,回切支架熔模唇、颊、𬌗面上的蜡,回切的量在 1~2mm 以内,以便金属支架与人工牙之间有足够厚的基托树脂。

6)制作固位装置:在支架熔模𬌗方及唇、颊方播撒固位树脂或蜡小球,也可制作倒凹,使义齿基托与金属支架能够牢固结合(图 10-6-4)。

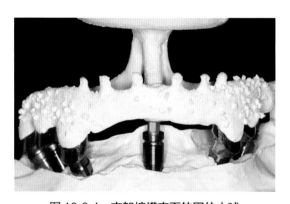

图 10-6-4 支架熔模表面的固位小球

7)完成金属支架:按常规方法将支架熔模包埋、铸造、磨光和抛光。如不采用整体铸造支架的方法,则需用切割砂片将支架熔模切割成 3 段,然后采用激光焊接或常规熔焊的方法,将 3 段金属支架焊接在一起。

6.试戴支架 将制作完成的金属支架和带有人工牙的导板分别在工作模型上复位,用蜡填塞金属支架与人工牙之间的间隙,取下导板后,完成基托唇侧美观修整,取下带有人工牙的金属支架,完成基托边缘修整,并将其重新固定到工作模型上。

7. 完成义齿制作

（1）用热凝树脂完成义齿制作：将带有人工牙的金属支架从工作模型上卸下，常规装盒、充填塑胶、煮盒、打磨和抛光义齿，完成制作。

（2）用自凝树脂完成义齿制作：用导针将带有人工牙的金属支架固定到工作模型上，后牙区加蜡至模型后缘，形成注塑通道，并在唇、颊侧刻 V 形引导沟。用石膏填塞金属支架与模型之间的倒凹，并将其表面抹光。在工作模型表面涂抹分离剂。用硅橡胶作罩，覆盖工作模型表面，仅显露注塑通道。待硅橡胶凝固后，取下硅橡胶罩，摘除人工牙，沸水冲去残留蜡，将人工牙复位到导板上，并用粘蜡将导板固定到工作模型上，再将硅橡胶罩复位于工作模型上，调拌自凝树脂后，将其从一侧注塑通道注入，多余的树脂会从另一侧注塑通道溢出。最后将工作模型放入压力锅中，加热凝固。

8. 固定　用螺丝或粘固剂将经抛光后的上部结构固定于基台上。要求可拆卸式种植义齿的螺丝就位准确，旋紧程度合适。应根据种植系统推荐的特定转矩，调节螺丝松紧度，使其达到最佳松紧状态。用螺丝固定上部结构后，再用暂封材料封闭固位孔。戴入上部结构后，常规医嘱，预约患者定期复诊，以便及时进行必要的调改。

（三）CAD/CAM 全颌固定式种植义齿

CAD/CAM 全颌固定式种植义齿是采用扫描获取软组织数据辅助设计与 CT 的 X 线扫描获取硬组织数据相结合，制作全颌固定式种植义齿，其基本流程见图 10-6-5～图 10-6-23。

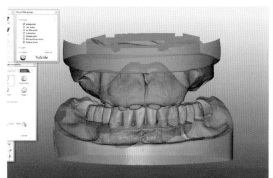

图 10-6-5　扫描获得上颌数字化模型

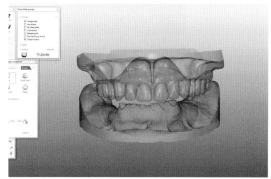

图 10-6-6　扫描获得下颌数字化模型

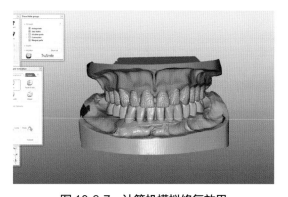

图 10-6-7　计算机模拟修复效果

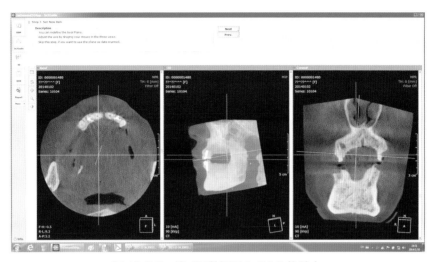

图 10-6-8　将 CT 数据导入 CAD 软件中

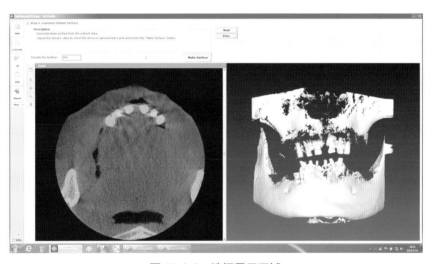

图 10-6-9　选择显示区域

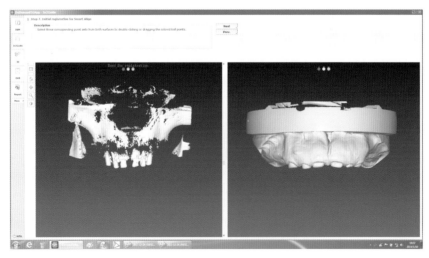

图 10-6-10　导入上颌数字化模型

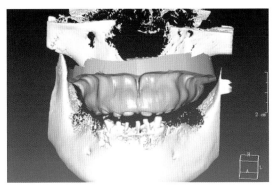

图 10-6-11　导入下颌数字化模型，形成 3D 图像

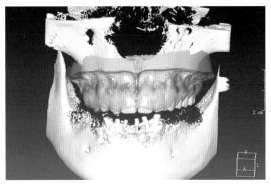

图 10-6-12　模拟上颌修复效果

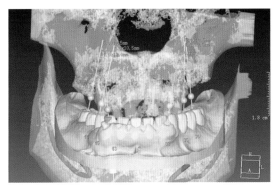

图 10-6-13　模拟下颌修复效果

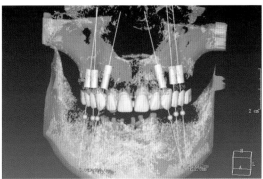

图 10-6-14　在数字化上下颌骨上设计种植体植入的位置

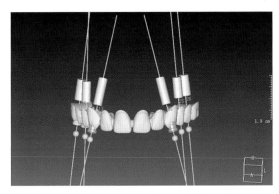

图 10-6-15　种植体植入导管的设计

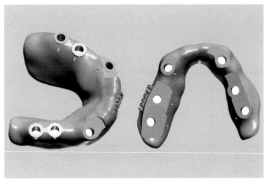

图 10-6-16　种植体导板的设计

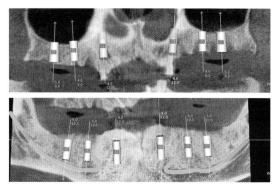

图 10-6-17　CT 显示上下颌骨上设计种植体植入的位置

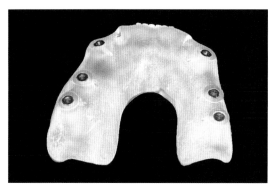

图 10-6-18　完成的上颌种植体植入导板

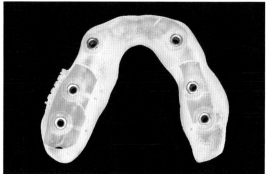

图 10-6-19　完成的下颌种植体植入导板

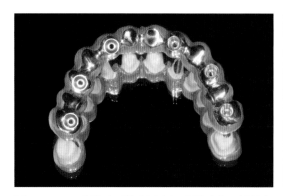

图 10-6-20　制作完成的金属支架、树脂义龈和锆基台

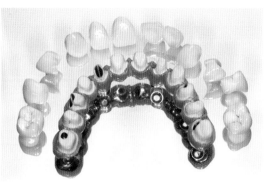

图 10-6-21　制作完成的金属支架、树脂义龈、锆基台和全瓷冠

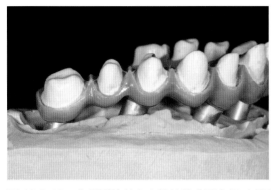 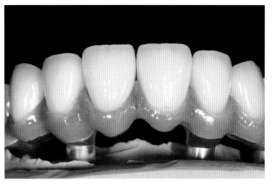

图 10-6-22 在模型的基台上就位的金属支架、树脂 图 10-6-23 在模型上装配完成种植义齿上部结构
义龈和锆基台

二、全颌覆盖式种植义齿

（一）全颌覆盖式种植义齿的设计

1. 上部结构的支持形式 该义齿的支持形式由颌骨条件、种植体的数目及种植部位所决定。当植入 2 个种植体时，上部结构以基托下组织支持为主，种植固位体仅仅起辅助固位和支持作用；若植入 3～4 个种植体，上部结构由种植体、种植固位体和基托下组织联合支持；若植入 5～7 个种植体，则上部结构以种植体支持为主。

2. 种植固位体 全颌覆盖式种植义齿固位体包括种植体基台上的钉帽和附着体固位装置等结构。应用于全颌覆盖式种植义齿附着体的主要类型有杆卡式附着体、磁性附着体、球帽式附着体和套筒冠，其中杆卡式附着体的应用最为普及（图 10-6-24）。用于种植的附着体与天然牙上的附着体结构上的差异在于附着体连接方式上的不同。

3. 人工牙 全颌覆盖式种植义齿人工牙的选择及排列应参照全颌种植固定义齿的选牙、排牙原则。

4. 基托边缘的设计 基托覆盖面积较传统义齿者小。上颌可设计为无腭顶盖基托，上部结构的唇、颊侧基托边缘不需伸展到黏膜转折处；下颌基托的后端仍应伸展到磨牙后垫区，颊侧到黏膜转折处，并与移行黏膜吻合。若基台和杆相对应的基托部分较薄，可设计金属板或金属网，以增加基托强度，防止折断。

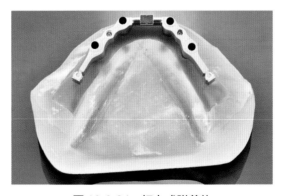

图 10-6-24 杆卡式附着体

（二）以杆卡式附着体为固位体的全颌覆盖式种植义齿制作

1. 制取印模　在口内卸下愈合帽，将转移杆固定在种植体上，在转移杆周围注入硅橡胶类印模材料，用个别托盘制取印模（图 10-6-25，图 10-6-26）。

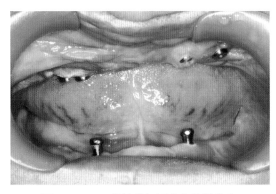

图 10-6-25　将转移杆固定在种植体上

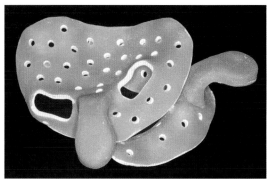

图 10-6-26　用个别托盘制取印模

2. 灌制模型　将基桩代型固定到阴模里的转移杆上，制作人工牙龈，灌制石膏印模，获得工作模型（图 10-6-27）。

3. 制作𬌗托　先在工作模型的基桩代型上用短导针固定接圈。用蜡填塞基桩代型和接圈唇、颊侧颈部，模型表面涂分离剂，均匀地铺垫自凝树脂暂基托。在自凝树脂暂基托上制作蜡𬌗堤（图 10-6-28）。

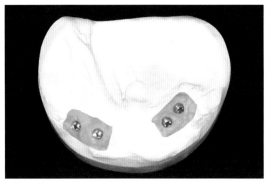

图 10-6-27　工作模型

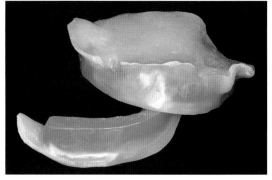

图 10-6-28　制作蜡𬌗堤

4. 颌位记录　拆除工作模型上固定基托的短导针，将树脂基托放入口内试戴合适后，紧固短导针，按常规方法记录颌位关系和上𬌗架（图 10-6-29）。

5. 排牙与试戴牙（图 10-6-30）。

6. 杆的放置与连接　根据患者口内种植体的部位，种植体间的距离，选择合适的杆长度，将杆与接圈相连，连接处的蜡需加厚处理（图 10-6-31）。常规包埋、铸造、完成（图 10-6-32）。

7. 卡的放置　同天然牙杆式附着体的应用方法（图 10-6-33）。

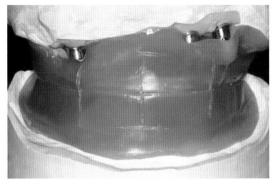

图 10-6-29　记录颌位关系和上𬤇架

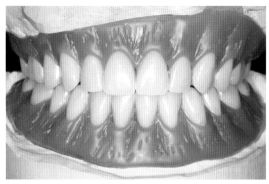

图 10-6-30　排牙

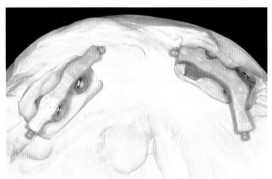

图 10-6-31　用蜡将杆与接圈相连

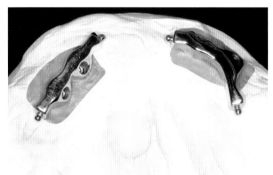

图 10-6-32　完成的杆

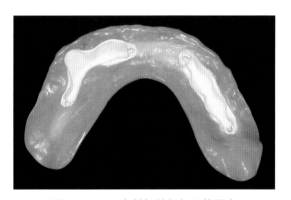

图 10-6-33　在基托的组织面放置卡

小　结

　　骨整合理论奠定了现代口腔种植学的基础，达到和保持骨整合界面有赖于种植材料和植入外科手术，以及正确设计和制作精密的修复体。本章节介绍了种植义齿的概念、适应证和禁忌证、生理学基础以及设计原则，并详细阐述了 CAD/CAM 种植修复的全过程。

思考题

1. 骨整合的概念是什么？
2. 种植义齿的禁忌证是什么？
3. 如何制订种植义齿的手术前修复治疗计划？
4. 如何确定种植体数量、植入位置和角度？
5. 在设计种植义齿的龈缘组织面时需要考虑哪些问题？

（杨静远　麻健丰）

参考文献

1. 姚江武,麻健丰. 口腔修复学. 3 版. 北京：人民卫生出版社,2015
2. 赵铱民. 口腔修复学. 7 版. 北京：人民卫生出版社,2012
3. 宫苹. 口腔种植学. 北京：人民卫生出版社,2020

第十一章　颌面缺损修复

学习目标

1. 掌握：颌骨缺损和面部缺损修复的原则及特点。
2. 熟悉：上、下颌骨缺损的修复方法。
3. 了解：颌面缺损的原因及影响；各类面部缺损的修复方法。

颌面缺损修复又称颌面赝复或颌面修复，是口腔修复学的一个重要组成部分，是一种利用口腔修复学的基本原理和操作技术应用人工材料修复难以用自体组织和外科手术方法重建的颌面部软硬组织缺损的修复方法。根据缺损部位的不同，颌面缺损可分为上、下颌骨缺损和面部缺损两部分，面部缺损又可分为耳、鼻、眼、眶等器官的缺损以及面部组织缺损。

第一节　颌面缺损的病因及影响

一、颌面缺损的病因

颌面缺损的病因有多种，大致可分为先天性因素和后天性因素两大类。

（一）先天性因素

先天性颌面缺损以唇裂、腭裂最常见，此外，还有先天性耳缺损、鼻缺损及面裂等，其中耳缺损较多。先天性唇腭裂以及鼻缺损一般以手术治疗为宜，先天性耳缺损目前整形手术效果不够理想，常采用义耳修复。

（二）后天性因素

1. 肿瘤　颌面缺损最常见的原因是颌面部恶性肿瘤手术切除后造成的。除此以外，放射治疗也可导致组织缺损，常见于放射性骨坏死，或由于放疗而引起的发育抑制及组织萎缩性变。

2. 损伤　平时常见的损伤有工伤、烧伤、爆炸伤以及交通事故造成的颌面缺损，其中交通事故引起的口腔颌面部畸形与缺损日趋增多。

3. 炎症　严重的炎症可致颌面部组织缺损，如走马疳、颌骨骨髓炎等，现在这些疾病已经少见。

二、颌面缺损的影响

颌面部不仅构成了每个人的面部外形和容貌特征，而且还承担着极为重要的咀嚼、语言、吮吸、吞咽以及呼吸等生理功能。所以，颌面部缺损给患者无论从解剖生理、功能方面还是心理精神等方面均带来巨大的伤害，主要表现在以下几个方面：

1. 咀嚼功能方面　在正常情况下，咀嚼功能不仅要依靠牙来完成，而且还需要唇、颊和舌的协同配合动作，反复将食物送到上下颌牙列间，咀嚼形成食团后进行吞咽，所以当颌骨缺损或者唇、颊、舌缺损时将会使咀嚼功能减退或丧失，从而对全身健康状况产生巨大的影响。

2. 吞咽功能方面　当上颌骨、腭部或颊部有穿孔缺损时，由于口鼻腔贯通或口内外穿通，食团难以形成，即使有部分食团形成也不能沿着正常的途径吞咽，往往通过缺损处流向口外或进入鼻腔，使患者难以下咽，或只能咽下部分食物。特别是当饮流质时，患者只能头部后仰，使流质进入咽部而后下咽。

3. 吮吸功能方面　当上颌骨、腭部、面颊或唇部有穿孔缺损时，口腔不能形成一个完全封闭的环境，吸气时，口腔内不易产生负压，从而影响了吮吸功能，特别是缺损范围大时，吮吸功能可能会完全丧失。

4. 语音功能方面　颌面部发生缺损时，由于共鸣腔遭到破坏，发音发生了改变，使原来清晰可辨的语音，变得模糊不清，甚至难以理解。上颌骨或腭部缺损、下颌骨缺损或影响发辅音的唇、舌、腭及颊部有缺损时，都会对语音功能产生很大的影响。

5. 呼吸功能方面　鼻缺失或缺损时，鼻黏膜也相应的缺损，吸气时，外界浑浊的空气得不到鼻黏膜的过滤、润湿和加温，而直接经咽喉部进入肺部，使患者容易患气管炎、肺炎等呼吸系统疾病。

6. 面部容貌方面　颌面部的正常结构和外形是维持面容的重要因素，面部各器官间是否协调、是否有合适的丰满度以及左右是否对称，是面部美容的重要方面，所以面部即使是很小的缺损或畸形都会引起人们的注目。面部组织、耳、鼻、眼器官缺损时，畸形更为严重。

7. 精神心理方面　颌面部缺损后，引起一系列面部形态结构和功能的改变，尤其是患者面部容貌遭到不同程度的破坏以及语音功能明显降低或基本丧失，极大地影响了患者的工作、学习和日常生活的质量，从而使患者产生严重的精神心理创伤，极易产生悲观失望和厌世情绪。

第二节　颌骨缺损的修复治疗

颌骨缺损是口腔颌面缺损中最常见的缺损。颌骨位于颜面部的中下部分，是整个颜面部的支撑结构，同时也是咀嚼器官、语言器官和呼吸器官的重要组成部分，颌骨缺损会给患者造成生理、心理的严重影响。因此，正确修复颌骨缺损对患者生理功能的改善以及心理健康的维护具有重要意义。

一、颌骨缺损修复前的检查和准备

在修复治疗前，应该对患者的全身情况、口腔颌面部情况作详细的检查，对患者有一个全面的了解,以便及时发现问题并处理,尽可能消除不利因素,提出最适合该患者的治疗方案。

1. 全身情况检查　包括颌骨缺损的原因、全身健康状况、精神状况等,这些都与修复治疗密切相关。

2. 颌面部检查　包括面部组织是否同时有缺损,与颌骨缺损有无关联,能否采用同一修复体修复;颌面部外形有无改变,能否用修复方法恢复面部外形;下颌骨位置是否正常,有无缺损、偏斜;张口是否受限等。

3. 口腔检查　包括颌骨缺损的部位及范围,缺损区组织愈合的情况,𬌗关系是否异常,余留牙的情况,语音和吞咽情况等。

4. X线检查　对采用常规修复体不能达到良好修复效果者,应做颌骨的 X 线检查,如颌骨正、侧位片或曲面体层片,必要时做 CT 检查,以观察余留颌骨的高度和骨密度,为下一步的治疗方案提供依据。

5. 制订一个明确的、可行的修复计划,向患者解释修复治疗的利弊和疗程。

6. 如患者有严重的心理障碍,应劝其先接受心理医师的治疗。

7. 完成常规的预防性治疗,如能保留的患牙要进行完善的治疗,不能保留的牙应予拔除。

二、颌骨缺损的修复治疗原则

(一)早期修复

颌骨缺损导致患者生理功能受到不同程度的影响,面部产生不同程度的畸形,给患者的心理、精神带来巨大的创伤,因此,必须尽早地进行修复治疗。颌骨缺损系列修复治疗一般包括三期:①术前制作护板(如腭护板),以便于术后立即佩戴,保护手术创面;②术后 2 周左右,将护板改为暂时性阻塞器或者制作暂时性义颌,有利于减少瘢痕挛缩,及早恢复部分生理功能,而且对患者还起到一定程度的安慰作用;③术后 3 个月,创面完全愈合,为患者制作永久性修复体。

(二)以恢复生理功能为主

颌骨缺损修复治疗以尽可能地恢复患者咀嚼、吞咽、吮吸、言语以及呼吸等生理功能为主。在此基础上,再根据患者颌面部具体情况,尽量地恢复其面部外形。当功能修复与外形恢复有矛盾时,应以功能恢复为主。

(三)保护余留组织

颌骨缺损后,余留的其他口腔组织可被用于修复体的固位、稳定和支持,因此,除了不能治愈的残根、残冠或过度松动的牙需要拔除,骨尖骨突的修整以及妨碍修复治疗的瘢痕组织需切除外,治疗中应尽量保留剩余组织。

(四)要有足够的支持和固位

由于颌骨缺损的修复体往往大而重,原支持组织多已丧失,所以在修复设计时,要仔细检查,周密考虑,尽量地争取创造骨组织的支持和获得固位。这是影响颌骨缺损修复效果的关键。

(五)修复体要坚固、轻巧、耐用

在满足足够的固位和支持的要求下,颌骨缺损的修复体必须设计得既轻巧又坚固,支架不能过于复杂,阻塞部分应制作成中空式或开顶式,以减轻重量。还要摘戴容易、使用方便,就位后舒适,对组织无刺激,不产生过大压力。另外,修复体还应坚固耐用。

三、颌骨缺损的修复方法

虽然颌骨缺损修复与常规的牙列缺损、牙列缺失修复有很多相似之处，但是由于颌骨缺损往往具有范围大、支持组织少等特点，给修复治疗带来不同程度的困难，所以颌骨缺损修复在取模方法、固位方法以及重建咬合关系等方面有一定的特点。

（一）取印模的方法

由于颌骨缺损往往范围较广，瘢痕组织收缩，唇颊部软组织弹性减低，张口受限或口裂缩小，如采用一般的印模方法往往无法取得完整而精确的印模，因此有时要采取一些特殊的印模方法，常用的方法有以下几种：

1. 个别托盘印模法 此法在制取颌骨缺损印模中最为常用，适用于张口度在 2cm 以上，因口腔情况特殊而无合适的成品托盘可供选择的患者。个别托盘制作方法见图 11-2-1～图 11-2-3。

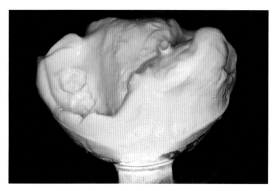

图 11-2-1 用成品托盘制取的初印模

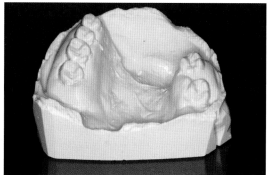

图 11-2-2 灌注初模型

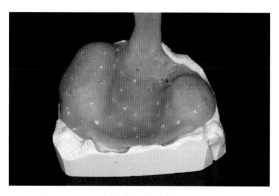

图 11-2-3 在初模型上制作的个别托盘

2. 注射印模法 此法适用于张口度较小而无法使盛有印模材料的托盘放入口内的患者，或印模材料很难进入倒凹区时，如鼻底倒凹区、上颌颊侧倒凹区。常用的取模用注射器是由聚氯乙烯制成的，其出口管较长而粗，有一定弹性，以便于进入缺损区，但使用后必须立即清除多余印模材料，并清洁干净，以免印模材料凝固后造成注射器堵塞。

3. 分层印模法 此法适用于上颌骨缺损较广较深，无法一次取得印模者。首先，把一小块软化的印模膏填入缺损最深处，凝固后取出，然后，组织面刮去一层，表面涂少量弹性印模材料再次放入缺损区，衬印取模。检查无误后重新放入缺损区，选择合适托盘再次取模，印模材料凝固后分别取出托盘和印模膏块，在口外拼对合适，接缝处用蜡固定后灌注模型。

4. 分段印模法 此法适用于张口度很小，用其他方法未能取得完整的印模者。用两个半侧部分托盘，先取一侧印模（压入口内后不取出），再取另一侧印模，使后放入的托盘与先放入的托盘之间有部分重叠，最后分别取出印模，将其拼在一起，灌注完整模型。

5. 无托盘石膏印模法 此法适用下颌骨缺损较多者。用堆的方式将调拌好的印模石膏放入缺损区，待石膏凝固后分段取出，然后用弹性印模材料进行加衬印模。

（二）固位方法

颌骨缺损后，由于软硬组织大量的缺失，修复体得以支持和固位的组织大为减少，所以治疗中必须根据患者口腔具体情况，尽量利用现有组织，设计出多种多样的固位方法，临床上常用的固位方法有：

1. 卡环固位 卡环是一种较好的固位体，在修复治疗中，应首先考虑卡环固位，当其固位力不足时，可选用其他一些固位方法。

2. 尽量扩大基托面积 颌骨缺损后，支持组织减少，为了增强修复体的固位和支持，同时也为了适当地恢复患者面部的丰满度，应尽量地扩大基托面积，并与组织面紧密贴合。但是不能承受𬌗力的薄弱黏膜、瘢痕组织以及鼻甲等除外。

3. 利用组织倒凹固位 上颌骨缺损后，往往在唇侧或颊侧形成一带状瘢痕，带状瘢痕以上常有一个较宽大且有倒凹的缺损腔，修复体的唇侧或颊侧基托可伸展到该区域，利用倒凹固位。下颌骨缺损修复治疗，可利用磨牙后垫区的舌侧倒凹或唇、颊侧的瘢痕倒凹区，必要时可行唇、颊、舌沟加深术，以增加组织倒凹来改善固位。

4. 鼻孔插管固位 当一侧或两侧上颌骨缺损，而且上颌无牙、鼻后孔组织较硬、缺乏弹性时，无法采用卡环、组织倒凹等其他固位方法的患者，可采用鼻孔插管固位法。

5. 种植体固位 种植体是颌骨缺损修复中重要的固位和支持结构，可在缺损区或邻近骨上植入种植体，解决修复体支持和固位的问题。种植体有多种上部结构，在颌骨缺损修复中应用最多的是杆卡式、磁附着式和螺丝固定式三种。除了用于颌骨缺损修复外，种植体还被广泛应用于面部缺损的修复，解决义耳、义眶和义鼻的固位问题。

6. 软性材料加衬固位 在颌骨缺损修复体的组织面经软性材料加衬后，可加强基托与组织间的密合度，提高吸附作用，同时对骨尖、骨突和骨嵴等也起到缓冲作用。

7. 磁性附着体固位 利用两个磁体间相吸的原理，将两个分开的修复体部分相互吸引以取得固位。常用的方法有基托内埋入法、根管内埋入法和组织内埋入法。

8. 弹簧固位 利用不锈钢丝弹簧的弹力，使上下颌修复体彼此分开而获得固位的方法。但采用此方法者常会感到咀嚼肌疲劳、颞下颌关节酸痛以及头痛等症状，长期使用者还可引起牙槽嵴吸收、黏膜红肿等问题。所以除了在不得已情况下采用外，一般不采用此方法固位。

9. 其他固位法 采用两个缺损修复体间联合固位的方法，采用中空基托及树脂人工牙以减轻重量等。

（三）重建咬合关系

颌骨缺损后，尤其是由外伤引起或者先天性唇腭裂者，咬合关系往往发生错乱，有的患者可能只有个别牙有咬合接触，从而严重影响了面部外形和生理功能。所以在进行颌骨缺损修复治疗时，通常可采用选磨、人造冠修复、𬌗垫、双重牙列以及翼状颌导板等方法来重建患者的咬合关系。

四、上颌骨缺损的修复

后天性上颌骨缺损多由肿瘤外科切除或外伤等引起，通常情况下，患者口腔鼻腔相通，造成进食与吞咽困难、言语不清以及心理创伤等。可采用义颌修复的方法恢复缺损，修复治疗过程可分为三个阶段：第一阶段称为即刻外科阻塞器（即腭护板）；第二阶段称为暂时义颌；第三阶段称为正式义颌。

（一）腭护板

腭护板是在手术治疗前取印模并在模型上预制完成，然后在外科手术后即刻戴上的修复体。它的主要作用是在手术后初期覆盖在缺损腔，使口腔和鼻腔分隔，戴用后应经常地、间隔地对其进行修改，以适应缺损区组织愈合时的快速变化。现将腭护板设计和制作要点简要介绍如下：

1. 设计 在外科手术前口腔颌面外科医师与口腔修复科医师一起研究，并取模灌注模型，把手术切除的范围画在模型上，腭护板设计范围要覆盖住并稍超过手术后的缺损腔，但不应进入缺损腔。

2. 制作 先在第一个工作模型上制作腭护板的健侧部分，注意基托不应达到手术区，在口内试戴调整合适后戴入口内，并取第二次印模，连同健侧部分一起从口内取出，灌注第二个工作模型，在模型上对要切除范围内的牙及牙槽嵴做修改，完成整个腭护板的制作。

（二）暂时义颌

由于腭护板是上颌骨手术后即刻要用的，而正式义颌需要等手术处伤口组织稳定后才制作，在这段时期内有些患者需要制作一个新的修复体，即暂时义颌，来维持适当的功能。有些缺损腔较小而且腭护板比较合适者可不制作暂时义颌，有些也可以用腭护板修改成暂时义颌。暂时义颌的制作，通常在外科手术后2～6周时开始进行。

（三）正式义颌

在患者外科手术后3～6个月时，缺损组织愈合良好且大小稳定后，可制作正式义颌。上颌骨单侧、前部或后部缺损者由于缺损处没有骨支持，正式义颌修复治疗可采用以下方法来防止义颌翘动：①对上颌骨切除的无牙颌患者，设计用种植体固位法，采用解剖式后牙，功能尖排列在牙槽嵴顶上，并无侧方𬌗干扰；②义颌的阻塞器部分延伸进入缺损腔，利用倒凹固位；③利用尽可能保存下来的牙或牙根固位；④尽量减轻义颌重量；⑤利用剩余腭部组织结构来获得固位、稳定和支持。以下分别介绍各种上颌骨缺损修复设计制作要点：

1. 上颌骨单侧缺损，健侧有较多余留牙患者的修复 这类颌骨缺损一般可采用中空式义颌、颊翼开顶式义颌或颧颊翼义颌进行修复。

（1）中空式义颌：上颌骨切除后，义颌比一般可摘局部义齿大得多，重得多。为了减轻义颌重量，可以将义颌阻塞器部分做成中空的，只需有限延伸，不占据整个缺损腔，做成低位中空式。

（2）颊翼开顶式义颌：这种义颌是对中空式义颌的改进，义颌的中空阻塞器没有顶盖，阻塞器近中面只沿着缺损腔近中壁有限延伸，颊侧面沿缺损腔的颊侧壁向上延伸到颊侧瘢痕组织带上方的倒凹区成为颊翼。颊翼开顶式义颌重量更轻，制作简单，而且语音质量较中空式义颌好一些。

（3）颧颊翼义颌：低位中空式义颌和颊翼开顶式义颌主要靠健侧的余留牙和患者的组织倒凹来固位，所以义颌不稳定、基牙易受损伤、咀嚼功能差等。颧颊翼义颌通过颧颊沟成形术，利用颧区骨组织来支持义颌，由于颧区是最佳骨支持区，所以对义颌的承力与稳定是很有利的，也减轻了对基牙的损伤，能较好地恢复咀嚼功能。

2. 上颌骨单侧或单侧部分缺损的无牙颌患者的修复　这类缺损的修复方法与上颌单侧部分缺损的无牙颌患者行正式义颌修复的方法相似，但是后者因有更多的硬腭保留，故义颌会获得多一些的支持和稳定。另外，由于无牙颌患者上颌骨单侧或单侧部分缺损修复治疗时往往不能充分利用缺损腔，固位常受到影响，所以为这类患者制作正式义颌时应在缺损侧剩余上颌前部设计种植体以增强固位。

3. 上颌骨双侧缺损的患者的修复　上颌骨双侧缺损的患者由于没有骨的支持，为此类患者制作的义颌能获得的功能相当有限，在咀嚼和吞咽时修复体相当不稳定，可考虑利用上颌骨颧突增加种植体获得固位和支持。上颌骨颧突骨质较为致密、坚实，所以它是上颌骨缺损后唯一可以被利用为上颌修复体提供支持和固位的组织结构。目前比较理想的全上颌骨缺失的修复方法为种植体 - 环形支架 - 磁性附着体固位的全上颌骨修复体，即利用支架将修复体所承受的𬌗力传递到种植体，然后由种植体传递到颧突，从而使修复体由颧突支持而获得满意的修复效果。

五、下颌骨缺损的修复

下颌骨缺损多由位于舌、口底、下颌骨和周围组织恶性肿瘤的切除、火器伤、创伤以及放射性骨坏死去除死骨等原因引起，也可由颌骨骨髓炎而引起。下颌骨缺损可发生在下颌骨的任何部位，由于其缺损范围大小不等，可使下颌骨为连续或不连续缺损。如局部牙槽突缺损、下颌支或下颌体等处的边缘缺损，仍可保持下颌连续。下颌不连续缺损一般可分为前部下颌骨缺损、一侧或两侧下颌骨缺损及全部下颌骨缺失。由于下颌骨缺损修复与上颌骨缺损修复相比难度更大，所以应采用一些先进的方法，如移植骨组织、软组织以及皮肤黏膜组织来修复下颌缺损变形处、下颌导治疗；种植牙、游离的具有骨与软组织及血管分布的联合皮瓣、骨坚固的固定技术等相结合，可恢复下颌骨缺损患者的功能和外貌接近于手术前或创伤前的状况。

（一）下颌导治疗

下颌导治疗是指减轻或消除下颌偏斜的治疗。在临床上，植骨前准备阶段及植骨后愈合阶段都必须进行下颌导治疗，方法有颌间结扎、颊翼颌导板、弹性翼腭托颌导板。由于颌间结扎只能短期应用，尤其当缺损范围大、剩余牙数目少时难于达到治疗目的，甚至还可能损伤余留牙，因此，颌导板是常用的方法。

1. 颊翼颌导板　当患者下颌骨缺损量不多，并存在着较多稳固的后牙，剩余下颌骨偏斜移位程度较轻且没有继发畸形时，可在患者下颌戴用颊翼颌导板。颌导板的颊翼位于患者前磨牙与磨牙区的口腔前庭，依靠上颌后牙来挡住颊翼部分而使下颌不偏斜。当下颌骨单侧缺损时，颌导板戴在健侧后牙上；当下颌骨前部缺损时，要制作两个颌导板，分别戴在两侧后牙上。在戴用颊翼颌导板的同时还要在上颌戴牙弓固位器，以避免上颌后牙因遭受颊翼的侧向力而腭向移位。

2. 弹性翼腭托颌导板　当患者的下颌骨缺损量大，余留后牙少且剩余下颌骨段偏斜移位程度较重或已存在继发畸形时，可以在患者的上颌戴用翼腭托颌导板。下颌偏斜移位轻度者也可以戴用。此颌导板的弹性翼调整范围大，操作容易，可长期戴用而不损伤牙，它不仅可抵抗下颌骨向舌侧牵引的力量，而且可对移位的剩余下颌骨段定期加力，逐步复位治疗。当下颌骨单侧缺损时，在腭托的健侧处制作一向下延伸的弹性翼来抵抗剩余下颌骨向缺损侧偏斜移位；当下颌骨前部缺损时，在腭托的两侧各制作一向下延伸的弹性翼来抵抗两侧剩余下颌骨段向内偏斜移位。

（二）下颌骨保持连续的缺损或重建连续后的修复

下颌骨保持连续缺损的患者首先应该行植骨术，而下颌骨不连续缺损的患者应在下颌骨恢复连续性的基础上，修复缺失牙，恢复功能和形态。通常植骨后约半年才可行正式修复体的制作，但对骨质愈合较快较好的年轻人，可提早到 3～4 个月进行，同时在设计时应注意修复体的结构，以减轻植骨区的负担。

1. 下颌骨前部缺损的修复　下颌前部牙槽骨缺损和下颌骨前部整个缺损经外科手术重建下颌骨的患者，往往都有余留后牙，前部有广泛的缺牙，常需行 Kennedy 第四类可摘局部义齿修复以增进美观，提供对下唇和颊的支持，改善患者语音，同时也增强患者对唾液的控制能力。如果缺损较小，则可直接采用余留牙进行固位，恢复其咀嚼功能；如果缺损较大，则应考虑在此区域放置骨种植体，修复体的固位和支持应由放置于下颌前部区域的种植体与余留牙一起承担，从而最大限度地恢复咀嚼功能。

2. 下颌骨单侧缺损修复　下颌骨单侧缺损的修复是很困难的，原因是由于特别长的杠杆臂以及无牙区承力面的不足，修复体在行使功能时会有很大的动度，所以修复效果不理想。对这类患者可采用种植体固位的修复体来修复。

3. 双侧下颌骨缺损修复　下颌骨全部缺损，由于无基牙可利用，修复体应通过义颌植入，采用种植体、磁性固位体等来获得支持和固位，比如用钛合金在手术前依据下颌骨的形状将网状义颌制作好，义颌植入成功后，利用义颌行下颌全口义齿的修复。如果患者不具备义颌植入条件者，修复体应充分利用组织倒凹（如颊、唇侧倒凹、磨牙后垫的下凹）以获得固位。

第三节　面部缺损的修复治疗

颜面部在人的外貌特征中占据重要的位置，还承担人体感觉、呼吸、摄食和情感等重要功能。面部缺损给患者带来的生理、心理创伤也远远大于其他部位。因此，面部缺损的仿生修复对于不能采用手术等方法恢复的患者来讲，具有非常重要的意义。

一、面部缺损的修复治疗原则

（一）早期修复

面部缺损的修复治疗，虽然主要是恢复缺损区的外形，但对保护创面、防止周围组织挛缩以及恢复患者咀嚼、吞咽、语音等生理功能非常有利，所以必须早期修复。

（二）尽可能地恢复面部容貌

用于面部缺损修复的修复体应尽可能恢复面部外形，除了形态逼真外，色泽及透明度应力求自然,而且质地要柔软,以达到以假乱真的效果。

(三)要有足够的固位

由于面部缺损的修复体显露在外面,易受到碰撞或挤压,所以必须有足够的固位力,以免松动脱落。

(四)修复体应轻巧、使用方便和舒适耐用。

二、面部缺损的修复特点

由于面部缺损情况各不相同,所以在取印模方法、固位等方面都有各自的特点。

(一)取印模的特点

由于面部缺损的部位、大小及深浅等各不相同,而且主要在表面,又无适合的成品托盘,所以取印模时一般均需直接灌注印模材料来取印模。

(二)固位方法

面部缺损修复治疗,常用的固位方法有以下几种:

1. 组织倒凹固位　眼球缺损时可用眼睑、眼窝内组织倒凹来固位;鼻缺损时可利用鼻腔倒凹或上唇内侧边缘倒凹来固位;耳缺损时可利用耳残留部分的倒凹或外耳道来固位。

2. 眼镜固位　眼镜架固定义鼻、义眼或义耳是一种较理想的方法。两侧耳郭和鼻梁可成三点固位平面,其中任何一点的缺损都可通过其他两点获得固位。眼镜架与义鼻或义耳之间的连接有固定、活动连接两种,缺损面积较大者可采用活动连接,缺损面积较小者可采用固定连接。眼镜架要宽并与面部、耳郭贴合良好,也可依修复的需要而特制。

3. 卡环固位　主要用于面颊部缺损修复体的固位。可选择上颌或下颌后牙作为基牙,常规制作间隙卡环,并使其连接体位于颊侧。最佳方法是采用双臂卡环来加强固位。

4. 粘固剂固位　主要用于义耳、义鼻、眼眶缺损修复体及面颊部修复体等的固位,常与其他固位方法同时使用,以确保修复体的稳定。

5. 发夹固位　主要用于义耳的固位,义耳借助发夹的弹性贴附于缺损部位。

6. 种植体固位　主要用于义耳(图 11-3-1,图 11-3-2)、义鼻、眼眶缺损修复体(图 11-3-3,图 11-3-4)等的固位。

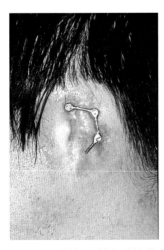

图 11-3-1　耳缺损区植入种植体支架

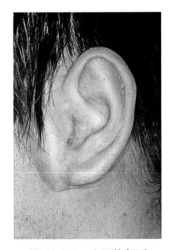

图 11-3-2　义耳修复后

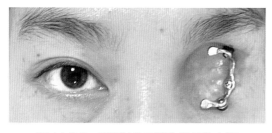

图 11-3-3　眼眶缺失区植入种植体支架

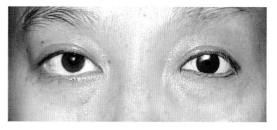

图 11-3-4　义眶修复后

7. **磁性固位**　通常与种植体结合，或者磁体和衔铁都设置在修复体上，利用磁力使修复体固位。

8. **联合固位**　与口腔相通的面部缺损且同时又有颌骨缺损者，两者缺损的修复体间可采用插管或磁体使两者获得固位。

（三）材料的特点

要实现面部缺损的仿真修复，用于面部缺损修复的修复体形态应自然逼真，而且要具有适当的柔软度，颜色及透明度应与邻近组织一致，另外表面不反光。通常情况下是采用软性材料来制作，主要有增塑型聚甲基丙烯酸甲酯树脂、聚氨酯弹性体和硅橡胶材料，其中以硅橡胶材料的生物相容性、生物安全性和仿真性能最好。为了使软性材料与患者皮肤颜色更接近，可以采用不易褪色的无机颜料进行染色。随着计算机技术发展，已经有学者采用计算机测色、配色。

（四）面部外形的协调关系

面部缺损修复体应与整个面部和谐一致，在正常情况下，面部各器官间在形态、位置上应有一定的比例与协调关系。以成年人为例，正面观，从发际至鼻根的距离，与鼻根至鼻底、鼻底至颏底的距离相等；从横的方向看，面部总的宽度约等于五个眼的宽度；两眼内虹膜内缘之间的宽度与口裂的宽度相等；耳郭的上缘位于鼻根线的稍下方，耳垂位于鼻底线稍下，耳朵的长度等于鼻根至鼻底的长度；侧面观，眼外眦到耳屏的距离等于到口角的距离；耳朵位于头部侧面的中央稍偏后，耳屏大约在头部侧面的中央。

知识拓展

各类面部缺损的修复

（一）取印模的方法

由于面部缺损的部位、大小及深浅等各不相同，而且主要在表面，无适合的成品托盘，所以取印模时一般均需直接灌注印模材料来取印模，其主要步骤包括以下方面：

1. **面部取模法**　制取面部印模时，患者水平仰卧位，将头发、耳部包裹，清洁面部并涂凡士林，用两根长约 4cm 的橡皮管插入患者的两侧鼻孔，以保证取模时呼吸通畅。用印模膏或基托蜡片将所要取模的部位围住，高约 3～4cm。调拌流动性较好的印模材料，使其流布于整个面部，厚度约 1mm。在印模材料未凝固前，将棉花撕成小块并分散地安放在印模材料表面，然后迅速调拌加有加速剂的石膏，均匀地倒在印模材料表面，厚度约 1cm。印模材料和石膏凝固后，将印模同围堤一起取下，调拌石膏，灌注石膏模型。

2. 耳缺损取模法　患者侧卧位，使印模区与地平面平行，用小棉球填塞外耳道，以免印模材料流入耳内，皮肤表面及邻近头发涂凡士林，以油泥做围堤。调拌印模材料徐徐倒入围堤，待凝固后，将印模连同围堤一并取下，并灌注石膏模型。同样方法采取健侧真耳的印模，以备制作时参考。

3. 眼缺损取模法

（1）眼球缺损而眼睑健在者取模法：选择适合的托盘，在眼窝内先放置适量印模材料，翻开眼睑，将盛有印模材料的托盘放入眼窝，并轻轻加压，嘱患者自然闭合眼睑，待印模材料凝固后，轻轻地取出托盘，灌注石膏模型。

（2）眼球与眼睑同时缺损者取模法：与整个面部取模法相似。

4. 鼻缺损取模法　鼻缺损取模与上述面部取模法基本相同。于缺损区涂布凡士林后，将凡士林纱布或棉球轻轻地堵塞缺损区的底部，以免印模材料流入鼻腔。取一段橡皮管，插入口角，以备患者呼吸，并嘱轻轻闭口。调拌印模材料，取印模，并灌注石膏模型。

（二）各类面部缺损的修复

1. 耳缺损的修复　耳缺损可分为部分耳缺损和全耳缺失。全耳缺失目前整形外科手术效果尚不能令人满意，临床上多采用义耳修复。部分耳缺损且范围不大者，通常应采用整形外科手术修复。随着种植体材料和技术的发展，利用种植体固位的义耳修复，不仅固位可靠、使用寿命长、摘戴方便、不受运动的影响，而且在义耳外形雕刻时医务人员操作相对容易，从而提高了工作效率，也增强了义耳外形的逼真度。所以利用种植体固位的义耳修复已成为义耳修复领域中一项重要的新进展。

2. 鼻缺损的修复　鼻缺损可分为部分鼻缺损和全鼻缺失。部分鼻缺损患者行部分修复，但存在着配色和边缘问题，所以如义鼻边缘超过鼻的中线或鼻尖部缺损时，应采用包住整个鼻的修复设计，用硅橡胶包住剩余组织的部分要尽量薄，这样易获得较满意的固位和美观的修复效果。义鼻修复的固位设计，可采用眼镜架、黏着剂以及利用周围组织倒凹固位，也可用鼻底处骨种植体固位，临床上应依患者的具体情况选择最适合的固位设计。对一些体弱多病的患者，且不能很好地维持种植体清洁卫生的老年人，多采用眼镜架来固位义鼻。

3. 眼球缺失的修复　造成眼球缺失的原因一般是眼球摘除术，眼球缺失采用眼球修复体（即义眼）进行修复。在修复前，修复医师应检查患者睁眼与闭眼时睑裂开合情况、神经肌肉对眼睑控制情况、结膜的健康情况以及穹隆结膜存在情况。如有任何瘢痕带、粘连或不正常的肌附着在义眼修复前应行外科手术，纠正缺陷，一般在手术后4～12周，待彻底消肿后行义眼修复。义眼的修复分为两类，一类是定做的义眼，即通过取印模、灌注石膏模型、制作蜡型、画虹膜等步骤完成，另一类是对市场中出售的预成义眼经修改后完成的。

4. 眶缺损的修复　眶缺损是指眼球、眼眶内容物以及眼睑均缺损。缺损区常呈现为一底小口大的锥形空腔，有时还伴有眶底或者眶内侧壁的孔道与鼻腔相通，眶缺损修复的目的在于恢复容貌的完整性。可通过取模、灌注模型后设计制作义眶来修复，固位方法有多种，如眼镜架固位、种植体固位等。

小 结

　　本章节对颌面缺损的原因、影响、修复原则及颌骨缺损的修复方法和各类面部缺损的修复方法等内容进行了介绍。颌面部缺损的致病因素有先天性因素和后天性因素两大类,颌面部缺损对患者容貌、生理、心理精神等方面均带来巨大的伤害,此部分内容是了解内容。颌骨缺损的修复治疗原则是早期修复,以恢复生理功能为主,治疗中要注意保护余留组织,赝复体要有足够的支持和固位并且坚固耐用。面部缺损的修复治疗原则要求早期修复,赝复体要有足够的固位并且要轻巧、使用方便和舒适耐用。此部分内容中,颌面缺损修复原则和特点是需要重点掌握的。

思考题

1. 颌面部缺损对患者的影响有哪些?
2. 为什么颌骨缺损需要早期系列治疗?
3. 颌骨缺损的取模方法有哪些?
4. 颌骨缺损赝复体的固位方法有哪些?
5. 颌骨缺损修复前的检查和准备工作包括哪些?
6. 颌面缺损修复治疗的基本原则有哪些?
7. 腭护板的设计和制作要点。

（刘劲松　张景华）

参考文献

1. 姚江武,麻健丰. 口腔修复学. 3 版. 北京:人民卫生出版社,2015
2. 赵铱民. 口腔修复学. 7 版. 北京:人民卫生出版社,2012

第十二章　牙周病的修复治疗

牙周病的修复治疗是牙周病综合治疗的一个重要环节。牙周病患者虽经过成功的牙周基础治疗和手术治疗后，仍可能存在一些问题，如患牙的松动、移位、牙周创伤和咬合无力等症状，因而牙周病的成功治疗有赖于制订一套完善的、多学科联合治疗的系统性治疗计划，其中修复治疗常常占有重要的地位。牙周病的修复治疗必须按照牙周病的特点来设计和实施，从基牙的选择、修复体的设计制作、治疗过程等，均应遵循保护牙周健康、防止牙周病情加重或复发的原则。通过选择合适的修复方案和修复治疗方法来改善牙周病，建立稳定的平衡𬌗，并为牙周病的维护治疗做好准备，以保证牙周病综合治疗的远期疗效。

第一节　牙周病的修复治疗原则

牙周病的修复治疗目的是为了调整咬合、消除咬合创伤，建立协调的𬌗关系；固定松动牙，修复缺失牙，控制病理性的牙松动移位；促进牙周病变组织愈合，恢复咀嚼功能，改善全身健康状况。因而牙周病的修复治疗应遵守以下基本原则：

1. 尽量保存患牙　尽一切可能保存患牙是牙周病修复治疗的基本原则。保存患牙的条件应具备：治疗后牙周袋深度减小或消失，牙龈色泽恢复正常、质地变得坚韧；牙齿松动度减轻，牙周膜宽度趋于正常，牙槽骨密度明显增加，咀嚼效能得以适当恢复。但出现下列情况者应该考虑拔除：

（1）患牙Ⅲ度松动且牙槽骨吸收达根长 2/3；牙周袋深至单根牙的根尖、多根牙的根分叉以下，治疗无效者。

（2）缺牙较多，余留牙松动，且少而孤立，不仅难以减轻其牙周组织负荷，而且难以控制其病理性松动者。

（3）牙齿明显移位、伸长、倾斜，难以消除咬合创伤者；影响发音和美观，不利于夹板就位者；严重影响下颌运动和咀嚼功能的发挥，且妨碍修复者。

2. 固定松动牙　根据牙齿的松动度及其在牙弓上的位置，来决定固定松动牙的数量和范围，其原则如下：

（1）最好有一定数量的健康牙包含在固定范围内，否则应考虑适当扩大固定范围。松动牙数量越多，松动度越大，则应增加固定的牙数和范围；对于游离端缺失或缺牙数量多且余留牙少，并呈孤立者，应扩大固定范围。合理利用余留牙，利用牙槽嵴黏膜支持作用和夹板稳定设计，以减少侧向力和扭力；松动牙数量多，而分布在牙弓上的位置又不同者，应合理地利用附着体、套筒冠等连接方式，设计成固定式、可摘式或混合式牙周夹板。

（2）如果患者对颌牙强壮，且𬌗力大，应适当扩大松动牙固定范围，使上下颌牙周支持组织的支持力相适宜，以免产生𬌗创伤；如患者对颌牙为可摘义齿，则可适当地缩小松动牙固定范围。

（3）松动牙固定的时间长短，取决于其病因和性质，病因去除后松动消失者，应采用短期暂时性的固定；为了观察疗效，或是为恒久性夹板作过渡性准备者，可采用暂时性固定；长期不可恢复的病理性松动牙，需要修复性调𬌗以及𬌗重建者，应做长期恒久性固定。

3. 适当控制𬌗力　牙周疾病患牙的牙周组织由于病理性改变，耐受能力降低，正常𬌗力也会造成牙周负荷过大，故应适当控制𬌗力以保护基牙和余留牙。

（1）减小𬌗力：后牙𬌗面减径（颊舌径），加深𬌗面窝沟，通畅食物排溢道，减小牙尖斜度等以减小𬌗力。

（2）分散𬌗力：调磨早接触点，形成组牙接触𬌗型；修复缺失牙恢复牙弓完整性，改善咬合和邻接关系，减小近缺隙侧牙的受力；利用支托、切钩、邻间钩、联合卡环等分散𬌗力；利用联冠、卡环等结构将健康牙和患牙形成"多根巨牙"，减轻患牙负担；增加基托的面积分散患牙𬌗力。

（3）避免产生或消除不利的𬌗力：磨改外形高点，消除倒凹，从而使轴面与共同就位道方向一致；调整冠根比例，使牙周组织的负荷减轻；采用套筒冠或附着体，减轻戴用夹板时施于基牙上的扭力；游离端缺牙应采用近中𬌗支托，孤立基牙应采用近远中𬌗支托，最后孤立的有倾斜的磨牙应设计成圈形卡环。注意𬌗支托不宜放在基牙的倾斜侧；基牙的卡环尖进入倒凹区不要过深，利用卡环臂和基托交互作用、卡环在牙弓上形成的相互牵制作用，以避免摘戴夹板时对基牙产生的侧向力和扭力；治疗紧咬牙和磨牙症等不良习惯，消除功能紊乱性𬌗力。

第二节　牙周病修复治疗的临床分类

临床上依据有无缺牙以及松动牙在牙弓上的位置，按照牙周病修复治疗设计分为三种类型：第一类：牙列完整，全口牙有不同程度的松动；第二类：牙列完整，个别牙或一组牙松动；第三类：牙列缺损，余留牙部分或全部松动。三种类型其处理方法如下：

第一类：首先固定松动牙，发挥牙周组织的潜在力量和代偿功能的整体作用，然后分散、降低𬌗力，并改变力作用的方向；其次通过调𬌗，消除早接触点和咬合干扰，建立协调的咬合关系；最后根据松动度是否消失，来选择过渡性或恒久性夹板固定。

第二类：首先去除引起咬合创伤的因素；其次将松动牙与健康牙连接固定，以恢复生理咀嚼功能；最后根据治疗需要，选择不同的夹板固位与松动牙固定装置。

第三类：首先要修复缺牙以恢复牙弓的完整性；其次要保护余留牙和基牙，让其充分地发挥潜在力量和代偿功能的整体作用；最后应适当地恢复咀嚼功能，从而使𬌗力与牙周、黏膜的耐受性相协调。

以上三种类型中，如果出现前牙移位者，应该先行正畸复位治疗后，再固定松动的前牙。如果出现前牙深覆𬌗者，应通过适当地加高后牙𬌗高度或修复缺失后牙来缓解前牙创伤并固定松动牙。但加高后牙𬌗高度应注意避免造成颞下颌关节疾患。

第三节 牙周病的修复治疗常用方法

牙周病修复治疗应在控制菌斑、消除炎症的基础上进行，根据对患者的检查和诊断，制订出全面而详细的治疗计划和实施方案。牙周病的修复治疗方法包括调𬌗、牙周夹板固定或牙周夹板式义齿修复。

一、调𬌗

调𬌗是通过调磨引起牙周组织创伤的患牙牙尖高度或边缘嵴，改善𬌗面形态，从而消除创伤性咬合，使𬌗力分布均衡，协调咬合关系，恢复对牙周支持组织的正常生理性刺激，维持牙周组织的健康。调𬌗治疗一般在牙周病被控制之后进行。因为有些牙齿因炎症而有移位，当炎症消退后，患牙常有少量的复位，此时再进行调𬌗比较准确。此外，如果炎症不控制，单纯调𬌗将不能取得良好的疗效。对有明显咬合创伤的牙齿，应在牙周手术前进行调𬌗，以利于牙周组织的愈合和修复。

1. 调𬌗目的

（1）使各牙的𬌗力作用方向与牙长轴方向一致。

（2）消除早接触点和咬合干扰，均匀地分散𬌗力。

（3）适当地减小𬌗面颊舌径，减轻牙周创伤。

（4）降低楔状牙尖高度，防止食物嵌塞。

（5）磨改宽平的𬌗面，恢复牙尖外形、𬌗面窝沟及食物排溢道。

（6）调磨过长牙、倾斜牙、移位牙，促进建立协调的咬合关系。

（7）磨改由于磨耗不匀而造成的高尖陡坡和高边缘嵴，减少侧向力，重建良好的边缘嵴，使其均匀协调。

2. 调𬌗的适应证

（1）咬合创伤（如早接触点、咬合干扰）。

（2）磨耗不均匀的边缘嵴、高陡牙尖及楔状牙尖。

（3）重度磨耗所致的宽平𬌗面。

（4）影响咬合与邻接关系的伸长牙、倾斜牙、移位牙。

3. 调𬌗步骤 调𬌗前，需认真检查牙列状况，如炎症与咬合创伤都很明显时，则消除炎症与调整咬合应同时进行。由于调𬌗是一种不可逆性的治疗方法，所以必须仔细检查（先作牙尖交错𬌗检查，然后作前伸𬌗、侧方𬌗检查），查明需调𬌗的范围、具体位置后再进行调𬌗；不能破坏患者咬合的稳定性，不能降低𬌗高度，应保持牙尖交错𬌗的咬合支持点；调𬌗需要患者的配合，要对患者进行详细的解释、示教和训练，以取得患者的理解，并能自然地、准确无误地完成各种下颌运动动作；要通过视诊、触诊，用咬合纸、蜡片以及研究模型等检查手段，必要时要上𬌗架做进一步检查，从而找出需磨除的部位；每次口内调磨不宜过多，应分次进行。具体操作步骤如下：

第一步：消除明显的𬌗障碍。

（1）磨改伸长牙：将超出𬌗平面的伸长牙或牙尖磨低，使之与𬌗平面相适应，可分次磨改，并配以脱敏治疗，对过度伸长的牙需要失活后进行磨改。

（2）调磨楔状牙尖：因磨耗而形成的高陡牙尖、斜面，楔状力量可使邻牙分离，引起食物嵌塞，并形成侧向力。所以应将该牙尖磨圆、磨短，这样不仅可使食物嵌塞有所改善，而且也减小了侧向力（图12-3-1）。

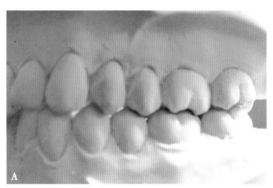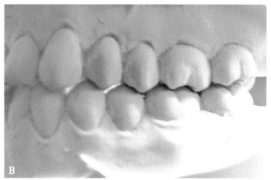

图 12-3-1　楔状牙尖的调磨
A. 调磨前　B. 调磨后

（3）处理磨耗不均匀的边缘嵴：由于两个邻牙边缘嵴高度不一致，可引起食物嵌塞和异常力量，造成牙周组织损伤，所以应酌情调磨较高的边缘嵴，或用修复方法使较低的𬌗面相应增高（图12-3-2）。

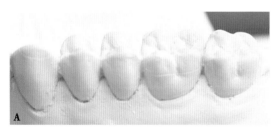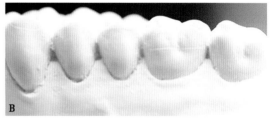

图 12-3-2　边缘嵴高度不一致的调磨
A. 调磨前　B. 调磨后

（4）磨改宽平的𬌗面：磨改牙冠轴面外形，调整颊舌径或近远中径，改善牙尖、沟窝和边缘嵴的解剖形态，加大窝沟的深度，增加食物溢出道（图12-3-3）。

（5）处理倾斜、移位、扭转、额外牙和畸形牙：凡妨碍下颌功能性运动或引起食物嵌塞者，应根据具体情况，采用调磨、正畸、修复，甚至拔除等方法进行处理。

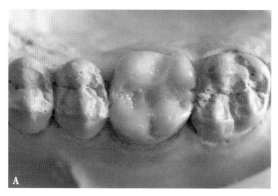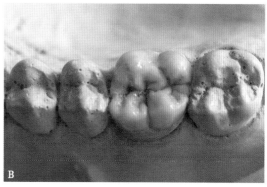

图 12-3-3 磨改宽平的𬌗面
A. 磨改前　B. 磨改后

第二步：消除牙尖交错𬌗的早接触点。

（1）如为尖对斜面的早接触关系，应将斜面磨改成凹面，形成尖对窝的支持牙尖交错𬌗的稳定点。

（2）如为斜面对斜面的早接触关系，应磨改成协调的斜面接触关系，以建立更多的适合𬌗高度的正中支持部位。

（3）调𬌗直至下颌能无障碍地从正中关系闭合到牙尖交错位，使上下颌大多数牙平衡接触并受力均匀。注意不能调磨功能牙尖。

第三步：消除前伸𬌗干扰

（1）应尽量调磨上颌前牙前伸咬合的接触区，使上下颌前牙切缘有最大的接触面，但不能调磨牙尖交错𬌗的接触点。

（2）如下颌切牙在牙尖交错𬌗、前伸𬌗同时存在早接触时，则应调磨下颌切牙切缘唇斜面。

（3）前伸𬌗时，如后牙有𬌗干扰，则应调磨上颌后牙的远中斜面及下颌后牙的近中斜面。

第四步：消除侧方𬌗干扰。

（1）先调磨工作侧𬌗干扰，使牙尖工作斜面关系协调，达到组牙接触，然后再调磨非工作侧𬌗干扰。

（2）如只在工作侧上下颌牙颊尖间有𬌗干扰点，则应调磨上颌牙颊尖的舌斜面。

（3）如只在工作侧上下颌牙舌尖间有𬌗干扰点，则应调磨下颌牙舌尖的颊斜面。

（4）如工作侧牙尖有𬌗干扰点，将此侧再作为非工作侧时，也有𬌗干扰点，则应调磨此牙尖。

（5）如非工作侧有𬌗干扰点，则通常只调磨上颌牙舌尖的颊斜面和下颌牙颊尖的舌斜面，并尽量保留牙尖顶。

二、牙周夹板固定

牙周夹板是一种治疗、固定松动牙的矫治器。它将两颗或多颗松动的患牙连接在一起，或者在修复缺失牙的同时，固定松动牙，将多个松动牙连接在一起，或将松动牙固定在牢固的健康牙上，使之成为一个新的咀嚼单位，提高患者的咀嚼功能。牙周夹板固定可以分散殆力，减轻牙周组织的负荷，使患牙得到生理性休息，从而有利于牙周病变组织的恢复和愈合。牙周夹板固定是牙周炎修复治疗的重要方法之一。

（一）牙周夹板应具备的条件

1. 制作简单，使用方便，在制作时应以少磨除或不磨除牙体组织为原则。

2. 固位力强，固定效果好，能抵御各个方向的外力。

3. 符合口腔卫生条件，有自洁作用，对口腔软硬组织无不良刺激。

4. 不影响咀嚼功能和发音功能。

5. 美观、舒适，经济耐用，不妨碍牙周病其他治疗的进行。

（二）牙周夹板的种类及应用

牙周夹板分为暂时性和恒久性两类。暂时性牙周夹板使用时间较短，一般几周到数月不等，待牙周组织愈合后，可拆除夹板；或暂时性夹板戴入后，组织对治疗反应良好，牙周组织显示有初步的修复或再生现象时，可以考虑换用恒久性牙周夹板。恒久性牙周夹板与控制病理性松动牙和修复有关，患者需长期戴用。

1. 暂时性牙周夹板　暂时性牙周夹板适用范围：①夹板固定因外伤或咬合创伤引起的急性牙周炎及牙松动，使患牙得到固定，有利于牙周组织修复和愈合；②牙周病基础治疗过程中，作为过度性措施，采用暂时性夹板固定牙周病患牙，观察牙周组织的修复效果；③牙周病修复治疗选择恒久性夹板治疗，在牙周病基础治疗过程中，为终止患牙的创伤和移位，可采用暂时性夹板先行固定牙周病的松动牙。

目前临床常见的暂时性牙周夹板可分为结扎丝固定牙周夹板、光固化树脂夹板、尼龙丝 - 复合树脂夹板和纤维 - 复合树脂夹板。

（1）结扎丝固定牙周夹板：结扎固定材料选用牙线、外科丝线、尼龙线以及软结扎用不锈钢丝等材料，将松动牙用连续结扎的方法固定于邻近的健康牙上。此法固定效果较差，只能用作短暂的固定，每 1～2 周应更换一次。结扎固定法多用于结扎松动前牙，结扎时要求结扎丝应位于舌面隆突和邻接点间，以防止结扎丝向切端或龈端方向滑脱。先用双套结或外科结固定在尖牙上，然后用连续结扎或 8 字形结扎其他前牙，最后固定于对侧尖牙上。操作时应注意保持牙本来的牙间隙以及位置关系，以防牙受力移位。

（2）光固化树脂夹板：光固化树脂夹板固定方法适用于因外伤或咬合创伤引起的急性牙周炎及松动的下颌前牙。不需要做牙体预备，夹板固定的周期在一年之内。夹板固定时，先将牙面彻底清洁，对需固定的松动牙和邻牙邻面及舌面上进行釉质酸蚀处理，冲洗干净并吹干，然后涂布一层薄而均匀的釉质粘接剂，并覆盖 0.5～1mm 厚度的光固化复合树脂，成形后光照 40 秒，最后调殆、抛光。注意复合树脂覆盖粘接部位应在下颌前牙邻面及无咬合的舌面、舌隆突上，不能覆盖在牙龈上，同时应保持邻间隙通畅。

（3）尼龙丝 - 复合树脂夹板：洁治或牙周治疗后确定需固定结扎的牙，经彻底清洁牙面后，取一段长约 40～50cm 的尼龙丝，从结扎区一侧牙位逐个打单结或多结至另一侧牙位，然后用同样方法返回结扎第二道，第三道结扎仍打单结，尼龙丝从前两道的龈侧相互穿过，再在这两道的切端侧做结扎，将三道尼龙丝结扎在一起，并逐个进行至另一侧，对牙间隙稍宽的两牙间可结扎 2～3 个结（图 12-3-4）。结扎后复合树脂要求覆盖尼龙丝线和邻面。完成后进行调殆、抛光。树脂固定时牙体未经酸蚀处理，夹板应在 3 个月内拆除，牙体经酸蚀处理可保持 1 年。

（4）纤维 - 复合树脂夹板：夹板固定时先进行牙面清洁，对需要固定的上颌前牙舌隆突或后牙𬌗面颊舌径中线处预备能放置纤维丝和充填光固化树脂的浅沟，沟宽度约1.5mm，深度在牙釉质与牙本质交界处。然后对牙体预备沟作酸蚀处理、冲洗、吹干，先将少量光固化树脂置入沟底，剪一段与固定沟相同长度的纤维丝放置在沟内，再用光固化树脂充填预备沟，光照固化后调𬌗抛光，消除早接触点与𬌗干扰点。夹板固定后应保持邻间隙的通畅，以利于自洁作用。纤

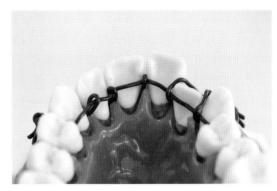

图 12-3-4　尼龙丝结扎

维 - 复合树脂夹板固定适用于选择恒久固定夹板或套筒冠牙周夹板治疗的病例。在进行牙周基础治疗阶段，对松动的上颌前牙和后牙做暂时性固定，固定周期一般在 6 个月至 1 年内。

暂时性牙周夹板固定的不足之处主要有机械性能普遍较差、固位体周围易存留食物、影响刷牙的有效性、引起龋坏发生、有异物感等，而且也不适合对美观要求较高的患者。

2. 恒久性牙周夹板　恒久性牙周夹板是指经过粘固、患者不能自行摘戴的一种夹板。使用恒久性牙周夹板对牙周病松动牙的长期固定可使牙周炎得到进一步控制，减缓甚至停止牙槽骨的吸收，提高咀嚼效能，如同时伴有缺牙可起到夹板及义齿的双重功效。

恒久性牙周夹板的适用范围：经过暂时性固定，疗效良好，可以换用恒久性牙周夹板；牙周病患牙，经过治疗，炎症基本消失或控制，但需长期固定松动牙；部分牙列缺损，修复缺牙同时需要固定松动牙。恒久性牙周夹板根据设计和制作方法的不同可分为可摘式、固定式和固定可摘式三种类型。

（1）可摘式恒久性牙周夹板：可摘式恒久性牙周夹板有两种类型，即金属支架可摘式牙周夹板和金属支架𬌗垫式牙周夹板。此类夹板可以自行摘戴，有利于口腔清洁，不会影响牙周基础治疗的维护。可摘式牙周夹板对完整牙列和牙列缺损的牙周病修复治疗病例均可采用。可摘式恒久性夹板修复体表面应该光洁，避免菌斑附着。

金属支架可摘式牙周夹板（图 12-3-5）与金属支架可摘局部义齿的组成以及修复体的制作方法基本相同，但可在牙周病的夹板固定修复治疗设计中，对松动患牙的固定，常采用各类卡环、间隙钩、切端邻间钩、唇弓等。牙周夹板修复体设计应考虑在牙列中选择牙周组织健康与相对健康的基牙或某一组牙上放置起主要固位作用的固位体，而在牙周组织破坏吸收的患牙上放置固定松动牙的固位结构。牙周夹板修复体中联合卡环、长臂卡环、连续卡环、间隙钩、切端邻间钩都能起到固定松动牙，防止食物嵌塞和分散𬌗力的作用。修复体基托伸展范围和可摘局部义齿基本相同，基托与牙接触区应位于

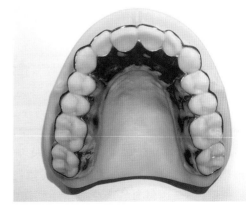

图 12-3-5　金属支架可摘式牙周夹板

牙的外形高点线处并接触密合,在龈乳头处的基托组织面则要有足够缓冲。

金属支架𬌗垫式牙周夹板修复体组成结构与金属支架可摘式𬌗垫基本相同,修复体与对颌牙咬合接触部位,用金属或树脂覆盖牙列的后牙𬌗面和前牙切端,形态同牙体𬌗面与切端。咀嚼时可以分散咬合力,减少牙周组织破坏和吸收的患牙受力,避免咬合创伤,恢复正中咬合时的垂直距离。临床常用于牙列后牙𬌗面和前牙切端磨损伴牙周组织创伤,息止𬌗间隙增大的病例。

(2)固定式恒久性牙周夹板:该类夹板是指经过粘固后患者不能自行摘戴、可以长期戴用的牙周夹板(图 12-3-6)。此类牙周夹板能有效地固定牙周病的松动牙,把牙周组织破坏和吸收的个别牙或一组松动牙与牙列上牙周组织健康或较健康的牙连成整体,起到分散𬌗力、避免咬合创伤的作用,与全冠修复相似,缺点是牙体组织磨削量较多。固定式恒久性牙周夹板与全冠联冠修复体的组成结构基本相同,牙周夹板的固位体可选择全冠、部分冠等,如有缺牙区可用桥体修复。

采用固定式恒久性牙周夹板对牙周病进行修复治疗,临床必须符合:牙周病经牙周基础治疗,牙周炎症得到控制;牙周组织破坏和吸收较严重的个别牙需作根管治疗;牙周夹板固位体除达到常规要求外,固位体龈边缘应置于龈缘之上,采用半冠固位体的冠边缘应在牙冠中 1/3 区域;固位体𬌗面牙尖高度应降低,增加溢出沟,加大外展隙,以减小𬌗力,消除扭力;去除轴面过突外形,过大倒凹,有利于自洁作用;桥体端接触面要小或形成卫生桥体,前牙桥体采用改良接触式桥体,有利于牙周清洁等。

(3)固定可摘式恒久性牙周夹板:固定可摘式恒久性夹板以套筒冠为代表,为固定式与可摘式牙周夹板的联合应用。此类牙周夹板适用于牙周组织破坏和吸收较严重的牙周病病例,将牙周组织破坏和吸收较严重的患牙和较健康的牙连接固定形成多基牙,为牙周夹板修复体提供支持和固位,又能对牙周组织破坏和吸收的松动牙起到固定作用,避免咬合创伤。套筒冠牙周夹板摘戴方便,有利于牙周病基础治疗效果的维护,以及牙周的清洁,能有效地控制菌斑形成(图 12-3-7)。

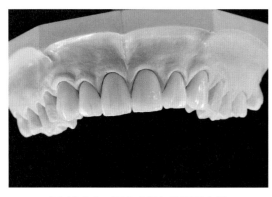

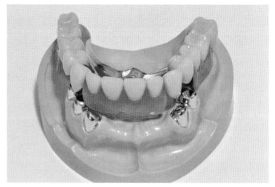

图 12-3-6 固定式恒久性牙周夹板　　　　图 12-3-7 套筒冠牙周夹板

采用套筒冠牙周夹板对牙周病进行修复治疗,临床必须注意在制取印模时防止对牙周组织破坏和吸收的松动牙造成推移而移位;套筒冠牙周夹板的固位体制作精度高,要具备共同就位道,避免因修复造成牙周组织创伤;修复体外形应减小𬌗力,有利于保护牙龈组织和达到自洁作用的要求。

小 结

牙周病修复治疗是牙周病综合治疗的一个重要组成部分。通过对患牙进行调𬌗，消除早接触点和咬合干扰，降低高陡牙尖及楔状牙尖，改善牙体外形，调磨不均匀的边缘嵴、过长牙、倾斜牙、移位牙，重新建立协调的咬合关系，恢复对牙周支持组织的生理性刺激，维持其健康。选择暂时性牙周夹板和恒久性牙周夹板将松动牙和健康牙连接固定在一起，使其成为一个新的咀嚼单位，从而起到分散𬌗力和减轻牙周支持组织负荷的作用，使患牙得到生理性休息，最终达到牙周组织的愈合修复和行使功能的目的。

思考题

1. 牙周病修复治疗的目的是什么？
2. 牙周病的修复治疗要遵循哪些治疗原则？
3. 牙周病修复治疗是如何进行临床分类的？
4. 牙周病修复治疗中采用调𬌗的目的是什么，有什么要求？
5. 调𬌗分为哪几个步骤？
6. 牙尖交错𬌗、前伸𬌗、侧方𬌗早接触应该如何调𬌗？
7. 牙周夹板应具备哪些条件？
8. 临床上常选用哪些暂时性牙周夹板？使用中应注意哪些问题？
9. 暂时性牙周夹板和恒久性牙周夹板分别有哪些优缺点？
10. 可摘式、固定式和固定可摘式牙周夹板各适合哪些病例？

（任彦萍 刘呈胜）

参考文献

1. 束蓉. 临床牙周病治疗学. 上海：上海世界图书出版公司, 2011
2. 赵铱民. 口腔修复学. 7版. 北京：人民卫生出版社, 2012
3. 原双斌. 优𬌗理论与技术. 北京：人民卫生出版社, 2016

第十三章 颞下颌紊乱的修复治疗

第一节 概 述

颞下颌紊乱（temporomandibular disorders，TMDs），亦称颞下颌关节紊乱或颞下颌关节紊乱病，它是一类病因尚未完全清楚而又有相同或相似临床症状的一组疾病的总称，是由关节囊内和神经肌肉疾病引起的疾病，是口颌系统疾病。本病好发于青壮年，以 20～30 岁青壮年多见，一般包括颞下颌关节区或咀嚼肌疼痛、下颌运动异常且伴有功能障碍以及关节弹响、杂音等三类症状。TMDs 的诊治需要口腔修复科、口腔颌面外科、口腔正畸科等学科的医师共同完成。

颞下颌关节（temporomandibular joints，TMJs）与咀嚼肌群、韧带、颌骨及牙齿咬合关系较为密切，互相协调方能行使正常的生理功能。如果神经肌肉功能失调或关节结构发生改变，就有可能出现 TMDs 症状。

一、病因

颞下颌关节紊乱病一般认为是多因素发病，常见的有关因素如下：

1. **咬合因素** 牙尖过高、牙齿过度磨损和磨耗、磨牙缺失过多、不良修复体、颌间距离过低或过高等因素，可造成咬合关系紊乱，进而破坏关节内部结构与功能的平衡，颞下颌神经肌肉不调，从而促使本病的发生与发展。

2. **创伤因素** 患者有局部创伤史，如外力撞击、咬硬物、张口过大等急性创伤；还有经常咀嚼硬食、夜间磨牙以及单侧咀嚼习惯等，这些因素可能引起神经咀嚼肌群功能失调和关节挫伤或劳损。

3. **心理社会因素** 患者常有情绪紧张激动、易怒、失眠等精神症状；慢性迁延性患者可以发现精神因素对症状反复发作的影响。

4. 关节解剖因素　关节结构中的髁突变小、咀嚼肌和韧带明显变弱致关节的承重能力减低等均可诱发本病。

5. 免疫因素　研究发现颞下颌关节紊乱病有免疫细胞参与。

6. 全身及其他因素　风湿病、受寒、不良姿势等均可诱发本病。

二、常见类型

1. 咀嚼肌紊乱疾病　常见类型包括翼外肌功能亢进、翼外肌痉挛、咀嚼肌群痉挛和肌筋膜痛。

2. 关节结构紊乱疾病　该病是关节紊乱病中构成比最高的一类（图 13-1-1，图 13-1-2）。常见类型包括可复性盘前移位、不可复性盘前移位、关节囊扩张和关节盘附着松弛。

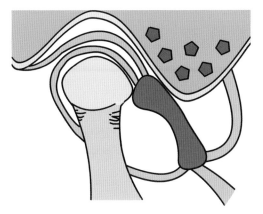 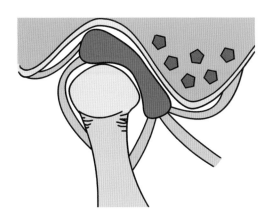

图 13-1-1　闭口位关节盘前移位位置　　　　图 13-1-2　闭口位正常关节盘位置

3. 关节炎性疾病　各种原因造成的滑膜或关节囊的急慢性炎症。

4. 骨关节病或骨关节炎　关节骨、软骨和关节盘的退行性改变，可伴有关节盘穿孔（图 13-1-3）。

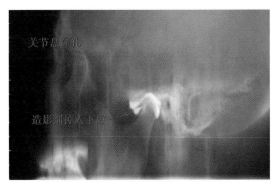 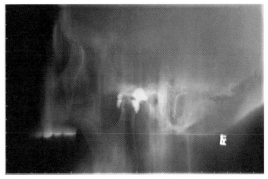

图 13-1-3　关节盘穿孔

三、临床表现

1. 颌面部疼痛 颌面部疼痛是主要临床表现，表现为开口和咀嚼运动时关节区或关节周围肌群的疼痛，一般无自发痛。

2. 弹响和杂音 可复性关节盘前移位时常有开口初或闭口末时期的单声弹响音；关节盘破裂穿孔及骨关节病则为连续的破碎音或摩擦音。

3. 下颌运动异常 下颌运动异常包括开口度异常、开口型异常、开闭口运动出现关节绞锁等。如不可复性盘移位，关节盘完全位于髁突前内侧，髁突前移推压关节盘时，关节盘不能复位。可无弹响，但有弹响史。开口型偏向患侧，下颌向对侧运动受限。患侧有疼痛感，是由于髁突位于关节盘后方造成的。

4. 部分患者有头痛、耳鸣等症状。

第二节 临 床 检 查

一、一般检查

（一）问诊

询问病史包括现病史、既往史等。现病史应包括发病的时间、起因及过程。既往史包括一般病史；口腔疾病治疗史如口腔手术、修复、正畸等；不良习惯如夜磨牙、单侧咀嚼、咬硬物等。

（二）视诊

1. 观察患者的精神状况是否正常，有无紧张、焦虑。

2. 观察患者的面部是否协调对称，有无发育畸形、外伤痕迹、术后瘢痕以及上下颌前后关系是否协调等。

3. 观察下颌运动是否正常，包括开口度、开口型、下颌前伸和侧方运动。

（三）听诊

听诊应包括开闭口运动时关节杂音和咬合音。

1. 检查关节有无弹响，有无杂音。用听诊器听诊，也可用多普勒声音探测传感器记录音频信号。

2. 让患者有节奏地叩齿，如叩齿声清脆则说明咬合稳定，如叩齿声模糊则说明咬合不稳定。

（四）触诊

1. 咀嚼肌触诊 咀嚼肌触诊包括对颞肌、咬肌、翼内肌、翼外肌、二腹肌后腹及胸锁乳突肌的触诊。用手指对双侧肌对称部位轻轻按压（注意翼外肌只能单侧检查），检查有无压痛点。肌触诊内容包括：肌结构、协调性、体积、收缩程度及顺序。触诊时手指用力不仅要稳定而且还要柔和，不能用力过大。触诊时应沿肌纤维方向由起点到止点依次进行，并仔细体会肌的收缩特征。

2. 颞下颌关节触诊 嘱患者连续做开闭口及牙尖交错咬合，在耳屏前触压关节的外侧面，在外耳道触压关节的后面，检查弹响和触痛区域，然后再用手指触诊外耳道前壁，体会并比较两侧髁突的冲击强度以及活动度的一致性和对称性。如颞下颌关节外侧有触压痛，表示关节囊有炎症或损伤。如外耳道内关节囊后壁有压痛，表示关节后区有损伤。

3. 颈椎触诊　寰椎横突位于颞骨乳突之下，触之有无疼痛。

（五）口内检查

1. 有无牙缺失、错𬌗畸形、牙周病、龋病等。

2. 𬌗曲线、咬合早接触点、牙磨耗以及垂直距离。

3. 与咬合有关的颌位是否正常，以了解咬合、颞下颌关节和肌组织是否协调。

（1）牙位与肌位是否一致。

（2）上下颌牙列中线是否一致。

二、X 线检查

1. 许氏位片　了解关节间隙和关节骨性结构的情况（图 13-2-1）。

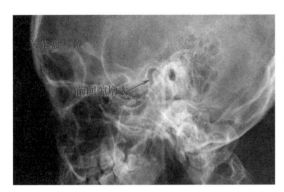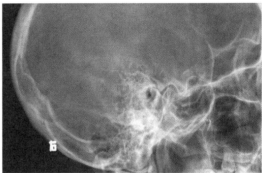

图 13-2-1　许氏位片显示关节盘前移，关节前间隙增大

2. CT 片　能清晰地显示出硬组织结构，可对其进行三维重建，从而更加直观地显示出关节结构及其与邻近硬组织的空间关系（图 13-2-2，图 13-2-3）。

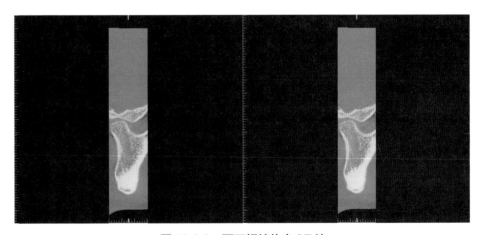

图 13-2-2　颞下颌关节病 CT 片

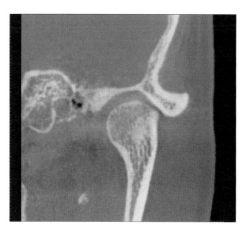

图 13-2-3 颞下颌关节病 CT 片显示关节间隙增宽

3. 关节造影 见图 13-2-4。

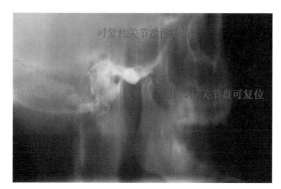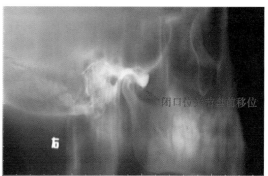

图 13-2-4 关节造影检查(许氏位片)显示可复性盘移位

三、模型检查

模型检查可以观察唇颊侧面的咬合情况,而且还能观察到舌侧面的咬合情况。

四、功能检查

1. 下颌运动轨迹检查 采用下颌运动轨迹描记仪进行描记,不仅能描绘出下颌运动轨迹,而且还能精确地提供下颌运动的速度及加速度等信息。

2. 髁突运动轨迹检查 用激光摄像技术描记仪对髁突运动轨迹进行描记。

3. 肌电图检查 肌电图检查是检测肌功能较为有效的方法,它可了解各肌的功能状况和协调性。

五、其他检查

1. 磁共振成像(MRI) 可直接显示出关节盘和关节内软组织的形态结构,对关节盘移位和变形检查是目前最有效的手段之一。

2. 关节镜检查 可直接观察关节内组织结构的病理变化。

第三节　治　疗

一、治疗目的与原则

1. 治疗目的　去除引起咀嚼肌、颞下颌关节和咬合三个口颌系统主要组成部分之间功能不协调的因素。

2. 治疗基本原则

（1）颞下颌紊乱的病因复杂，是多因素引起的，故治疗应采取综合治疗。

（2）采用对症治疗与消除或减弱致病因素相结合。

（3）改进患者的全身状况和精神状态，同时进行心理治疗。

（4）治疗的基本顺序：先用温和的、保守的、可逆性的治疗（如服药、咬合夹板、理疗、封闭等），然后用不可逆的保守治疗（如调𬌗、正畸矫治等），最后采用不可逆性治疗（如手术）。手术治疗是在保守治疗无效的情况下采用的。

二、治疗方法

（一）可逆性辅助治疗

1. 精神心理治疗　首先要了解患者的性格特征以及心理状态，然后向患者解释疾病可能的原因与机制、治疗手段与过程、估计的疗效与预后，以消除患者的恐惧心理，减轻患者的精神负担。同时还应向患者解释纠正不良习惯的原因，以取得配合。

2. 氯乙烷喷雾　可用于缓解由咀嚼肌紧张、痉挛引起的局部疼痛和张口受限。

3. 物理疗法　通过局部加热，促进微循环和新陈代谢，以缓解疼痛。常用方法有湿毛巾热敷、红外线照射、超短波电磁疗法、氦氖激光疗法和肌电生物反馈等。

4. 药物治疗　口服镇静等药物可起抗焦虑作用，消除紧张、恐惧等心理，同时也可改善患者失眠，但不能大剂量长期服用此类药物，以免成瘾。

5. 封闭治疗　局部注射麻醉药物不仅能即刻起到止痛作用，而且还能阻断中枢神经的反射机制。

6. 肌功能锻炼　肌功能锻炼是通过运动下颌来进行的，其目的不仅可以纠正下颌运动的异常状态，而且还可以恢复咀嚼肌正常功能。这种治疗必须向患者充分解释，以取得患者的理解及配合。肌功能锻炼方法如下：

（1）消除开口受限的功能锻炼：若开口受限且伴有轻微疼痛，可用拇指顶住患者上颌中切牙切嵴，示指按下颌中切牙切嵴，加力使上下颌分离，反复练习，但注意练习应在不发生疼痛的范围内进行。

（2）纠正下颌偏位的肌功能锻炼：在不发生疼痛的情况下，用手加力于偏位侧，使下颌在无偏位状态下反复做开闭口练习。

（3）恢复肌功能的锻炼：先让患者有节律地进行 10 次开闭口运动，然后做 2～3 次大而慢的开口运动，以上动作反复做 5～6 次；用手掌对抗下颌，嘱患者用力开口，并保持 10 秒；用手加压于下颌切牙，嘱患者做对抗性闭口运动，反复数次。侧向和前伸运动的练习，与开闭口运动相似，做侧向运动时，在下颌的同侧加力；做前伸运动时，在下颌的颏部加力。

7. 传统医学治疗 用中医中药治疗，也可采用指压按摩等治疗方法。

（二）𬌗间治疗

咬合夹板是一种有效的治疗颞下颌紊乱的方法，它主要是通过调节髁突在关节窝中的位置，使髁突与关节盘的位置关系得以协调，从而起减轻关节腔内的压力，抑制升颌肌群的收缩作用。咬合夹板不仅有治疗作用，而且也可用于诊断。咬合夹板不宜长期戴用。如果戴用咬合夹板后，症状得到缓解，说明咬合是重要的致病因素；反之则说明咬合不一定是重要的致病因素，应寻找其他致病因素。

1. 咬合夹板治疗颞下颌紊乱的主要机制

（1）调整髁突在关节窝内位置的作用：咬合夹板戴用后，下颌可位于肌位，髁突前移，关节后间隙增大，从而减轻髁突对关节后部软组织的压迫，以达到减轻疼痛的目的；戴入咬合夹板后，髁突稍下移，关节盘与髁突、关节窝的接触也略下移，接触也有所松弛，从而减轻了关节腔内的压力（图13-3-1，图13-3-2）。

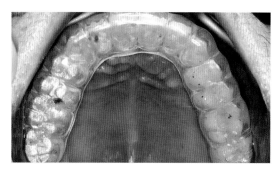
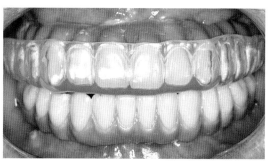

图 13-3-1　戴入咬合夹板　　　　图 13-3-2　戴入咬合夹板的咬合像

（2）恢复前牙切道：前牙开𬌗而失去切道的患者，可通过戴用咬合夹板使前牙恢复正确的切道。

（3）调整颌间关系：如下颌偏向一侧者，戴用咬合夹板后可调整其颌位，使之居中和左右对称。如垂直距离低者，戴用后可恢复其垂直距离。如深覆𬌗者，可利用前牙咬合夹板起到调整后牙高度的作用。

2. 咬合夹板的种类

（1）再定位咬合夹板：再定位咬合夹板（图13-3-3）为覆盖全牙弓的咬合夹板，多用于上颌，也可用于下颌。此咬合夹板要求与对颌牙有明显的尖窝锁结关系。适用于盘突关系紊乱有弹响的患者（如可复性关节盘前移位伴有弹响者）。如果疗程超过 6 个月仍然无效，应停止使用该咬合夹板。

再定位咬合夹板的厚度为 3～4mm 左右，以 CT 片和患者主观症状消失或减轻为依据，可适当调整厚度。当患者弹响消失后，逐渐降低𬌗面高度，调改天然牙。

如果颌位变化较大，调𬌗不能解决症状时，则要进行𬌗重建。可先去掉一侧咬合夹板，修复该侧咬合高度和颌位关系，再去掉另一侧咬合夹板，最后是前牙𬌗重建修复。

（2）松弛咬合夹板：松弛咬合夹板戴在上颌，由腭侧基托、卡环、前牙区平板构成（图13-3-4）。主要治疗𬌗状态突然改变所造成的肌功能紊乱和颌位不稳定，张口受限、咀嚼肌痉挛、下颌偏位、髁突偏位、下颌后退和夜磨牙等情况，如伴有深覆𬌗者则更适用。

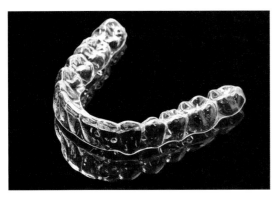

图 13-3-3 再定位咬合夹板

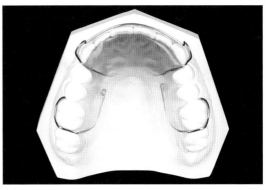

图 13-3-4 松弛咬合夹板

（3）稳定性咬合夹板：稳定性咬合夹板为覆盖全牙弓的咬合夹板（图 13-3-5，图 13-3-6），可用于上颌或下颌。骀面平滑，在正中咬合时，稳定性咬合夹板只与对颌牙的工作牙尖呈点状接触，无尖窝交错关系，这样便于调整下颌位置，有助于肌功能的恢复。稳定性咬合夹板的厚度在第二磨牙中央窝处保持在 2mm 左右，以不超过息止骀间隙为准。此咬合夹板戴入后，患者原有的尖窝关系不复存在，原有的肌记忆型被抹去，有利于肌痉挛的解除。当患者症状消除后应逐渐降低骀面高度，直到骀垫磨穿，然后调改天然牙，以求得肌位与牙位的一致。适用于肌功能紊乱者。疗程一般 6~8 周，如果戴用 6 个月后仍然无效，应停止使用该咬合夹板。

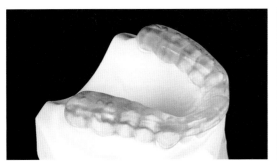

图 13-3-5 稳定性咬合夹板

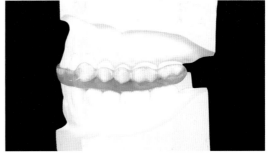

图 13-3-6 稳定性咬合夹板在模型上咬合

（4）枢轴咬合夹板：适用于不可复性关节盘移位造成关节绞锁的患者。

枢轴咬合夹板制作方法与稳定性咬合夹板制作方法相似，仅在第二磨牙区加高 2mm，加高处与对颌牙有尖窝接触关系，其余牙与咬合夹板无接触（图 13-3-7，图 13-3-8）。当后牙咬合时可用手推或头帽拉颏部向上，利用杠杆原理使髁突下降，关节间隙加宽，关节腔内的压力降低，有利于关节盘复位。戴用咬合夹板应昼夜持续戴用，用餐可进半流质饮食。枢轴咬合夹板属于临时性咬合夹板，不可长期戴用，时间一般不超过 1~3 周，慎重起见一般只戴 5 天，之后换稳定咬合夹板再戴用 7 天，通常 2 周为 1 个疗程。

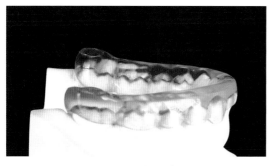

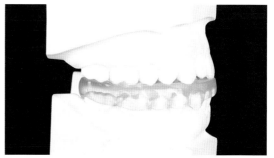

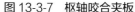

图 13-3-7　枢轴咬合夹板　　　　　　　图 13-3-8　枢轴咬合夹板在模型上咬合

（5）𬌗调位性咬合夹板：适用于垂直距离过低而需升高咬合的患者。

𬌗调位性咬合夹板为覆盖全牙弓的咬合夹板，可用于上颌或下颌。先制作稳定性咬合夹板，患者戴用数周后使肌功能得到调整，再将咬合面改成类似义齿的咬合关系，经调改合适后患者再戴用约 3 个月，如患者感到舒适，则确定为最佳高度，最后将此高度和颌位作为恒久性咬合重建的依据。

（6）软弹性咬合夹板：适用于有紧咬牙的患者。

软弹性咬合夹板为覆盖全牙弓的咬合夹板，患者戴用后，若咬合面有咬穿处，则可视为咬合早接触点所在处，能比较准确地作为调改咬合的标志。其缺点在于难以调磨或加高咬合面，遇热易变形，而且光洁度不佳，不易抛光和自洁，不易保持口腔卫生。

（三）调𬌗治疗

调𬌗治疗又称选磨，是一种直接在口内对咬合关系进行选择性调磨的方法，也是恒久性地使咬合发生不可逆性改变的治疗方法之一。通过调𬌗，可以消除妨碍咬合关系的不协调牙尖、咬合面和沟窝关系，恢复良好的咬合功能，从而建立稳定的牙尖交错位，使肌疼痛和关节弹响等症状减轻，甚至消失。另外，还可纠正紊乱的牙周膜感觉传入接收器，使调改后咬合关系趋于正常，从而使下颌前伸、后退和侧向运动自如。

1. 调𬌗的适应证

（1）个别牙或少数牙有咬合早接触者。

（2）咬合不平衡者。

（3）牙磨耗不均匀者。

2. 调𬌗的原则

（1）调𬌗应该分次进行，一次不宜调磨过多，且在疼痛得到缓解后方可以进行调𬌗。

（2）调𬌗不能改变咬合垂直高度，保持工作牙尖高度。

（3）调𬌗使𬌗力趋于轴向。

（4）侧向运动时，非工作侧无接触；而前伸运动时，后牙无接触。

（5）常规调磨的顺序为先调牙尖交错𬌗，再调侧向𬌗，最后调前伸𬌗。

3. 调𬌗的方法及步骤　详见（"第十二章　牙周病的修复治疗"）。

（四）𬌗重建

𬌗重建包括颌位的改正，适当地恢复垂直距离，重建正常的咬合关系等，从而使重建的𬌗关系与颞下颌关节、咀嚼肌相协调，以达到最终消除由于咬合异常而引起的口颌系统紊乱的目的。有的颞下颌紊乱病患者在使用咬合夹板后症状消除，可依据已确定的咬合关系直接进行𬌗重建。𬌗重建可采用可摘和固定两种方法，但应尽量采用固定修复方法，如冠、嵌体等。𬌗重建的具体方法和步骤如下：

1．口腔准备　完成诸如牙周病、龋病的治疗，并明确重建范围及修复体类型。

2．暂时性修复体的制作　在牙体预备后，应进行暂时性修复体的制作，以防止牙移位、敏感不适和保持适当的咬合关系。

3．上𬌗架　在模型上制作蜡堤，然后确定垂直距离，记录牙尖交错𬌗关系，并将上下颌模型准确地转移到𬌗架上，同时对患者的颞下颌关节运动特点予以记录。

4．制作修复体　在模型上完成修复体蜡型，使咬合面形态与颞下颌关节运动、咬合运动及前牙覆𬌗、覆盖关系相协调。然后进行蜡型包埋和铸造完成修复体制作。

5．口内试戴修复体　将修复体在患者口内试戴调磨，并暂时固定。

6．粘接完成　修复体经过数周试戴合适后，即进行永久性粘接。

 小　结

　　颞下颌紊乱是口腔颌面部常见的一组关节疾病。临床常见类型有咀嚼肌紊乱、关节结构紊乱、关节炎性疾病和骨关节病。临床表现为局部疼痛、关节弹响和运动障碍，部分患者伴有头晕、耳鸣等症状。治疗方法先用保守的可逆性的治疗（如服药、咬合夹板、理疗、封闭等），改进患者的全身状况和精神状态，后用不可逆的保守治疗（如调𬌗、正畸矫治等），在保守治疗无效的情况下采用手术治疗。

　　颞下颌紊乱的修复治疗方法是用不同类型的咬合夹板调整髁突在关节窝内的位置，使髁突向前向下移，增大关节后间隙，从而减轻关节腔内压力，减轻髁突对关节后部软组织的压迫，达到减轻疼痛、缓解症状的目的。

思考题

1．简述颞下颌紊乱的主要病因、临床表现及分型。

2．颞下颌紊乱的治疗原则和治疗方法有哪些？

3．治疗颞下颌紊乱的咬合夹板的种类有哪些，都适用治疗哪些疾病？

（孟　琨）

参考文献

1．姚江武，麻健丰．口腔修复学．3版．北京：人民卫生出版社，2015

2．赵铱民．口腔修复学．7版．北京：人民卫生出版社，2012

第十四章 计算机辅助设计和计算辅助制作义齿

学习目标

1. 掌握: CAD/CAM 的修复过程。
2. 熟悉: CAD/CAM 的系统组成。
3. 了解: CAD/CAM 的基本原理。

计算机辅助设计(computer aided design, CAD)和计算机辅助制作(computer aided manufacturing, CAM)技术简称 CAD/CAM, 目前已被广泛用于口腔修复体的加工和制作。CAD 主要指以计算机作为主要技术手段来生成和运用各种数字信息和图像信息, 辅助进行修复体的设计; 而 CAM 则是指由计算机控制的数控加工设备对产品进行自动加工成型, 获得修复体。

计算机辅助设计与计算机辅助制作(CAD/CAM)最初应用于工业自动化和航空航天领域。20 世纪 70 年代初, 法国学者 Duret 首次将 CAD/CAM 的概念引入口腔修复领域。CAD/CAM 技术的出现被认为是口腔医学领域的革命性突破, 使自动化或半自动化制作修复体成为现实, 引发了口腔修复领域重大的技术革命。经过 30 多年的探索与发展, 临床已有 10 余种口腔科 CAD/CAM 系统, 可以制作嵌体、高嵌体、贴面、全冠、瓷基底冠、陶瓷桥、金属桥体支架、个性化基台和种植导板、可摘局部义齿乃至全口义齿等修复体。

口腔 CAD/CAM 是将光电子技术、计算机微信息处理技术及数控机械加工技术集成于一体的口腔修复技术。它的出现显著提高了修复体的生产制作效率、精密度和质量。避免了传统义齿制作的繁琐过程, 有效减少了患者的就诊时间和次数, 减轻了患者的痛苦。

第一节 CAD/CAM 系统组成与基本原理

目前, 国内外研发的各种数字化修复体制作系统, 在系统研究和处理细节上存在差异, 但各种系统的主要构建均由 3 部分组成: ①数据采集(数字化印模), 用于获取口腔软硬组织数据; ②计算机辅助设计(CAD), 用于修复体形态设计和图形处理; ③计算机辅助制作(CAM), 用于修复体设计后数字化控制的修复体制作。

一、数据采集

数据获取亦称牙颌三维形状测量及计算机图像化。是利用光电原理和快速数字化处理系统对预备体形态、邻牙情况、对颌牙等信息进行表面信息采集、整合,最终形成有效的数字化印模。相当于传统方法中的制取印模和模型制备。目前,数据采集方式和测量方法很多,分述如下:

1. 数据采集方式

(1)直接法:将数字化扫描设备置于患者口内直接对牙列以及相关的软硬组织进行扫描测量,实时获取数字化印模。取代传统的取印模和灌模型的方法。

(2)间接法:用数字化扫描设备扫描石膏模型或者精细印模来获取数据。从石膏模型上间接测得牙齿的信息,作为实验手段而被普遍采用。

2. 测量方法 测量方法分为非接触式测量(光学测量)和接触式测量两大类。还可细分为:激光扫描、摩尔云纹测量法、云纹相移法、数字散斑相关法、投影光栅变形条纹直接分析法、立体摄影法、机械探针触探模型法等。

(1)激光扫描法的本质是运用相似三角形原理(图 14-1-1),在光源到照相机镜头的距离、光源的投射角、照相机本身的焦距、照相机像平面已知参量的情况下,通过逐点扫描,求得被计测牙齿表面各点的三维坐标。激光扫描技术的特点是:扫描精度高,细节表现力好。主流口腔修复的 CAD/CAM 系统中,应用较多该技术。

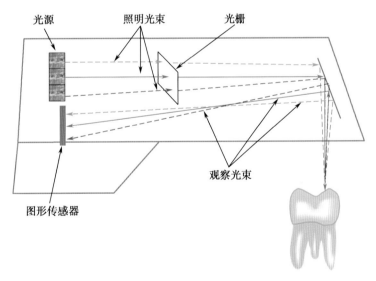

图 14-1-1 激光扫描法的相似三角形原理

(2)摩尔云纹测量法、云纹相移法、数字散斑相关法、投影光栅直接分析法等的基本原理相似。将光栅(或散斑图)投影到牙齿表面,光栅(或散斑图)的条纹会随着牙体表面的高度起伏而发生弯曲、变形,弯曲变形的程度代表了牙体高度的信息,因此,经牙齿表面反射产生的弯曲或变形光栅条纹、数字散斑图像包含牙体的三维表面信息。通过对变形光栅或数字散斑图的分析,就可获得牙齿表面形状的三维信息。

(3)立体摄影测量法是运用双目视觉的原理,即双眼将观察到的物体稍有不同的两影像送入大脑，通过综合，形成有深度、长度和宽度的立体像。同理，通过解析几何的方法，在立体观察镜下，将二张位置稍有不同的图像并列，使左眼所见的左片与右眼所见的右片形成适当的关系，利用立体测图仪进行记录并由计算机进行运算和处理，即可得出被测物的三维信息。

（4）机械探针触探法为接触式测量。利用机械探针探触石膏模型，选取牙齿模型表面关键点及相应数量的参考点，进行点测量后，再拟合成牙齿三维表面的形态。经三维形状测量，一般可以得到 X、Y、Z 轴的三维坐标信息，把这些坐标数值输入计算机进行图像处理，即可完成牙颌的三维重建，重现其立体像，产生 CAD 的"视频模型"，相当于经过牙体预备的石膏模型。

二、计算机辅助设计的组成与基本原理

（一）组成

计算机辅助设计（CAD）由数字化取模设备如口内扫描仪、口外扫描仪（图 14-1-2，图 14-1-3）和口腔修复体设计软件（图 14-1-4）两部分组成。数据采集设备用于数据采集，也称扫描仪。

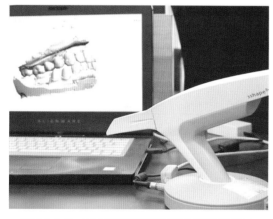

图 14-1-2 口内扫描仪获得牙齿三维表面形态

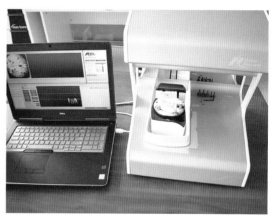

图 14-1-3 口外扫描仪

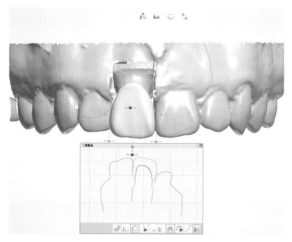

图 14-1-4 口腔修复体设计软件

设计软件内设生物重建"理想牙"表面形态数据库(图 14-1-5)、修复设计的智能专家系统(图 14-1-6)、虚拟𬌗架(图 14-1-7)、微笑设计软件(图 14-1-8),依据光学印模,采取人机对话的形式完成修复体设计。

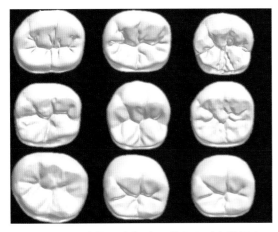

图 14-1-5　生物重建"理想牙"表面形态数据库

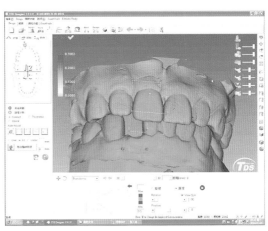

图 14-1-6　修复设计的智能专家系统

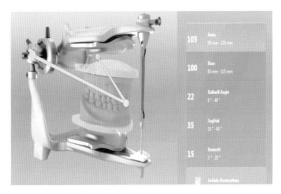

图 14-1-7　虚拟𬌗架

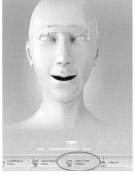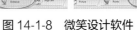

图 14-1-8　微笑设计软件

CAD 在恢复缺失牙表面形态的功能中,采用先获取大量的天然牙表面形态数据,在此基础之上生物重建庞大的"理想牙"表面形态数据库,一颗缺失牙的表面形态可多达5 000~10 000 种,不同厂家的不同机型,可产生出不同的生物重建缺失牙的表面形态,包括咬合面、颊唇舌面、邻接面的表面形态。

(二)基本原理

计算机辅助设计(CAD)是在"视频模型"上完成修复体的"计算机蜡型",所有操作皆是通过人机对话,在计算机上完成的。在设计之前,需要在计算机内预装牙冠数据库和专家系统。牙冠数据库也称"预成牙冠",是进行固定修复中选择冠、桥的"理想牙",类似于传统修复方法中的选牙。预成牙冠数据库的形成是通过机械探针触探标准牙齿模型而获得的。

三、计算机辅助制作的组成与基本原理

经过 CAD 对各种数字和图形信息进行处理设计,得到最终修复体外形的三维数据。在这些三维数据的基础上,采用不同的 CAM 技术将虚拟的修复体准确地制作成实物,此后通

常还需要口腔修复技师的二次加工,除了检查修复体的适应性、密合度并做相应的修整外,还要完成修复体的个性化饰瓷、染色以及最终抛光。

（一）组成

计算机辅助制作（CAM）由口腔修复自动编程软件（图 14-1-9）和修复体数控加工设备（图 14-1-10）两部分组成。

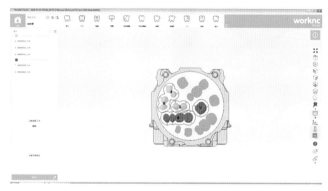

图 14-1-9　口腔修复自动编程软件

（二）分类和基本原理

目前口腔修复 CAM 的加工方法通常分为两类,即减材制作技术和增材制造技术。减材技术以 CAM 切削技术为基础。增材技术以激光 3D 打印技术最常见。临床常见的切削类 CAD/CAM 修复体有 CAD/CAM 临时修复体、CAD/CAM 瓷嵌体、CAD/CAM 瓷贴面、CAD/CAM 瓷冠桥、CAD/CAM 种植个性化基台以及一体化金属支架等。常见的激光 3D 打印类 CAD/CAM 修复体有:用于口腔固定修复体制作的 CAD/CAM 代型、CAD/CAM 可摘局部义齿金属支架及 CAD/CAM 种植手术导板等。

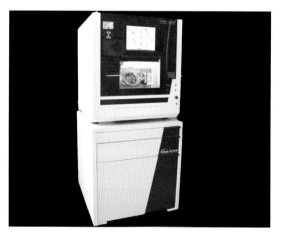

图 14-1-10　修复体数控加工设备

1. CAM 切削技术（NC 加工,减法式切削）　CAM 切削技术由精密数控铣床等硬件及计算机驱动程序等组成。设计生成的数字化模拟修复体模型,通过 CAD/CAM 系统的研磨切削设备（图 14-1-11）加工出修复体胚体,经染色、烧结或上釉完成主要制作流程。研磨切削铣床上配有切削陶瓷或合金的专用刀具及夹轴（图 14-1-12）,刀具和夹轴构成 3～5 个自由度的相对运动,以加工出具有复杂曲面的人造冠或固定桥（图 14-1-13）。CAM 切削技术是一种用数字信息控制坯料和刀具移动的机械加工方法。数控机床的主轴运动和辅助动作都由计算机数控系统控制。现有的商品化口腔科数控加工设备,根据其数控系统可控制的运动轴数量,可分为三轴、四轴、五轴和七轴等设备。其中的"轴"可理解为机床切削系统可实现的自由度数,自由度越多,灵活性越好,可加工模型的复杂程度就越高。现有 CAM

切削技术可加工的口腔科材料包括口腔科金属（贵金属、非贵金属、纯钛）、陶瓷和复合树脂材料。

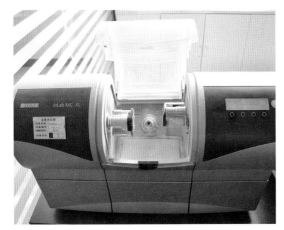

图 14-1-11　研磨切削设备——研磨仪

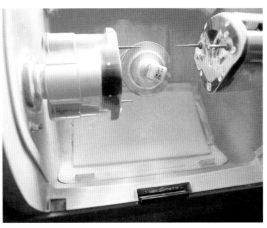

图 14-1-12　精密数控研磨切削铣床的专用刀具及夹轴

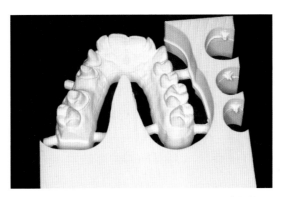

图 14-1-13　由 CAM 技术制作的复杂的固定桥模型

2. 激光 3D 打印技术（加法式堆积）　激光 3D 打印技术是通过 CAD 设计所需的三维数据模型，再将其分割成层状，最后采用材料逐层累加制造出实体零件（图 14-1-14，图 14-1-15）。激光 3D 打印技术是一项集光、电、计算机、数控及新材料于一体的先进制造技术。它具有精度高（40～50μm）、体积小、成本低、可靠性高、成形速度快等优点。该技术与传统制造技术有本质差别，它的出现使传统制造业发生了颠覆性变革。

与传统制造工艺相比，激光 3D 打印技术大大节省了时间，而且能制作出多种样式复杂的物件，因此在制作行业中得到了广泛的应用，也受到越来越多研究者的青睐，尤其是材料学与医学、生命科学等多学科交叉的研究领域日趋广泛。激光 3D 打印技术在口腔医学，特别是口腔修复学领域的应用也越来越广泛而精细。通过激光 3D 打印技术制作口腔修复体已成为义齿加工的另一种选择。

激光 3D 打印技术原理是通过离散化过程将三维数字模型转变为二维片层模型的连续叠加，再由计算机程序控制按顺序将成型材料层层堆积成型的过程。现有的激光 3D 打印技术包括：光敏树脂激光 3D 打印技术、钛粉 3D 打印激光烧结技术和激光 3D 打印蜡技术等。目前 3D 打印技术主要应用于金属修复体、金属基底冠（图 14-1-16，图 14-1-17）、修复体蜡型（图 14-1-18，图 14-1-19）、氧化锆全瓷修复体、牙周夹板、可摘局部义齿金属支架、颌面赝复体以及全口义齿的制作，在种植修复领域主要应用于种植导板及上部修复体的制作。

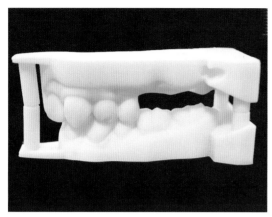

图 14-1-14　激光 3D 打印树脂模型

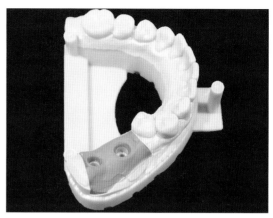

图 14-1-15　激光 3D 打印种植带义龈树脂模型

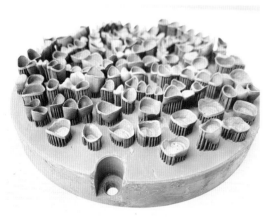

图 14-1-16　激光烧结后的金属基底冠

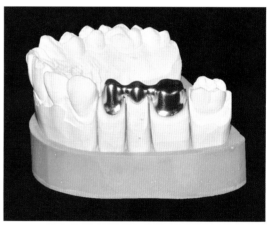

图 14-1-17　经过应力释放和打磨抛光后，烤瓷桥基底冠在模型上试戴

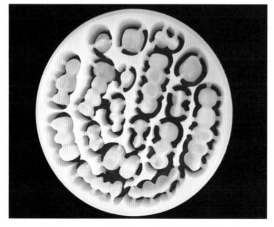

图 14-1-18　激光 3D 打印修复体蜡型

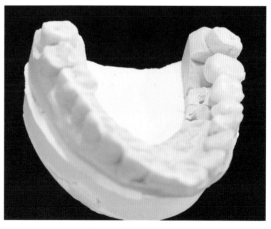

图 14-1-19　激光 3D 打印修复体蜡型在模型上试戴

第二节　CAD/CAM 流程

伴随着医师和患者对义齿加工时间和质量要求的提高，越来越多的 CAD/CAM 设计和加工设备出现，使得 CAD/CAM 加工流程不断地得到优化。目前，临床和技工的 CAD/CAM 流程有三种：①传统印模与技工 CAD/CAM 流程；②口内扫描与技工 CAD/CAM 加工流程；③口内扫描与临床 CAD/CAM 流程。

一、传统印模与技工 CAD/CAM 流程

采用传统印模，扫描模型或阴模，获得数字化模型，经过技工 CAD/CAM 设计与加工，最终制作出修复体。与传统义齿加工方法相比，该流程缩短了加工时间；也可以加工比较复杂的修复体，如氧化锆长桥、种植导板、金属支架和杆卡附着体等。传统印模与技工 CAD/CAM 流程如下（图 14-2-1）：

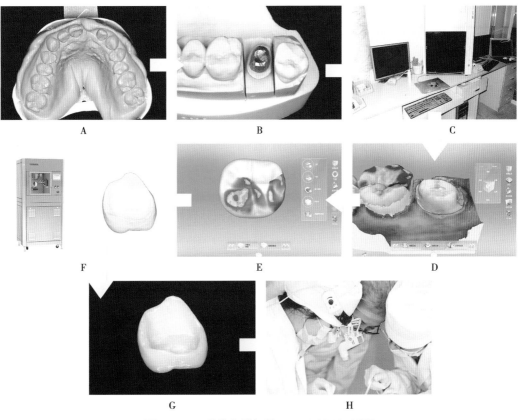

图 14-2-1　传统印模与技工 CAD/CAM 流程
A. 印模　B. 翻制模型　C. 技工扫描　D. 数字模型　E. 技工 CAD
F. 技工 CAM　G. 技工修饰　H. 戴牙　I. 戴牙后即刻照

二、口内扫描与技工 CAD/CAM 流程

随着口内扫描的问世，可以在口内直接通过扫描获得数字化的 3D 模型，进而通过互联

网将数据传输至技工处。与传统印模和石膏模型技术相比，该流程缩短了义齿加工时间，但却延长了临床操作时间。如果与患者需要进行广泛和深入交流时，可采用该流程。此外，加工比较复杂的修复体，也可以采用该流程。口内扫描与技工 CAD/CAM 流程如下（图 14-2-2）：

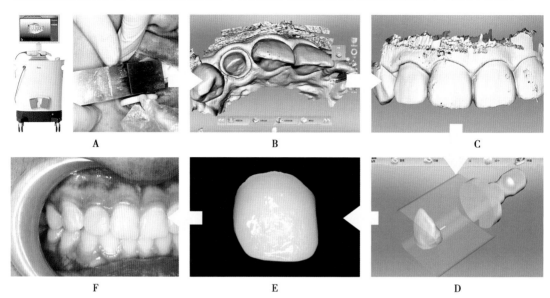

图 14-2-2 口内扫描与技工 CAD/CAM 流程

A. 口内扫描　B. 数字模型　C. 技工 CAD　D. 技工 CAM　E. 技工修饰　F. 戴牙

三、口内扫描与临床 CAD/CAM 流程

口内直接通过扫描获得数字化的 3D 模型，临床上直接用 CAD/CAM 技术加工义齿，该流程直观地再现了医师用 CAD/CAM 技术制作义齿的全过程，极大地促进了医患交流，并大大缩短了制作义齿时间，提高了生产效率。由于临床 CAM 设备较小，无法加工较复杂的修复体，但该流程对于简单修复体的加工还是有益的。口内扫描与临床 CAD/CAM 流程如下（图 14-2-3）：

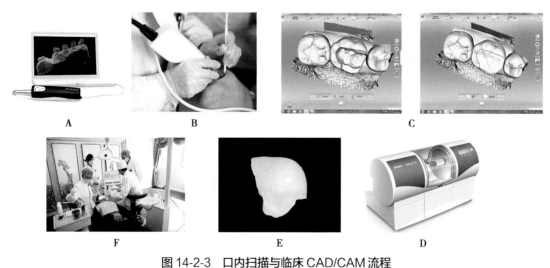

图 14-2-3 口内扫描与临床 CAD/CAM 流程

A. 口内扫描　B. 数字模型　C. 临床 CAD　D. 临床 CAM　E. 技工修饰　F. 戴牙

第三节　常见的 CAD/CAM 修复体

一、切削类 CAD/CAM 修复体

（一）CAD/CAM 临时修复体

临时冠的数字化制造是一种间接制作临时冠的方法，能够制作大面积的多单位复合树脂或聚甲基丙烯酸修复体。将术前评估（诊断蜡型）和诊断性牙体预备发送到加工厂，使用数字软件设计临时修复体的牙龈边缘及外形，切削制作修复体外壳，然后牙体预备完成后在患者口内重衬。当设计多单位修复体时，牙医可能会需要加工厂切削设备的帮助，因为诊室内切削设备太小，不能制作超过 5 个单位的多单位修复体。CAD/CAM 临时修复体见图 14-3-1。

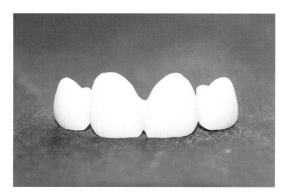

图 14-3-1　CAD/CAM 临时修复体

（二）CAD/CAM 瓷嵌体

嵌体的 CAD 技术关键在于如何让修复体边缘与剩余牙体组织自然过渡，嵌体预备体相对全冠而言，自身剩余牙体组织较多，嵌体本身形态特征受剩余牙体组织形态影响较大，故对精准性要求较高，更加适合使用数字化的方法来修复。同时，更加便捷快速的制作周期也减少了患者的就诊次数，为患者提供了更好的服务。目前 CAD 软件根据剩余牙体组织的信息，通过"生物重建"技术，直接从数据库中挑选出匹配的嵌体咬合面形态。CAD/CAM 瓷嵌体的基本过程见图 14-3-2。

（三）CAD/CAM 瓷贴面

瓷贴面主要用于前牙的美学修复，因此，其唇面形态恢复至关重要。由于 CAD/CAM 贴面技术要求备牙量很小，可保存粘接面更多的牙釉质，最大限度地减少发生牙髓炎和术后敏感的概率。采用 CAD/CAM 瓷贴面修复，构建唇面形态的方法有三种：通过计算机"生物重建"数据库自动挑选唇面形态；牙体预备前，先扫描该牙唇面形态，形成数字化模型；扫描对侧同名牙，形成牙唇面形态数值化模型，又称镜像复制（图 14-3-3）。在前牙区，由于切端表达的生动性对形态美观性的影响较大，多采用镜像复制，往往能取得较好的美学效果。目前 CAD/CAM 贴面，尤其是椅旁 CAD/CAM 贴面所采用的材料大多是全瓷类材料或含有瓷成分的复合材料，具有良好的透光性和遮光性等优点。CAD/CAM 贴面修复的基本过程见图 14-3-4。

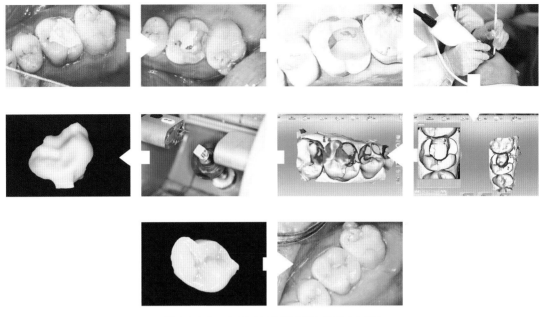

图 14-3-2 CAD/CAM 瓷嵌体的基本过程

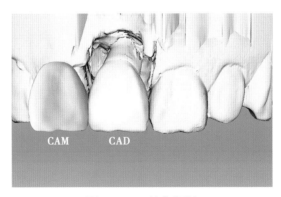

图 14-3-3 镜像复制

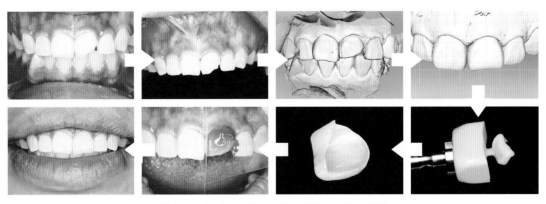

图 14-3-4 CAD/CAM 贴面修复的基本过程

（四）CAD/CAM瓷冠桥

CAD/CAM瓷冠桥主要用于前牙美学和后牙咬合重建修复，其技术的关键点在于标准冠数据库的建立。不同CAD/CAM系统生成不同的咬合面形态，因两侧同名牙的磨损和磨耗有可能完全不同，因此采用镜像复制的方法不可取，只能采取"生物重建"数据库中的咬合面形态，重建咬合关系。标准冠数据库包括：咬合面形态、邻接点位置、轴面凸度、牙位、桥体形态、连接体和颈部边缘等，上述内容均应在CAD中完成。CAD/CAM全锆冠修复的基本过程见图14-3-5。

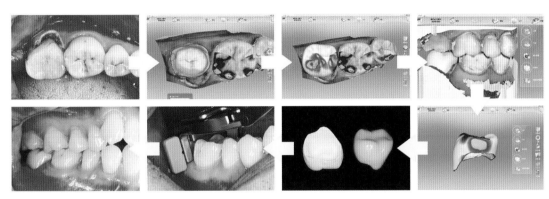

图14-3-5　CAD/CAM全锆冠修复的基本过程

（五）CAD/CAM种植个性化基台及一体化金属支架

随着口腔技术的不断发展，现在可以为每位患者进行基台的数字化设计并且使用切削技术制作。因此，将这些CAD/CAM基台归类于个性化基台（图14-3-6，图14-3-7）和一体化金属支架（图14-3-8，图14-3-9）。不再需要蜡型及铸造基台，牙医和技师轻松设计制作个性化基台。CAD/CAM个性化基台制作经济，可以提供理想的修复体轮廓（图14-3-10），实现更好的美学效果及功能。

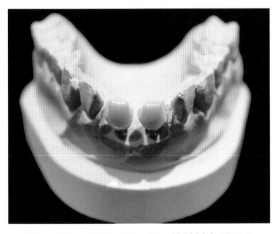

图14-3-6　CAD/CAM加工的锆基台唇面观

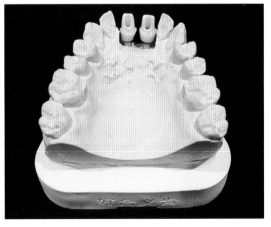

图14-3-7　CAD/CAM加工的锆基台腭面观

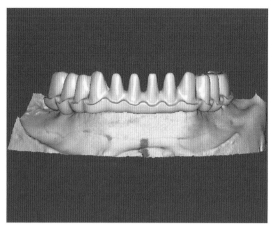

图 14-3-8　下颌 CAD/CAM 种植一体化金属支架设计

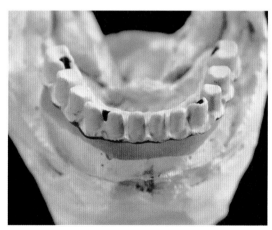

图 14-3-9　切削完成后的下颌 CAD/CAM 种植一体化金属支架

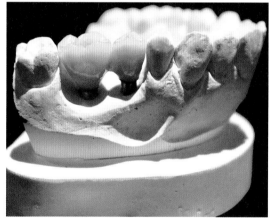

图 14-3-10　CAD/CAM 种植上部全瓷冠具有理想的修复体轮廓

二、3D 打印类 CAD/CAM 修复体

（一）用于口腔固定修复体制作的 CAD/CAM 代型

通常将石膏灌入牙预备体的弹性印模来制作最终代型。具有价格低，制作快速简便，尺寸精确的优点。然而，石膏代型的抗磨损能力较差，并且在调制石膏时要仔细，避免空气进入形成气泡。也可通过数字化印模来制作代型，其优势在于能够进行数字化处理、储存，并且能够轻松地实现牙医与技师共享。如果想要将数字化印模转变为实体代型，目前常用树脂进行计算机辅助打印，制作的代型有良好的强度及耐磨性。固定修复体的打印树脂代型见图 14-3-11。

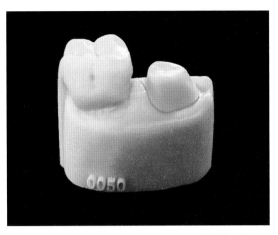

图 14-3-11　固定修复体的打印树脂代型

（二）CAD/CAM 可摘局部义齿

计算机技术因其强大的数据获取及处理能力而不断影响口腔领域。目前，这项技术已经应用到了可摘义齿修复领域。牙列缺损是口腔临床上的常见病、多发病，传统临床治疗中多采用义齿铸造支架进行缺损修复，可摘局部义齿铸造支架的修复设计和制作被视为口腔医学研究中的重要问题。可摘局部义齿支架是人体口腔修复的重要辅助工具，对中老年人更是如此。传统失模铸造加工工序比较复杂，并且其选用的钛合金材料在铸造过程中存在一定的缺陷，不利于广泛应用于口腔修复领域。另外，如果采用传统的铸造方法，还需要铸造技术娴熟的技术工人，其制作成本高，并且制作需要的时间较长，已经无法满足当今时代对口腔模型制作工艺的需求。缩短 CAD/CAM 可摘局部义齿（图 14-3-12）的制作时间，减少制作成本；不需要耐火模型来制作蜡型及铸道，打印的支架（图 14-3-13）能直接进行包埋铸造。避免了传统 RPD 繁杂的制作过程，使技师能够专注于可摘局部义齿的数字化设计。

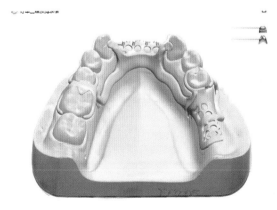

图 14-3-12　CAD/CAM 可摘局部义齿支架设计

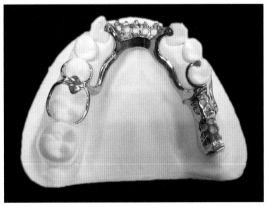

图 14-3-13　3D 打印 CAD/CAM 可摘局部义齿支架

（三）CAD/CAM 种植手术导板

CAD/CAM 可根据 CBCT 三维数据通过 3D 打印技术制作种植手术导板（图 14-3-14）。对于较为复杂的病例，如种植区骨量不足、与下颌神经管及上颌窦距离短等，为规避手术风险，术前需根据 CBCT 数据将设计好的虚拟方案通过 CAD/CAM 技术制作出对应种植导板，根据导板可获得理想的种植体位置、角度及深度，避免损伤神经或钻入上颌窦，同时也可让种植体获得尽可能多的周围骨量。种植导板具有操作简单、可重复、精确等优势，可广泛应用于临床，对于年轻医师具有指导和规范作用，同时也可通过三维图像向患者讲解手术过程及预期效果。种植完成后再进行 CBCT 的扫描和数据合成，可直接在软件上设计种植体的上部结构，如一体化金属支架、修复基台以及冠等部件，显著提高操作的精确性及效率。

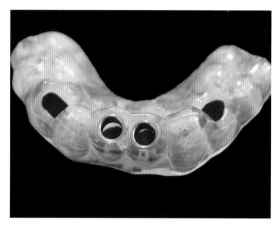

图 14-3-14 CAD/CAM 制作种植手术导板

小 结

口腔科 CAD/CAM 系统应用现代计算机技术取代了近百年来传统的口腔修复体的手工制作过程，其发展迅速，核心技术是加工工艺和材料本身。本章介绍了 CAD/CAM 的原理和工作流程以及临床修复过程，希望通过本章学习，指导数字化技术在临床中的应用。

思考题

1. 口腔科 CAD/CAM 是什么？
2. CAD/CAM 瓷嵌体操作流程是什么？

（陶 娴 刘 倩）

参考文献

1. 姚江武,麻健丰. 口腔修复学. 3 版. 北京:人民卫生出版社,2015
2. 王菲,米新峰. 口腔固定修复工艺技术. 3 版. 北京:人民卫生出版社,2016
3. 杨雪超,江千舟. 数字化椅旁 CAD/CAM 快速修复技术图解. 北京:人民卫生出版社,2017
4. 郭吕华. 数字化口腔修复工艺图解. 北京:人民卫生出版社,2018
5. 冯海兰,徐军. 口腔修复学. 2 版. 北京:北京大学医学出版社,2013
6. MASRI R,DRISCOLL C F. 口腔数字化技术临床应用. 任光辉,董凯,主译. 北京:化学工业出版社,2018